みんなのヨーガ

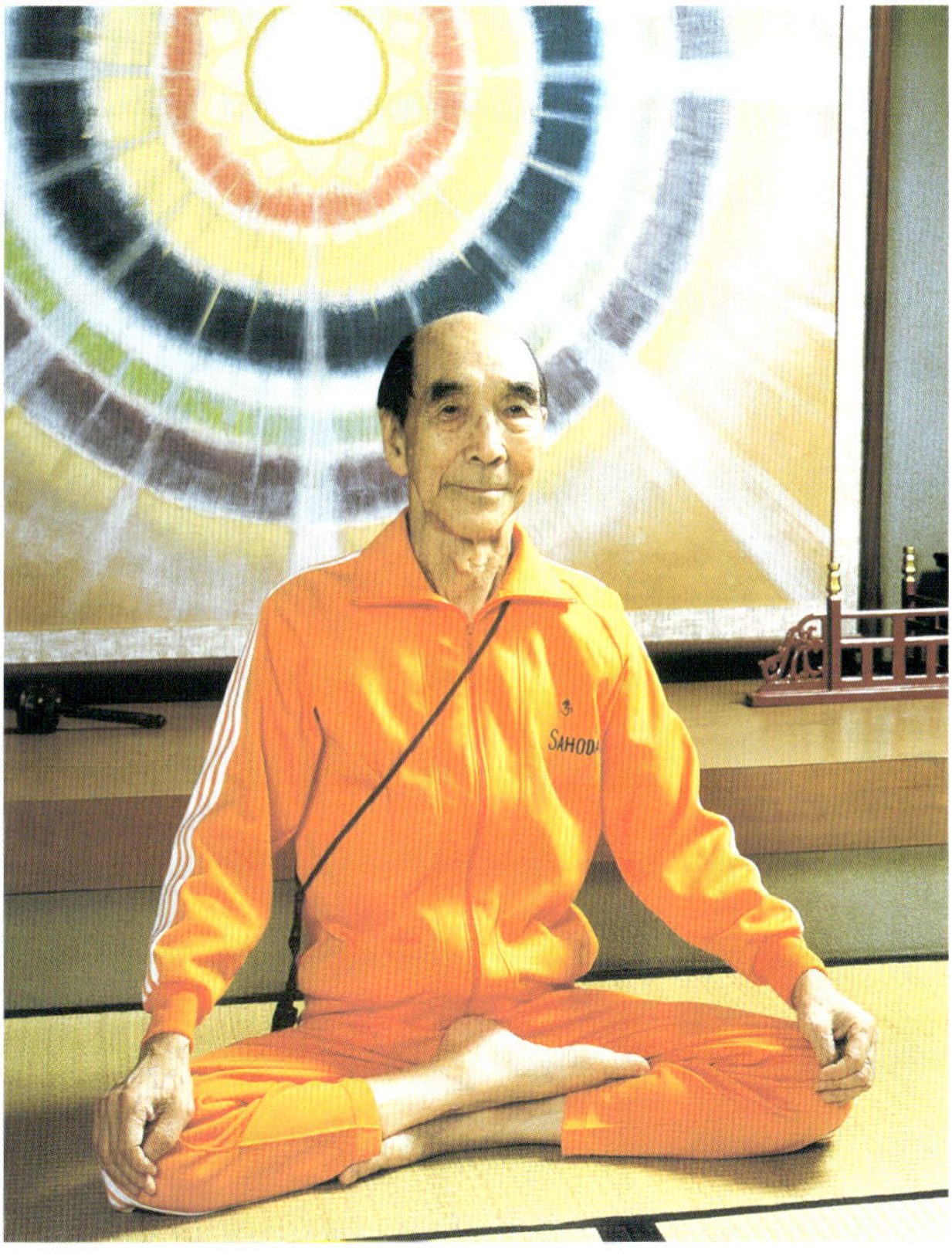

ヨーガは、インドで生まれ5,000年の歴史を経て完成されたココロとカラダの健康法といえます。このヨーガは、ここに紹介しますように、体操、呼吸法、瞑想法の三つから成り立っています。若い人はもちろん、老人にも無理なくできるみんなの健康法です。

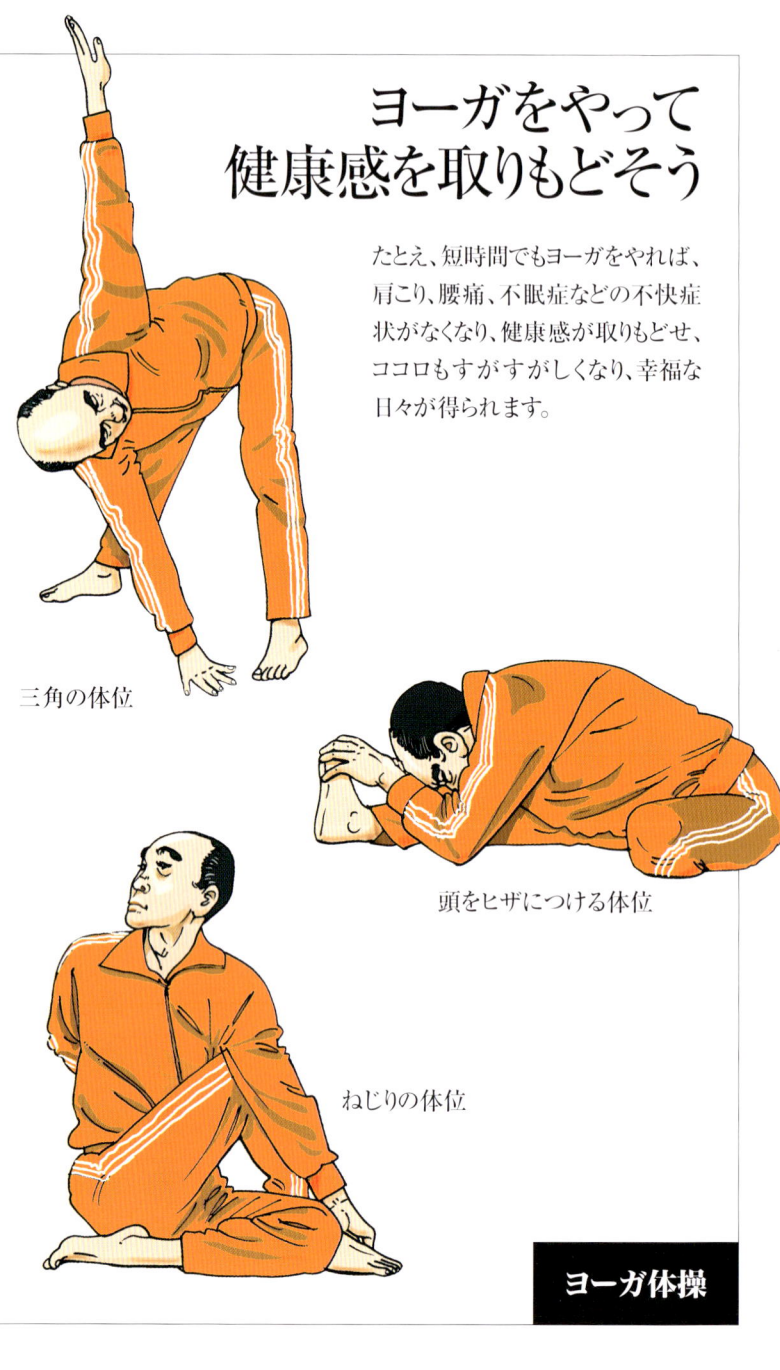

ヨーガをやって
健康感を取りもどそう

たとえ、短時間でもヨーガをやれば、肩こり、腰痛、不眠症などの不快症状がなくなり、健康感が取りもどせ、ココロもすがすがしくなり、幸福な日々が得られます。

三角の体位

頭をヒザにつける体位

ねじりの体位

ヨーガ体操

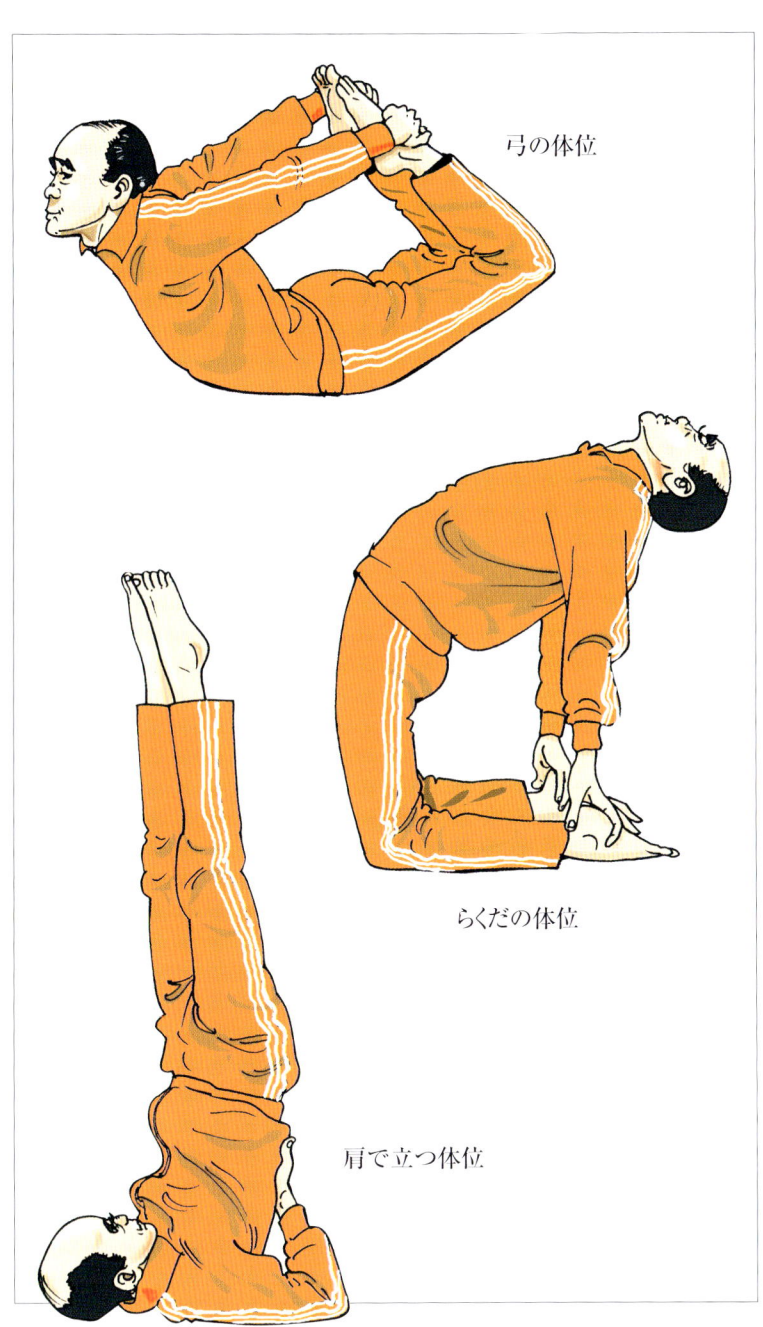

弓の体位

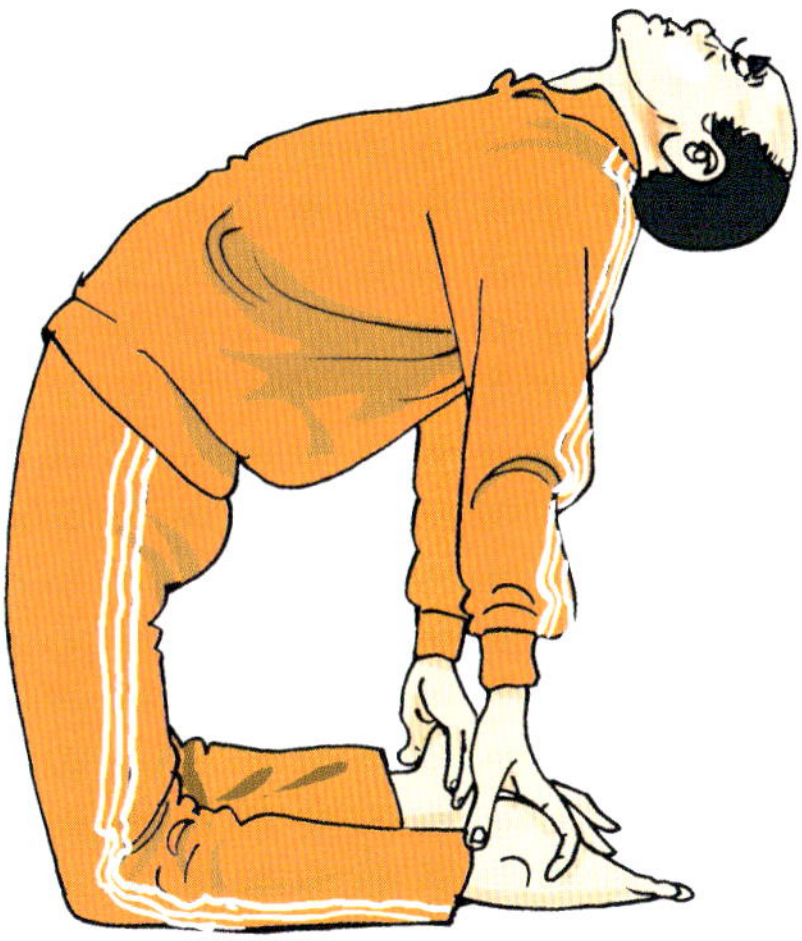

らくだの体位

肩で立つ体位

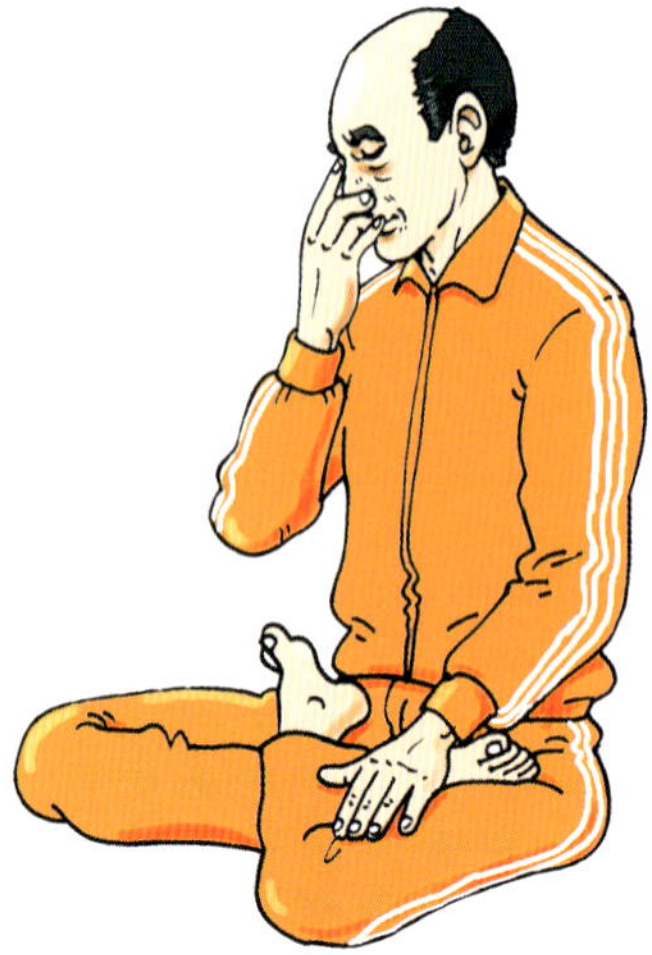

呼吸法

呼吸は、自分の意志でコントロールできます。ということは、呼吸をとおして自分のカラダとココロをコントロールできるということです。

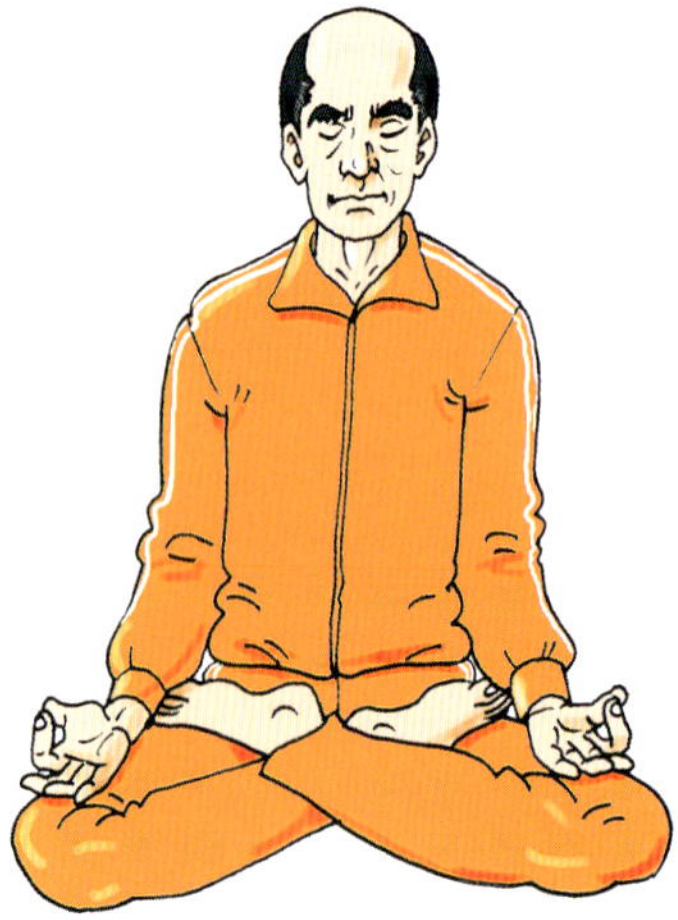

瞑想法

瞑想は、ヨーガの本命、体操も呼吸法も、瞑想の準備段階といえます。ココロがととのってこそ、人間の心身のバランスがたもてるわけです。

ヨーガ入門

ココロとカラダをよみがえらせる

佐保田鶴治
Sahota Tsuruji

yoga

ベースボール・マガジン社

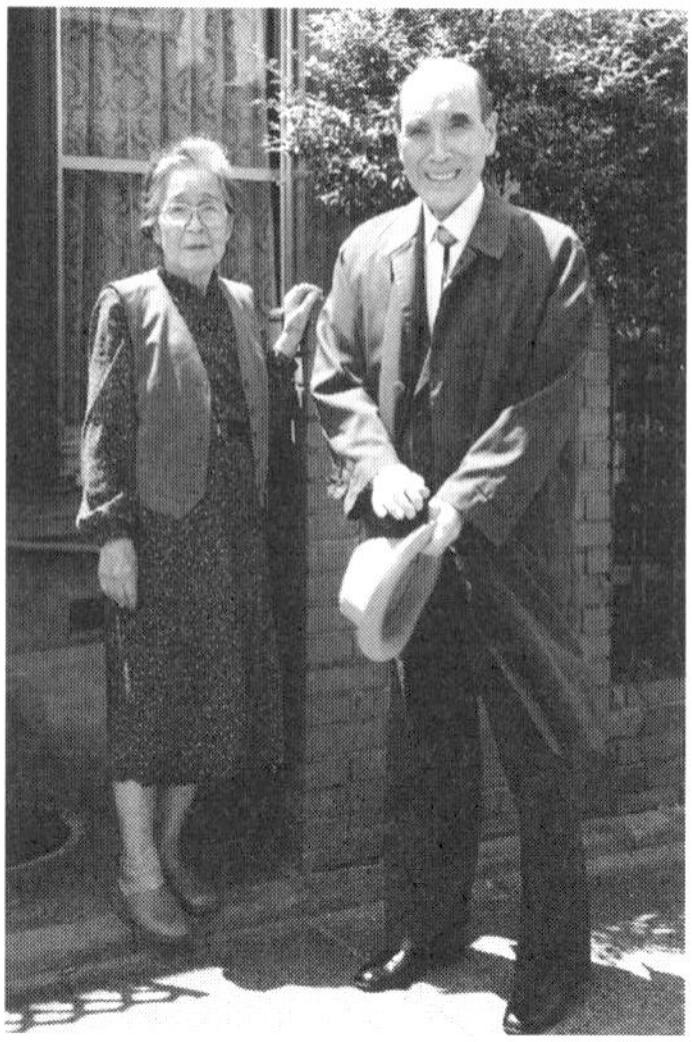

この書を半世紀の伴侶妻久子女にささげる

はしがき

今から数年前、わたしはヨーガに関する著書のなかで、わが国におけるヨーガ人口は微々たるものである、と書きました。現在でもヨーガをやっている人の数は、まだまだ少ないと思われます。しかし、わが国でも今後は、ヨーガ人口が急激に増えていくことが、じゅうぶん予想できます。

それは欧米の先進国で、ここ数年のあいだにものすごい勢いでヨーガ人口が増えてきているからです。現在、欧米では、おびただしい数のヨーガ教室が開かれ、一部の公的教育機関がヨーガを教課のなかにとり入れ、いくつかの大学がヨーガに関する講座を設け、ヨーガ解説の書が書店の一コーナーを占めるという情勢になってきています。

その理由は何でしょうか?　あらためていうまでもなく、人びとが科学文明の行きづまりを感じ、この文明社会の将来の運命について限りない不安を抱き始めたからです。先進諸国の人びとが科学を神とあがめ、科学文明の将来に桃色の夢を託したのは、二十世紀の初めの頃までです。

その頃、かれらが抱き始めた不安は、その後、次第に輪郭のはっきりした形に固まり、いよいよ具体的な姿でわれわれの前に立ち現われてきました。これが今日、公害という名で呼ばれるものです。

一般の人びとは、公害という具体的な形を見て、初めて科学文明というものの恐ろしさに気づいたのですが、実はこれまでの科学万能の思想のなかに、人間性を窒息させるような恐ろしい有毒ガスが含まれていたのです。

一部の賢明な人たちは、この危険を早くから知っていたのですが、一般の人びとは、公害という有形の事象を見て、初めてこのことに気づいたわけです。有形の公害は、科学技術の責任であって、科学そのものの責任ではありますまい。

しかし、科学を万能と信じ、科学を唯一最高の権威とあがめる思想は、人間性の破壊をもたらします。人間疎外などという嘆きは、前々から心ある人びとによって叫ばれていたのです。欧米先進国の人びとは、いよいよはっきりとこのことに眼ざめ、救いを世界の、いろいろな思想や伝統に求めるようになりました。その一つに選ばれたのがヨーガなのです。

日本は、ようやく先進国の仲間入りをしたとたんに、ものすごい公害危機に見舞われました。そのてんやわんやのなかで、科学文明社会における人間性の運命について、おそまきながら考えられ始めています。

人間性の回復を願い、そのために努力する人びとのなかには、ヨーガに希望を寄せる人も少なくはなかろうと思われます。

ヨーガの普及は、わたしたちの社会にとって必然の要請ですし、社会の将来の運命に大きなかかわりがあると考えられます。

ところが、ヨーガの普及ということを手放しで喜ぶわけにはいかないのです。すでにヨーロッパでも、ヨーガが流行するにつれてヨーガをめぐるまちがった理解や、でたらめな添加や、くだらない焼き直しが横行しかけていることが指摘されています。わが国でもこうした傾向は次第に強まってくるでしょう。

ヨーガの正しい姿をはっきりと描き、ヨーガの道を正しく指示することは、この際、非常に大切な仕事だといわねばなりません。〝いかものヨーガ〟が普及したりすると、ヨーガ実修の効果がないのはまだしも、有害な結果が現われてこないとも限りません。

この書を発表するに当って、貴重な資料を提供してくださった道友諸賢、多くの参考書を恵んでくださった相良憲一氏その他の方々、本書の作制を勧め、そして助力してくださった上野哲司氏らに感謝の意を表します。

昭和五〇年七月

佐保田　鶴治

目次

ヨーガへの招待

ヨーガの実際

デザイン●神田昇和
イラスト●松下佳正

ヨーガへの招待

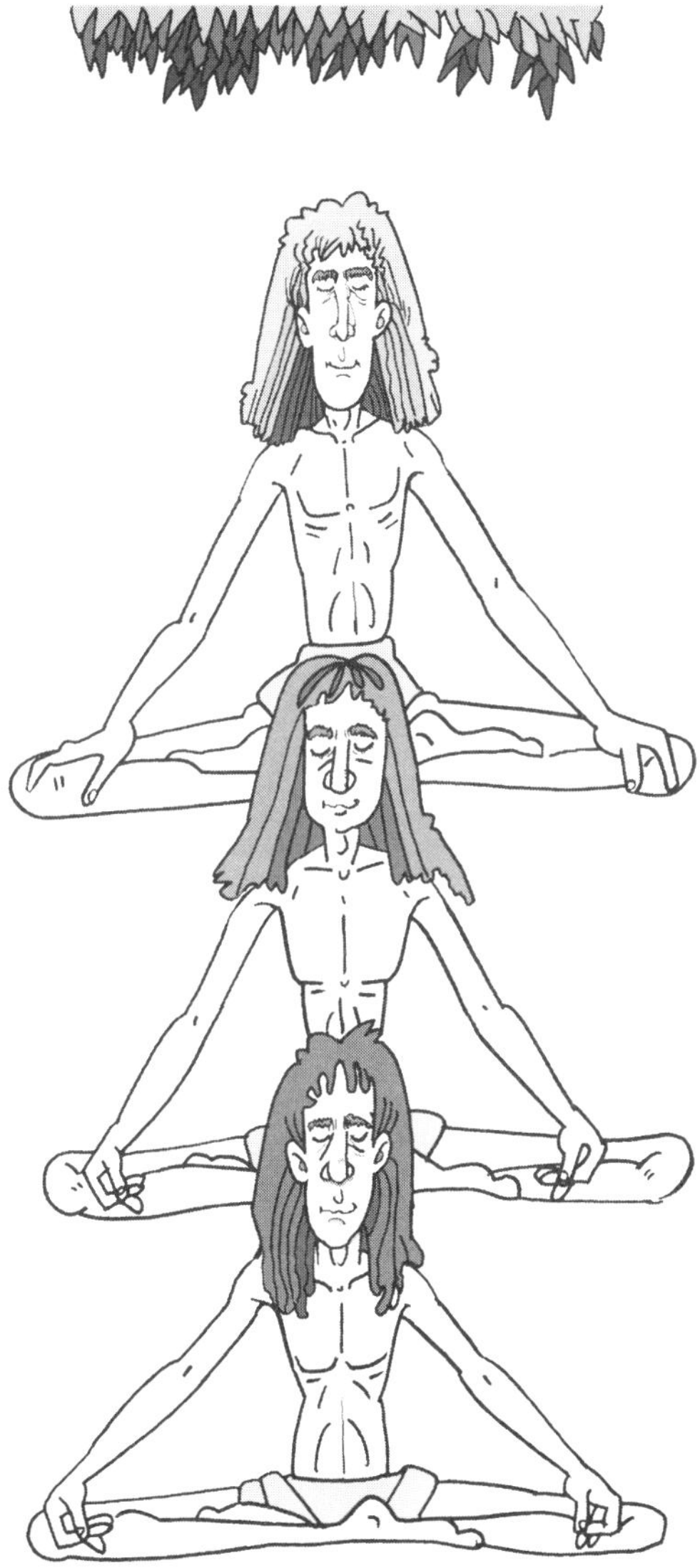

ヨーガの体験記

＊――わたしの体験

少し気のひける思いはいたしますが、わたしはここでわたし自身のことを書かせてもらいます。それは、わたしがヨーガの生体実験の一例でもあるからです。わたしがヨーガの体操を、当時、日本に来ていた、さるインド人から教わったのは、今から一四年前、わたしが六二歳のときでした。

若い頃から病弱であったわたしは、当時、気息えんえんという状態でしたが、このインド人の先生から、一週間ほどの講習で習ったヨーガの体操を毎日やっているうちに、カラダの調子はめきめきとよくなりました。

それまでにも、わたしは虚弱体質を改造しようと、健康法といわれるものは随分とたくさん研究もし、実修もしたのですが、ついに虚弱さからのがれることはできませんでした。ところが、還暦を過ぎて初めて、ヨーガという偉大な道に出合ったのです。

わたしは、ヨーガを始めてから、ときどき健康感といったものを経験するようになりました。それまでのわたしには、絶えてなかったことです。それまでのわたしは、とても七〇歳古稀の祝までは生きられまいと思っていたのに、ひょっとすると、だんだんと若返っていって、七〇歳頃には、普通人の五〇歳台の生理的年令に逆戻りするのではなかろうかという期待をいだくようになりました。

そのうちに、わたしの健康の向上は、知人の注意を引き始めました。ヨーガを始めてから一年あまりして、友人や知人の要望を断わりきれず、自信のないままに、ヨーガの指導を引き受けるようになりました。わたしのヨーガの仲間は、だんだんと増えてまいりました。

これは、わたしにとって、まことにありがたいことだったのです。わたしとしては、責任の重さを感じて、ヨーガの研究に精進いたしましたし、仲間の人たちは、わたしと同様、ヨーガの実験台になってくださったわけです。わたしは、わたし自身とわたしの尊敬すべき道友たちの十余年にわたる生体実験によって、ヨーガの偉大さについての確信がもてるようになりました。

＊——道友の体験

絶望から立ち直る

それらの道友たちの体験をかぞえあげればきりがありませんが、最近、わたし自身さえ驚いた例を、まず取りあげてみましょう。わたしの知人で、北海道で酪農をやっている人がいます。

この人は、もと京都に住んでいたのですが、戦後、食料不足でみんなが困っていた頃、家族をつれて北海道へ移住しました。開拓農民の苦しい生活に耐え抜いて、ついにかなりの規模の酪農家になり、今は長男が家業にはげんでくれるので、楽隠居の身となったのです。

ところが、多年の労苦の結果でしょう。眼がだんだんわるくなり、それに心臓にも異状を覚え、医師の診断をあおいだのですが、やがて眼は、まったく見えなくなるし、死期も遠くはないというふうな見立てで、もうどうにもならないという気持ちに追いこまれました。

この正月頃にわたしのところへよこした手紙のなかで、このような状況を訴えたあと、わたしのやっているヨーガで何かよい方法があれば教えてくれないかと頼んできました。

わたしは困りました。なにしろ遠い北海道のことですから、おいそれと行くわけにもいかないし、病気の人に京都まで来てもらうのもむずかしい。しかし、このように頼まれているのに放ってもおけないので、本人の気休めにでもなればと思って、ヨーガの呼吸のごく初歩のところを手紙で教えてあげました。

その後、時どきはこの人を思い、わたしの書いてやったことが何か役に立っているだろうかと考えていました。ところが、四月の中頃、思いもかけずもらった手紙のなかに、わたしをびっくりさせるような知らせが書かれていたのです。その部分を、そのままここへ引かせてもらいましょう。

『寒い冬期中、心不全に悩まされて、横になってフトンのなかにはいっておられないので、夜中に起きてしまい、ストーブをつけて（カラダが熱く不整脈のための不安）……、こんなとき、先生（著者のこと）に教わった呼吸法が心を静めてくれました。

今さら、基本的で効果絶大で簡単な呼吸法を教えてくださされ、たくさんある呼吸法を少しかじっては中断してしまい、長続きしなかったわたしを引っぱってくだされたことに感謝しております。

食事のコントロールとともに、晩に寝られる日が多くなりました。このことと、右の目が真のくらがりから、最近、ほんとに少しずつですが、かすかに見えるようになり、この二つのことが、先便でよいお便りができると申し上げたことで……、それに病院のクスリと断絶することができまして、今、医者のクスリは一服ものんでいません。

京都の春は朝夕寒いですから、如才はございませんでしょうが、お大切に念じます』。

◆　◆

わたしのヨーガ指導一三年の初期の頃に実見した、すばらしい実例、たとえば、十数年来苦しんできたノイローゼが、ヨーガを始めてから薄紙をはぐように消えてゆき、二か年で、ほとんど完全な健康を回復したケースや、三〇年間病床から離れることができなかった婦人が、ヨーガの実修によって、わずか一か年あまりで、長い間なじんできたベッドを片づけて、明るい表情で世の中へ出てゆくようになったケースなど数多くあります。

見たものでなければ信じられないような実例については、すでに拙著『ヨーガのすすめ』（ベースボール・マガジン社）のなかで発表しているので、今は新しい実例を紹介することにいたしましょう。

神経性胃弱が全癒

Oさんは、今の姿を見ても若い頃から虚弱体質であっただろうと想像できます。ヨーガの会合で顔なじみにはなっていましたが、ある日、突然礼をいわれてびっくりしました。

氏は元来、腸が弱く、毎日軟便や下痢が続き、そのたびに苦しむうえに、家族からは、排便の長びくのに苦情をいわれて、不快感と屈辱感の二重苦を味わわされてきましたが、一か月ほど前に、数年来初めての快便があり、こんなことは、もう二度とはあるまいとあきらめていたのに、それから毎日、快便続きで夢かとばかり喜んでおります、との話です。

わたしは、たとえ、再び便が出しぶるときがあっても、失望せずにヨーガを続けるようにと忠告しました。その後も、ヨーガをやめずに今日（昭和五十年当時）に至っておられ、元気なお顔をヨーガ会に見せておられます。その体験をご本人の手記によって知っていただきましょう。

『わたしは、兵隊検査のときに、体重が四二キロしかありませんでした。あまりに軽いので、その後、機会があれば、運動や健康法を事情の許す範囲内でやっておりました。

しかし、体重はなかなか増えないものですね。三〇歳の頃、胃腸がわるくなり、船場のさる医者に診てもらいました。

診断の結果、神経性胃弱で刺激物や固いものは一切いけない。今からおかゆ程度のものを一生続けなければ、たいへんなことになる。と脅かされました。しかし、当時の事情では、おかゆを食べたり、刺激物を避けることはできませんでした。

そんなことで、ずるずると日を送っておりました。その前後から大便が軟便となり、気にはしておりましたが、生きることには差しつかえないものですから、なんとか治らぬものかと思う程度で日々を過ごしておりました。

わたしの感じでは、人間の神経が五〇本あるとしたら、そのうちの二、三本がきかなくなっているようで、なんとも気持ちのわるい日々でした。少量ですが酒もたばこもやっておりました。

大便は一年のうち、一、二回ぐらい、少し固まったものが出るぐらいで、ほとんどの場合、腹くだしなので、体重は増えるどころか、生きていることが精一ぱいでした。といって、病気のために寝こんだり、日常生活に困るというほどでもありませんでした。

六年前（昭和四三年）、ヨーガの指導を受けまして、初めはわからぬままに一生懸命でしたが、「ねじり体位」を行っているとき、わたしのこれまで眠っておりました五〇本中の二、三本のきかなくなっている神経に刺激を受けました。

ひょっとしたら、この体位体操が、わたしの病気を治してくれるかもしれないと思いました。

しかし、その後も、そのままで日を過ごしました。

ヨーガの指導を受けまして二年目の正月前に断食の本を買ってきまして、ひとつ、正月休みに体力のゆるす範囲で、断食をやってみようと、年末三〇日頃から節食を始め、正月一日から断食にはいりました。

ところが友人からやかましい注意を受けまして、君らのような者が断食したら、元にもどるどころか、そのままずるずるといってしまうぞ、と脅されました。

自信がないので、それもそうかなと、一日からの断食を二日の夕食からやめました。ところが、びっくりするようなことが起こりました。何年か苦しみ、半ばあきらめておりました便が、三日の朝、それはびっくりするほど、理想的なよい便がとどこおりなく出まして、ほんとうに腹のなかに一物も残らず、雑布でふき取ったような気持ちになりました。

まさに晴天に朝日の昇るような心地で、うそとちがうかいなと思うほどでした。わたしのカラダとしては、たいへんなことが起こったのです。人に話して、うそになってはいけないと、だれにも話しませんでした。一か月続いて、もう大丈夫と思って先生方にお礼かたがたお話しました。誠にありがたいことです。

日が過ぎて、ちょっと不養生が続きまして、また元のもくあみになりました。先生にお話ししたところ、それはまるい環をたどっているようなもので、よいときは、よいけれども、また、あともどりすることもある。しかし、必ずまるい環の元のところに達するときがあるから、怠らず続けよとのことでした。

その後、元のところへもどるのに半年かかりました。現在でも一本調子ではありません。ちょっと、あと戻りするときがありますが、怠らず修練を続けております。しかし、最初の一か月の経験が忘れられません。

医者にもわからず、自分ではわるいところがあるのには気づきながら、はっきりとわからず苦しんでおりましたところが指でさされたようにわかり、全癒しましたことに、筆舌につくしがたく、お礼の申し上げようもありません。

人間の健康は、神経の緊張と弛緩によって保たれることを知りました。これ以上の喜びはありません。快眠、快食、快便。合掌』。

◆　◆

ヨーガの実修を続けているうちに健康になる——。現今の医療状況のなかでは難治とか不治とかされている病気が治るといった例は無数にあります。ノイローゼ、神経痛、糖尿病、高血圧、低血圧、前立腺肥大等々並べあげればきりがないのですが、そういう効能を数えあげるのは馬鹿げたことです。

それは常識人には、あり得べからざる奇跡とも思われましょうが、実は、ごまかしでもなければ、奇跡でもなく、カラダ自身に、本来具わっている自然力の発現の結果にほかならないのです。仮に、それらのケースを奇跡的だとするならば、それはヨーガの奇跡ではなくて、各人のカラダの奇跡なのです。

ところでヨーガにとっては、健康や治病は低次元の効果に過ぎません。ヨーガ修習の効能の本命は、個人の精神的な変身にあるのです。

情緒の調和と安定、精神の明朗と平静、幸福感と充実感、不動の信念、創造性と自主性、解放感、さらには感覚を超えた広大な世界への心眼開発などといったものが、ヨーガの長い実修のあいだに出てくるものなのです。それに類した体験を語っているY女史の手記の一部を紹介してみましょう。

心身の不調を乗り越えて

『今日生ある不思議を思う。これひとえにヨーガのお蔭である。稚くして父母のよきという医師は、千里を遠しとせず、その門をたたく。親の慈愛もむなしく、長い歳月慢性胃病にて、今日あって明日のためのめぬ苦悩の日々を過ぐ。

以来幾多の名医を探ねて治療を仰いだが、服薬効なく、わずかの油断にも腹痛、下痢、便秘、それに伴なう全身的不快不調、老境にはいって病勢のつのるたび癌？　潰瘍？　不安は増すばかり、その都度検診、一応は白の結果なるも、依然苦痛は去らぬ。

世にあざなえる偶然の幸、不幸。われに神の加護ありて、善知識にまみえる偶然の幸に恵まれる。ヨーガへの関心を持ちて数年、よき師を求めて止まず。正に神の啓示、天来の声、昭和四十四年一二月二〇日。ＮＨＫ朝の「老人と健康」の時間にスイッチ。「老人とヨーガの効用について」流れる佐保田先生のお声、全身を耳にして聴く。

早速、ＮＨＫへ住所照会、ご指示の日曜を待ちかねて、先生ご休養の日を省みずご自宅へ参じた。四年前のことである。

毎月の例会、春秋の特別研修会に参加し、徐々に本格的段階へ。一つ一つが感動と開眼への連続である。

暗渠（あんきょ）のようだった日々が遠のいてゆく。人生観が光明化し、自信が根ざしてくる。それに伴なうファイト、アタック、全身に感ずる軽快さ、朝の目覚めのさわやかさ、かつてのような疲労感はない。

執着と妄執のとりこだった性格が何となくからりとして、その都度、ふっ切れが早くなる。行雲流水、明鏡止水の域に達するのも遠からずと信ずる。

これらすべての現象は、ヨーガの奉信と実修によって、長年の胃腸病が知らず知らずのうちに退散、霧消した結果である。気がついたとき、わたしは長年の宿敵と訣別していたのである。よろこびは深い。

快眠、快食、快便、思わず合掌をなすこの頃である。ヨーガを本格的に始めてより、年々の行事であったレントゲン検診も、すっかりご無沙汰になった。

わが身を案じて命縮めたもうた母の年齢を越えて、なお天職にあり、児童と遊ぶひととき、鍵盤に走る五指を見つめて、母に対して許しを乞い、神の恩寵深き今の幸せに瞼（まぶた）のうるむを禁じ得ない。

そして、ヨーガの真髄を垣間見ようともしない人たちに、心の呼びかけや切なるものがある。すでに健康回復のよろこびと、光明の人生観を得たわたしにとって、ヨーガは崇高であり、神秘であり、優雅豊潤であり、まさに欣求（ごんぐ）浄土の法悦境である。ヨーガとともにいる限り、大悲大智の慈光のなかで、安心立命（りゅうめい）と奉恩感謝の広大無辺な人生がある。

聖アシラムは、この世の燦光輝やく蓮華の浄土である』。

◆　◆

Y女史の手記はまさしく宗教的幸福、すなわち法悦の告白なのです。彼女はこの法悦をすべての人に頒（わか）ちたいという念願に燃えています。ここまでくると、ヨーガは純乎たる宗教であり、それ以外の何物でもありません。

なお体験記を紹介する段になると、いくらでも引用することができるのですが、今は割愛することにいたします。読者にくれぐれもお願いしたいのは、これらの体験の紹介を、つくりごとであるとか、我田引水の説であるなどと、勘ぐることのないようにということです。

ヨーガの正しい理解へ

ヨーガがインド以外の国々に流行し普及するにつれて、ヨーガをめぐるいろいろな誤解が生まれてきました。こうした誤解を洗い落すことが、ヨーガの正しい理解への第一歩だと思われます。

＊――ヨーガはスポーツ、体操、武道などの一種ではない

これらのものとヨーガとは、根本的なちがいがあります。それはどういう点かといいますと、これらのものは肉体の鍛錬ということに基礎をおいており、筋肉の緊張と収縮が、その本質をなしているということです。

ところが、ヨーガの体操は筋肉の伸張と弛緩（しかん）をねらっています。ですから両者の目的も、まったく正反対であるということです。スポーツは、成績や勝負が目的ですが、ヨーガの目的は、心身の健康にあるのです。したがってスポーツなどでは、若い元気な人でないと目的を達成することはできませんが、ヨーガでは、八〇歳の高齢者でも、適当な指導さえあれば、始め

ることができますし、相当の成果をあげることができます。

＊――ヨーガはアクロバットではない

ヨーガとアクロバットとの混同は、テレビなどに責任があります。ヨーガを興味本位でとりあげるために、ショーめいたヨーガを紹介するようになるのです。ああしたものは、ヨーガに似た技（わざ）を見せる職業軽業なのです。

この種の誤解は、いちばん困ります。なぜなら、このような誤解から人びとは、ヨーガを習うことをためらうことになるからです。ヨーガは、だれでも始めることができますし、むずかしい型を習わなければ心身の健康が得られないというものではないのです。

もう一つヨーガの流行にまつわる困った風潮は、ヨーガによって超自然的な力を獲得しようとする人びとが少なくないことです。たしかにヨーガの修錬によって超能力が、開発されることは否定できませんが、インドでは超能力の行使者、つまり呪術者のことは、「ファキール」と呼んで、「ヨーギー（ヨーガ行者）」とは呼ばないのです。

ファキールになるには、きびしい苦行が必要なのですが、ヨーギーは決して過度な苦行は行ないません。苦痛や不快を加えたり、過度な緊張や強制は、ヨーガには禁物なのです。ヨーガは、ブツダの教えと同じように中道を尊びます。ヨーガは呪法ではありません。

＊――ヨーガは高次元の宗教である

この定義は、ヨーガの生まれ故郷であるインドでは、異議なく受け入れられているのですが、インド以外の国々では、反対意見に出くわすことが多いのです。その反対意見は、だいたい二つの方向からきています。

一つは宗教を尊重する側からの意見で、ヨーガは体操に過ぎない、ヨーガを宗教のなかにかぞえるのはおこがましいにもほどがあるという非難です。これがヨーガに対する誤解、または無知からきていることは、少しばかりヨーガについて調べれば、すぐに明らかになることです。

もう一つの反対は、反宗教的な人びとの側からのもので、ヨーガを宗教とするのは、ヨーガの品位をおとすかのように考えるのです。どちらも先の定義の真意を知らぬために生じた反対論です。

ここで宗教というのは、各人にとっていちばん大切な教えということです。いいかえれば一人ひとりがもっている信念であり、各人の人格のバックボーンだともいえます。

そして各人が宗教を持つならば、情緒の安定、明るく平和な性格、力強い充実感、不動の信念、生き甲斐の感情といった結果が、かならず現われてくるはずです。こうした意味での宗教は、個人個人に特有なものですから、人間の数だけあるといえます。

ところで、一般に宗教といっているのは、多くの人びとに共通する儀式、経典、殿堂、制度、機関などのことです。わたしのいう宗教を、個人的、内的、主観的な宗教というならば、一般にいう宗教は、社会的、外的、客観的な宗教ということになります。

この外的、客観的な宗教は、内的、主観的な宗教を、個人個人の心のなかに建立するための材料、道具、技術にほかなりません。

ですから、外的、客観的な宗教があっても、それによって、かならず内的、主観的な宗教が個人の内面にうち建てられるとは限りませんし、いわゆる宗教とは見なされていないものが、ある人にとっては、内的宗教の確立に役立つこともあるのです。

わたしたちにとって大切なのは、内的、主観的な宗教なのです。ヨーガもまた、内的宗教を建立するための手段、方法、つまり〝道〟にほかなりません。こうした意味で、「ヨーガは宗教である」と定義したわけです。

こういいますと、多くの人は、怪訝（けげん）な顔をするでしょう。いったい体操がどうして宗教といえるのだろうか？　世界で宗教といわれるもののなかで、体操つまりカラダの操練を、大切な一部分としているような宗教があるだろうか？　宗教は、精神面に関することがらであって肉体に直接かかわりをもつはずはないではないか？　と。

このような疑念を抱くのはもっともです。しかし、宗教が、その組織体系のなかに体操をふくんでいても決して不思議ではないのです。肉体の堅固は、宗教的練行を達成するのに必要な条件となるものですから、肉体の練成を宗教の組織の一環とすることは当然あり得ることです。

現に禅宗では、修行の要目として調身（じょうしん）、調息（じょうそく）、調心（じょうしん）の三つをあげているではありませんか。現在の禅宗では、調身、調息の方法が未発達のままで放置されているだけなのです。

さらに申しますと、ヨーガの体操は、瞑想の修行のための体力づくりの方法であるだけではありません。ヨーガの体操そのもののなかに、瞑想が不可欠の要素としてふくまれているのです。いな、ある人のことばを借りれば、「ヨーガ体操（アーサナ）は、ほとんど瞑想に等しい」のです。

ヨーガでは体操と呼吸と瞑想の三者は、三位一体的にとけ合っているのです。ここにヨーガという宗教の独自性があり、ここから、個人の心のなかに、宗教的な気性や人格をつくりあげる強い力が出てくるのです。体操があることは、ヨーガという宗教の弱点どころか、ほかの宗教に類例を見ない強みなのです。

わたしが、ヨーガを宗教と見なすことに、ひどく執心（しゅうしん）なのは、ヨーガを宗教として受け取らなければ、ヨーガを正しく理解できないし、ヨーガ実修の効果を、じゅうぶんに収穫することができないからです。

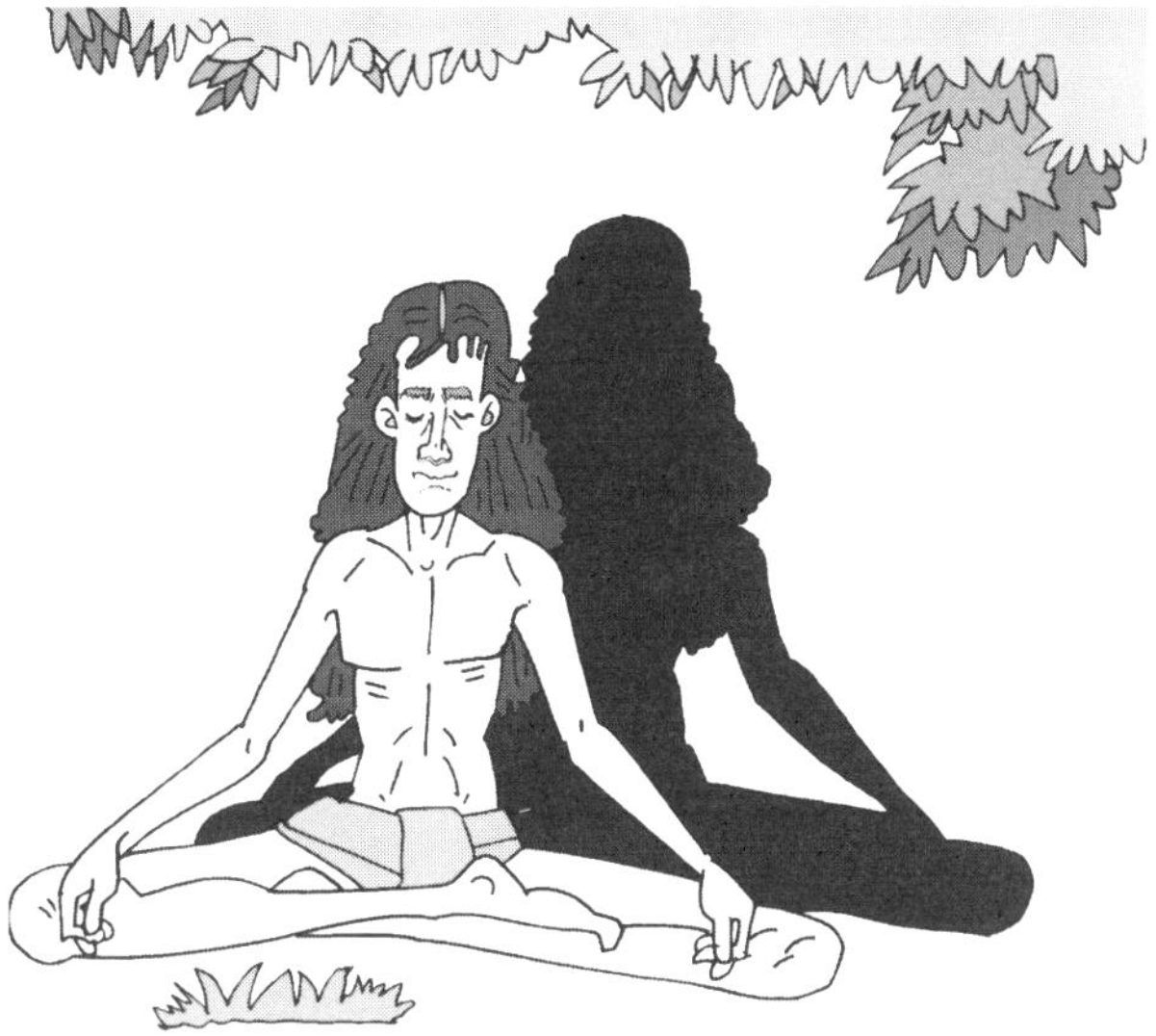

＊――ヨーガの七つの流派

宗教であるヨーガは、インドで数千年もの歴史をもっており、そのあいだに、多くの流派が生まれました。そのなかで重要なものは、次の七つの流派です。

㈠ラージャ・ヨーガ（王ヨーガ）――心理的
㈡カルマ・ヨーガ（行為ヨーガ）――倫理的
㈢ジュニャーナ・ヨーガ（智ヨーガ）―哲学的
㈣ハタ・ヨーガ（強力ヨーガ）――生理的
㈤ラヤ（クンダリニー）・ヨーガ（意識喪失ヨーガ）――超心理的
㈥バクティ・ヨーガ（誠信ヨーガ）――信仰的
㈦マントラ・ヨーガ（真言ヨーガ）――呪法的

これら七つの流派は、大別して顕教と密教の二つにまとめることができます。㈠から㈢までは顕教、以下は密教の部類にはいります。これは、仏教の分類法に従ったわけですが、顕教ヨーガは、知性を根幹としており、密教ヨーガは、カラダと口のはたらきと感情とを根幹としています。

インドにおけるヨーガの多くの流派は、長い発達の歴史のなかで、盛衰や廃合の運命をたどってきましたが、近世になって、諸流派のヨーガ行法を総合して全一的なヨーガ（インテグラル・ヨーガ）のシステムを、うち建てようとする企てが、偉大な指導者たちによってなされました。

この風潮は、ヨーガが海外に普及するにつれて、ますます盛んになってきています。わたしたちのように、インド人でない者にとっては、ヨーガは一本なのです。顕教ヨーガと密教ヨーガを打って一丸としたところに、ヨーガ修行の、すばらしい力が発揮されるのです。

インドにおけるヨーガは、究極の目的を「解脱（げだつ）」においています。この点では、ヨーガは、仏教などインドの高次元の宗教とえらぶところがありません。ヨーガの修行によって、種々の超能力（シッディ）が開発されることが説かれておりますが、それらの超能力は、決して究極目的とは認められてはおりません。解脱というのは、たましいの真の解放のことだといえます。

インド的世界観によれば、わたしたちの生存は時間と空間の制約下にあります。時空の法則性のなかでしか、わたしたちは、瞬時も生きることはできません。現実の生存のなかには、真の自由などひとかけらもありません。物理的、社会的、心理的な無数の法則の織り成す網目のなかでしか、生きることができないのが現実です。

輪廻（りんね）、転生を信ずるインド人にとっては、この不自由感は、さらに深刻なものでした。一般の人たちは、このことをそれほど痛切には感じなかったのでしょうが、人生について深く省察した賢明な人たちにとっては、この生存のあり方は、耐えがたい〝苦〟に感じられました。

真の自我、すなわちたましいは、本来明るく自由で喜びに満ちているはずなのに、現実は繋縛（けばく）、つまり、がんじがらめにしばられた状態のなかで、不安と苦悩に追い立てられているのです。

そこで賢者たちは、どうしたらたましいを、この泥沼から解放することができるかについて考察し、実験しました。その結果として、仏教などインドのいろいろな高次元の宗教が生まれました。もちろん、インド以外の国でも、同じ動機から同じような考察と実験を試みた人はたくさんおりました。

ヨーガもそういう宗教の一つとして、解脱をその究極の目的としております。しかし、現代人にとってのヨーガは、かならずしも、そのような高遠な目的を追求するものではありません。多くの人が、ヨーガ実習に期待するのは心身の健康ということでしょう。

それは、それでよろしいのです。ヨーガが、現代人に心身の完全な健康と、それに基づく幸福をほんとうに与えることができるとしたら、それは、まことに驚嘆すべきことではありませんか。

＊――現代医学とヨーガの治病

識者の唱えるところによれば、現代は、人類にとって歴史始まって以来の危機です。科学文明が急速に発達し、エネルギーが際限なく使用された結果、文明社会の物質文明は、人類を神々の地位に押し上げたかのように見えましたが、そのとたんに、あらゆる種類の公害が、雲霞(うんか)のように押し寄せてきて、人類に、もう滅びゆく運命しか残されていないような不吉な予感を与えているのが現代の状況です。

社会不安、食糧不足、犯罪増加、障害児増加など、公害の悪結果は数限りなくあげられますが、いちばん重大なのは、病人の増加です。

病院、医師、看護婦の数を、いくら増やしても社会の必要に応じきれないのです。神経症などの軽いものをかぞえ入れれば、日本国民の大半が病人だといってもさしつかえないでしょう。

社会不安や犯罪増加も元をただせば、病人の増加からきているといえましょう。日本の社会は、病気のまん延によって次第に崩壊してゆくのではないかとさえ思われるのです。個人の生活を考えてみても、不幸の根本原因は、たいていの場合病気です。

健康こそは、幸福の基であり、不幸の防波堤であるといわなければなりません。

医学が、このように進歩し、世界中でぼう大な数の研究がなされているのに、どうして病人の

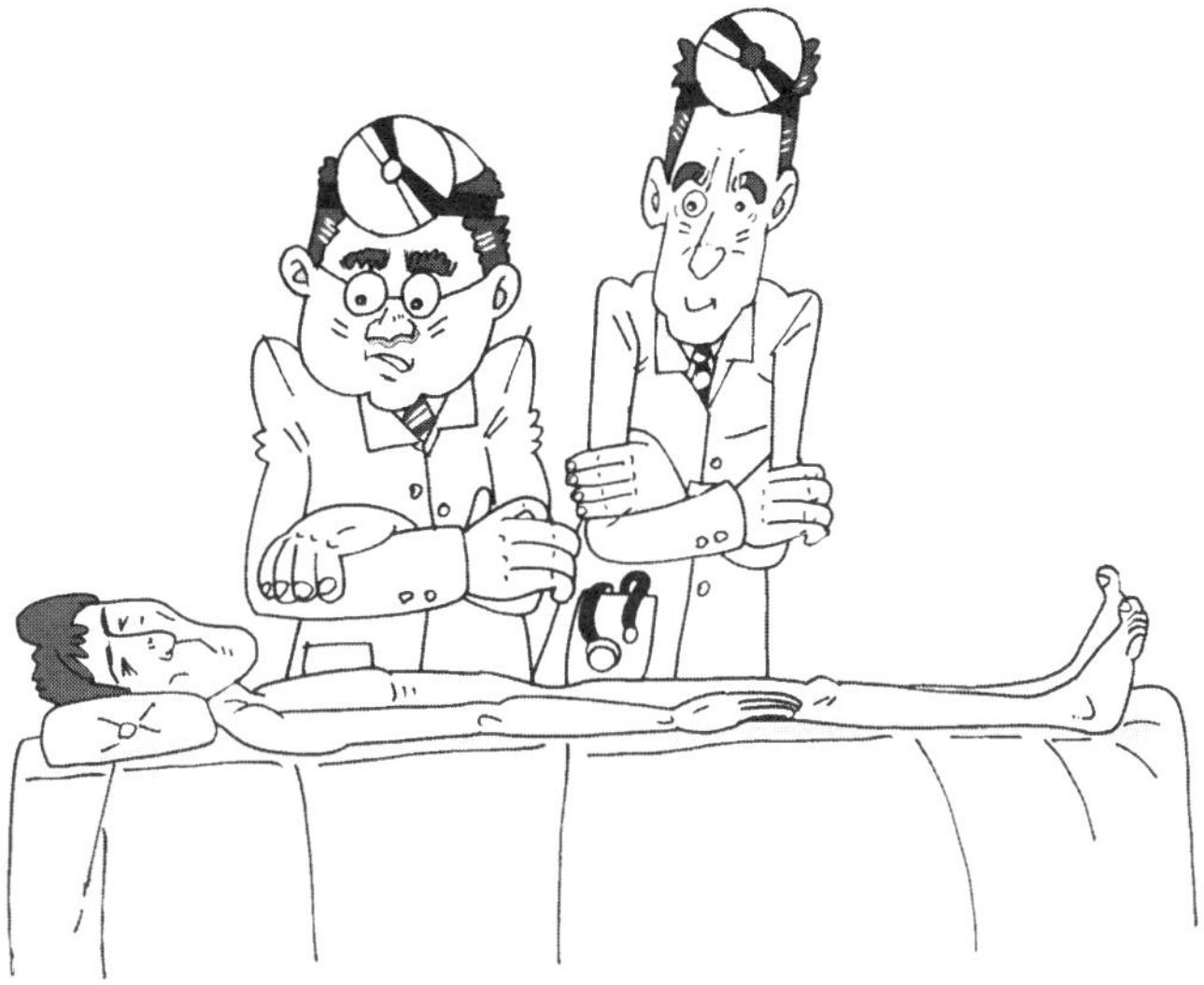

数は、年々歳々増える一方なのでしょうか？

これは、だれしもが抱かなければならない疑問なのです。

ところが不思議なことに、この疑問を、特に問題にする人は意外と少ないようです。多くの人は、現代の正統的な医療を信頼しています。こういう現実をみると、現代人というものの、知性の低さを想像せずにはおられません。

こうした常識的な誤まりの元は、いったいどこにあるかといいますと、医学と医術との区別に気づかないというところにあるのです。医学が、これほどまでに発達しているのですから、医術も、すばらしく発達しているにちがいないと考えてしまうのです。

しかし、これは、実に幼稚な考え方です。といいますのは、医学は、サイエンスであり、医術は、テクニックであるということを見落しているからです。どんな場合でも、サイエンスとテクニックは、区別しなければなりません。両者のあいだには、もちろん関係はありますが、同時に深いギャップがあります。学問の発達が、ストレートに技術の進歩につながるわけではありません。

理論物理学の面では、原子力解放の可能は、世界戦争参加国のすべてが知っていたのですが、アメリカだけが、各国に先んじて原子爆弾をつくり得たという事実を考えれば、学問と技術の区別は、一目りょう然でしょう。

同じことが、医学と医術との関係についてもいえます。今日の医学が、すばらしい学問であることは、だれも否定することはできませんが、正統派の医術のほうは、お世辞にも、立派だとは申しかねるのです。

もちろん、近世医学が、これまでに人類に貢献した業績については、称賛のことばを惜しむことはできません。ことに予防医学の面での功績は、すばらしいものです。しかし、それは、せいぜい十九世紀から二十世紀の前半までのことで、その後、高度の文明社会のなかで増えてきた病気に対しては、正統派医療では、ほとんどお手あげの状態なのです。

現在、日本の死亡原因の高順位を占める脳卒中、ガン、心臓病などに対しては、現代医術はまったく無力であるといわざるを得ません。医学の進歩と医術の現状とは、あまりにも開きが大きすぎるのです。これは医学の知識が、ほとんど技術化されていないからではないかと思われます。それはともかくとして、一面からいいますと、医学は複雑でむずかしいのですが、治療は、意外と簡単でやさしいともいえるのです。正統派医術以外の治療法のほうが、かえってよい治療効果をあげているということもいえるのです。

現代医療に絶望したあげく、ほかの簡易な療法によって救われたという例は、ざらにあるではありませんか。それはなぜでしょうか？　逆説めいた表現ですが、現代医術は、**病気を治そうとするから治せないのです**。病気は、治るべきもので、治すべきものではありません。

複雑、精妙でココロとからみあったカラダのゆがみを、人間の力で治そうなどという考えを起こすのは、増上慢（ぞうじょうまん）もはなはだしい、ともいえましょう。

人体という機械は、地上最高の精密機械で、自分の故障は、自分で修理する能力、仕組みをもっています。これを自然治癒力と呼ぶなら、病気を治すことのできるものは、この自然治癒力のほかにはありません。医学の祖といわれるヒポクラテス以来、この自然治癒力について語った医学者は大勢おります。

大阪大学の故片瀬淡教授のことばを借りますと、「病気を治すのは、医師やクスリではなく、われわれの身体内につちかわれた天与の力、つまり、自然治癒力の発露によるものである」ということです。医師の任務は、この治癒力の有能な助手となることにあります。

自然治癒力などといいますと、いささか神秘めいてきますが、実は、筋肉、神経、意識、内分泌、そのほかの諸要素の複雑、微妙な動的調和のうえに成立するカラダの自己維持のはたらきなのです。

この動的調和が、破れて一定の時間を経過しますと、生体は、生命を失なうことになりますから、破れた調和を回復するために、全身的な反動が起きます。これが、病気といわれるものの正体です。ある医学者が、「病気というものはない。ただ、病人があるだけだ」といったのは、いい得てまことに妙と申すほかありません。

この道理を現代医学のなかで解明しつつあるのが、セリエのストレス学説から始まった心身医学です。この医学原理に基づく医療は、日本では、まだ医療界の大勢を制するには至っておりませんが、その将来には、期待すべきものがあるように思われます。

ところで、ヨーガと治病との関係はどうか、と問われるならば、答えは至極簡単です。ヨーガは、健康法ですから、健康になれば病気は、自然と治るのです。

このことばが、逆説めいて聞こえるのは、病気が治って健康になるという常識のほうが、逆立ちしていることに気づかないからです。ヨーガは、ココロとカラダの両方をふくめた、全人的な調和と強化を実現する方法ですから、とりもなおさず、自然治癒力を強める手段なのです。

＊――心身の幸福が得られるヨーガ

ヨーガは、宗教であると定義しましたが、ここで宗教というのは、既成の「宗教」ということばのもつ意味や感じとは、まったく、関係がありません。ここでは、宗教は幸福論の立場で理解して欲しいのです。

今、わたしたちが開きなおって、いったい人生の究極の目的は何か？　わたしたちは何のために生きているのか？　と自分に問いただすとしますと、いろいろな解答を持ち出すことができましょうが、結局のところ、一般論として、幸福が人生の究極目的であるというところに落ち着かざるを得ないのです。

こういう主張に、反対しようとすると、結局は、自己矛盾に陥るよりほかはないことになってしまいます。幸福論が、ギリシアの昔から、現代に至るまで多くの哲学者に支持されてきたのは当然だと思われます。

ところが、その幸福なるものに、なんらかの定義をくだしてみようとすると、たちまち幸福論は、根拠薄弱な主張に思われてくるのです。幸福というものの量や、強度だけに着眼してゆくと、幸福論は快楽論になってしまいます。

そこで快楽論に徹すると、ギリシアの快楽論が示していますように、快楽の否定に向うよりほかはないことになります。なぜかと申しますと、最大量の快楽には、早晩、最大量の苦痛が随伴してくるからです。「歓楽きわまって哀愁多し」といわれます。早い話が、深酒に酔いしれたあかつきには、二日酔いの苦痛を味わわされるのです。そこで幸福について、量や強度だけを考えないで、質を考慮に入れたらどうかということになります。

これに対して、ある人は、幸福に質の差というものをつけると、純粋に幸福だけを善の基準にしたことにならないし、質の上下を決める基準が、別に必要になるではないか、と反論されるでしょう。

この反論に対しては、こう答えることができます。幸福というものは、感性的な快楽とはちがって、元来、複雑な内容をもったものですから、幸福を快楽で置きかえるのは、部分を全体と置きかえることになるし、幸福の質の上下は、その内容の純粋さや、その幸福に逆作用、つまり不幸が伴なうか伴なわないかなどによって決めることができるではないか、と。

つまり、われわれの幸福論は質の上下という縦の関係と強さの程度という横の関係とで織り成した幸福のシステムを考えます。このシステムのなかには、感覚器官による心地よい官能的快感や、情欲や本能の欲求の満足感もふくまれます。

このような肉体的幸福を下底として、しだいに高い幸福への無限の階層から幸福のシステムは成り立っているのだ、と考えれば、幸福をもって究極的な人生目的だとする幸福至上主義は、なん人も抗弁することができない権威をもつものとなりましょう。かくして、幸福論は、一方では、厳粛主義や権威主義に堂々と立ち向うと同時に、他方では、軽はずみな快楽論を一蹴することができます。

それではこの幸福のシステムのなかで、最も高級な階層を占めているのは、どんな種類の幸福でしょうか？　これは、たいへんむずかしい問題です。先の基準からいえば、精神的幸福のほうが、肉体的幸福よりも高級であることになりましょうが、精神的幸福といわれるものの内容はすこぶるばく然としていて、このことばの受けとり方は各人各様です。

それでは、幸福システムの上層の極限は、どんなものか？　われわれが経験し得られる、または、考え得られる最高の幸福は何か？　これは哲学上の問題です。この問題に対する哲学的解答は、古来いろいろと試みられていますが、インドの賢人たちは、ブッダをふくめて、この最高の幸福を解脱（げだつ）ということにおきました。

このことについては、先にふれておきましたが、インド的世界観では、世界のすべての存在は、時間のなかで不断に生滅変化しつつあるのですから、本質的に繋縛（けばく、限定、不自由）と苦（不安）に結びついております。この苦と繋縛から脱出した境地が解脱です。ブッダは、これをネハンと名づけました。この境地は、質的にも量的にも最高の幸福であることをインドの哲人は経験し、そして後世へ伝えてくれました。

ヨーガは宗教である、と定義した場合の宗教は、上記のような幸福のシステムを前提としたうえで、人間に幸福をもたらすものを意味しているのです。ですから「ヨーガは宗教である」ということは、ヨーガは、人間が完全な幸福を得るための方法、または道であることをいい表わしております。ヨーガは、肉体的幸福の基礎である心身の健康から、幸福の頂上である解脱の境地までを手に入れるのに、最も適当なテクニックであります。

ヨーガは、より高い幸福を手に入れるためには、より低い幸福を犠牲に供しなければならないなどとは説きません。肉体的な幸福、つまり快楽を断念せよとは命じません。肉体的な幸福と精神的な幸福とのあいだの調和をはかることが大切なのです。ヨーガは、元来、調和を意味します。調和と中道と節度とは、同じ意味のことばですし、ヨーガということばも、まさしくこれらと同じ意味内容をもっているのです。

＊――ヨーガの根本構造

そこで、ヨーガは完全な幸福の実現という使命を果たすために、次のような三つの部門の総合的、相互浸透的な結合のうえに成り立っています。

次の図表の直線は直接関係、点線は間接関係を示します。三つの部門は、このように総合的につながっていますから、そのなかの一つを欠いても、完全な幸福への〝道〟としてのヨーガは存

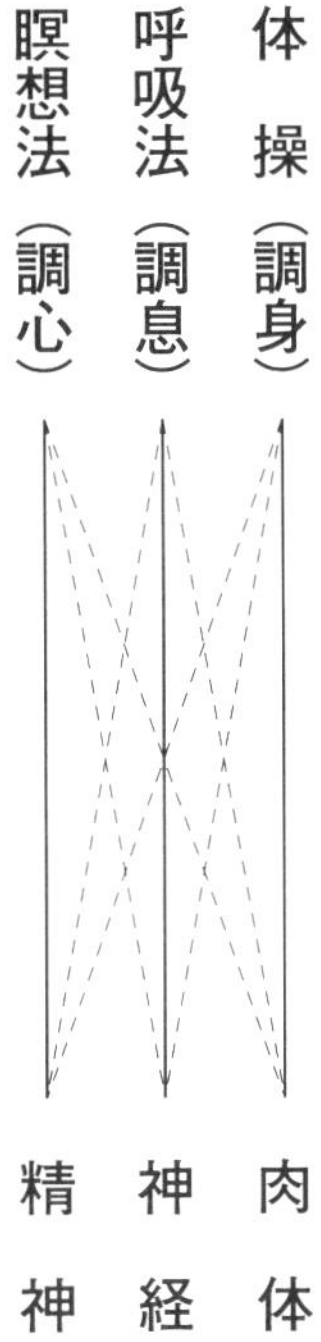

在し得ません。三つの部門は三つの段階をなしております。前の段階は、あとの段階の準備の役目を果しますが、それと同時に、前の段階のなかに、あとの段階の要素がすでにふくまれているのです。この書の中心内容である体操のなかにも呼吸法と瞑想法がふくまれております。

　これによって体操の実修のあいだに知らず知らず、呼吸法と瞑想法の実修の準備がなされてゆきます。体操の実修を積んでカラダを調えることをしないで、呼吸法や瞑想法を実修しても成功しないし、ときには危険でさえあります。しかも、ヨーガの体操のうちに、ほかの二つの段階の要素がふくまれていることが、ヨーガ体操の特色なのです。ヨーガの体操は、体操（カラダの操練）といっても通例の体操とは、まったく別種のものです。それだからこそ、ヨーガの体操は、ほかの体操とは比較にならぬ大きな効果を心身のうえにもたらすことができるのです。

ヨーガの実際

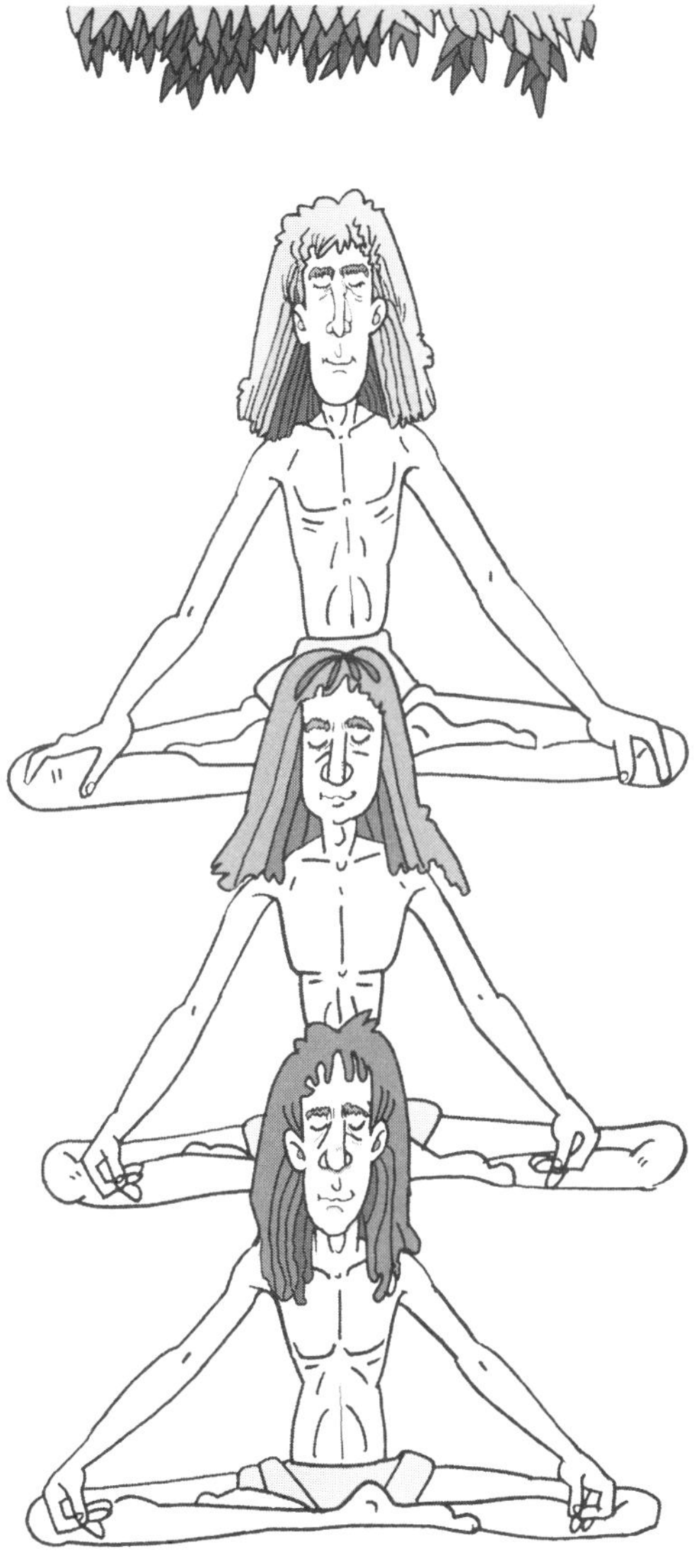

ヨーガの体操

＊――ヨーガ体操の必須条件

さて、ヨーガ体操の実技にはいる前に、まずその心得について、ひととおりふれておきましょう。

次に述べる条件に合わない方法でヨーガ体操を行なっても、期待するような結果は得られないということを、まず知っておいていただきたいと思います。

たとえ形だけが、ヨーガ体操に似ていても、実質的にヨーガ体操でない体操を行なってはなんにもなりません。ヨーガ体操とそのほかの健康体操とのちがいは、実に以下に述べる条件をそなえているかどうかにかかっています。

その条件とは、

(1) ヨーガ体操の動作は、ゆっくりとなめらかに行なうこと。

(2) 動作中は、その動作に関係する筋肉の部分に注意を向けること。

うわのそらで動作を行なってはいけません。

(3) 動作と呼吸とのつながりを心得て、両者がばらばらにならないこと。

原則的にいって、一つの動作を行なうあいだに、何回もイキを吸ったり、また、イキを吸って吐くあいだに、多くの動作を行なったりしてはいけません。

(4) **体位（姿勢）は、一定の時間保つこと。**

ヨーガ体操には、動作と、その動作によって最後につくられる姿勢、つまり体位とがありますが、この体位は、一定の長さの時間、そのままに保っておくことが必要です。

体位に到るまでの動作もゆっくりと、できれば一〇秒から一五秒ぐらいかけて行なうことです。最後に一定の体位ができあがったら、その体位をできるだけ長い時間保つのです。

最初五秒ぐらいから始めて、一週ごとに五秒ずつ増やしてゆくというふうにして、順々に保つ時間を長くしてゆくとよいでしょう。

どこまで長くすべきかは、体操によってちがうので、それぞれについてよく研究していただきたいと思います。ヨーガ体操は、以上のような要領で行なうので、同じ体操を何回も繰り返す必要はありません。

(5) **ヨーガ体操を行なっているさいちゅうは、全精神をその体操に集中すること。**

体操の実修中に視線をきょろきょろ動かしたり、カラダの一部を急に動かしたりしてはいけません。また体操中に自分の動作や体位をはっきりと頭のなかに描いたり、想像したりすれば、体操の効果が一段と高められます。

ヨーガ体操に動物などの名前がついているのは、想像力を刺激するためであるとも考えられます。たとえば「コブラの体操」を行なう際には、コブラである自分の姿を想像するように。ですから、ヨーガ体操を行なうときには、眼を閉じているほうがよいといえます。

(6) **ヨーガ体操には、緊張と弛緩（しかん）の調和、または交代の配慮が大切。**

ヨーガ体操の生命は、弛緩（くつろぎ）のほうにあるのであって、緊張は弛緩の補助といえます。ヨーガ体操が、ほかの体操とはちがって健康法として段ちがいの効果を発揮する理由は、主としてここにあるのです。

ですからヨーガ体操は、どんな高齢者でも、努力相応な健康効果を手に入れることができます。八〇歳になってヨーガ体操を始めた女性の例もあります。

ヨーガ体操で、緊張と弛緩とが調和するということは、ある体操を行なっているあいだ、その動作と体位を保つのに、直接、関係する筋肉の緊張は避けられませんが、そのほかの筋肉は、できるだけ弛緩させておくことです。

緊張と弛緩の交代は、一つの体操の実修が終わったときには、いつも数秒間の休みを入れて全身の筋肉をくまなく弛緩させることです。

このほか、体操実修の全コースが終わったときには、かなり長い時間（最短一分間）、完全弛緩の体位である「シャヴァ・アーサナ（死体の体位）」を行なう必要があります。

ときによっては、体操のあいだに、たびたびこの完全弛緩の体位をはさむこともあります。いつどんなときでも、ヨーガ体操のコースを終わったあとで、疲労が残るようでは好ましくありません。

(7) 動作の最後にできあがった一定の体位を、かなりの時間持ちこたえて、元の状態にかえるときの動作も、ゆっくりと行なうこと。

この動作を粗暴に行なうと、実修の価値が半減してしまうばかりか、危険でさえあります。

(8) ヨーガ体操は、正確に、規則正しく、そして、ゆっくりと行なうこと。

ヨーガ体操は、時間をかけて行なうべきもので、短い時間にできるだけ多くの種類の体操をすまそうとする態度ほど、愚かなことはありません。

時間の余裕がなければ体操の数を減らせばよいのです。

〝正確に〟ということは、〝上手に〟ということではありません。ヨーガ体操で、他人と競走しようとするのは馬鹿馬鹿しいことです。

ヨーガ体操の実修を、毎日規則正しく続けてゆけば、一日一日と上手になってゆきます。自分の可能性の限界まで押していけばよいので、上手か下手かは問題ではありません。かえって下手な人のほうが効果が大きいともいえます。心すべきは、毎日欠かさず続けてゆくことです。

(9) 体操の実習は、長い月日をかけて少しずつ強化してゆくこと。

始めは体操の種類も少なく、各体操の時間も短かめにとどめ、日を追って種類を増やし、所用の時間を長くすることです。

〝急がば回われ〟ということわざをよく味わうことが肝心です。あせっては、結果はかならずわるいといえます。

(10) 体操は、かならず空腹時を選んで行なうこと。

一般的にいえば、朝食の前がよいといえますが、そのほかの時間の場合は、食後三時間以上たってからでなければいけません。

また、はげしい体操を行なったあとで、すぐ食事にとびつくのはよくありません。

⑾　体操の直後には入浴しないこと。

少なくとも三〇分以上たってから入浴するよう心がけるべきです。入浴直後に体操を始めるのもよくありませんが、さほど時間をおく必要はありません。

＊――ヨーガ体操のねらい

ヨーガ体操は、カラダに関して四つのねらいをもっています。

⑴　カラダをしなやかにする。

カラダを動かす筋肉や背骨、関節などをつなぎ支えている靭帯（じんたい）は、歳月とともに自然に硬化してゆくものです。

これが老化のいちばん大きな原因であり、めだつ特徴でもあります。カラダがしなやかになることは、とりも直さず若返ることです。

⑵　骨格のゆがみを直す。

人間は、二本の脚で立っているために、骨格は、非常にゆがみやすいのです。ことに文明社会の生活には、骨格のゆがみ、くるいを生ずる原因が多いのです。

そして骨格のゆがみは、病弱の根本原因であるといえます。ですからこれを修正しなければ完全な健康は、とうてい得られません。

骨格のなかでも、いちばんくるいやすいのは、骨盤と背骨です。両方のゆがみは内臓神経の異常を生じ、内臓のいとなみにわるい影響を及ぼします。

⑶　自律神経を強くし、調和する。

自律神経は、内臓のはたらき、血液、リン

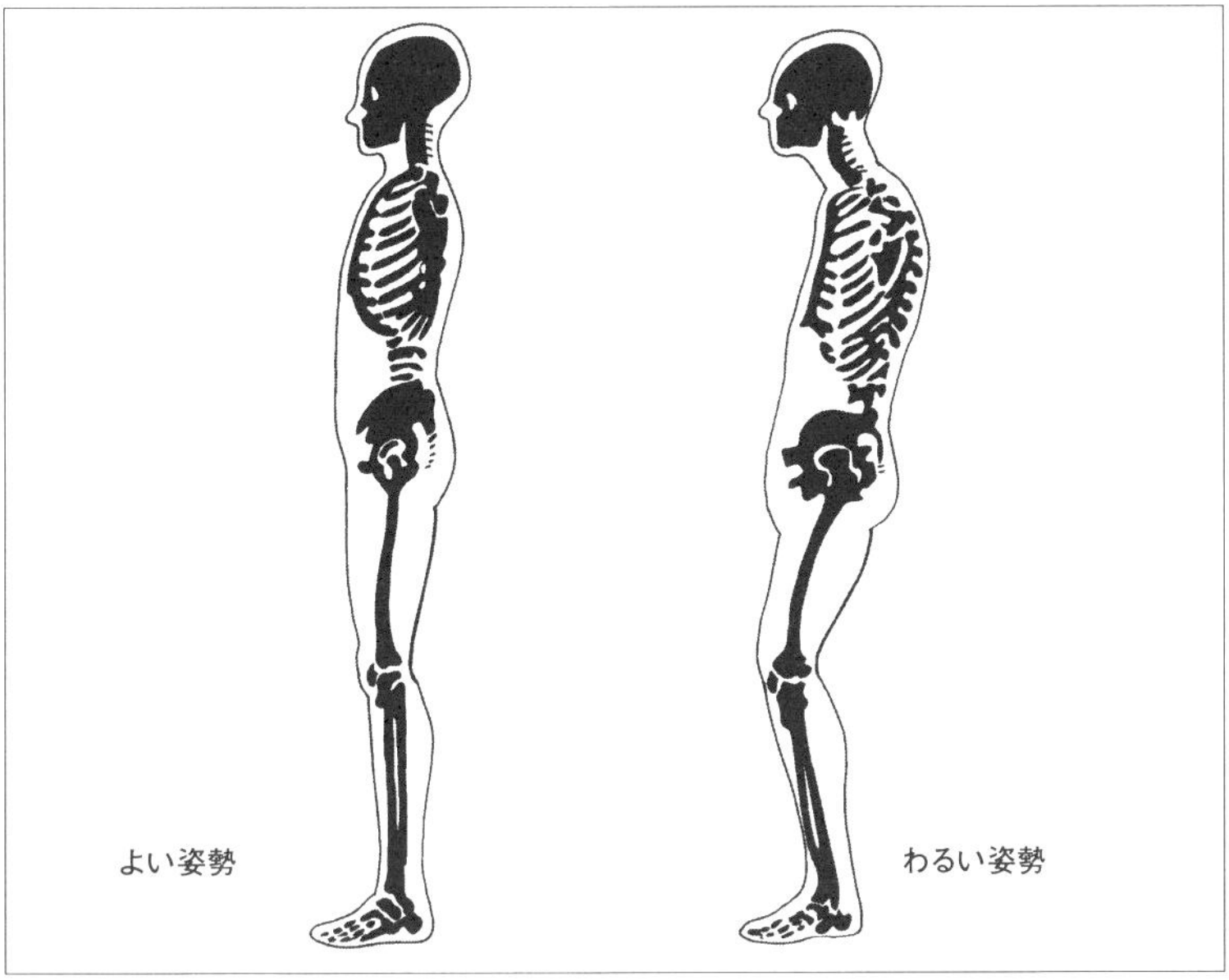

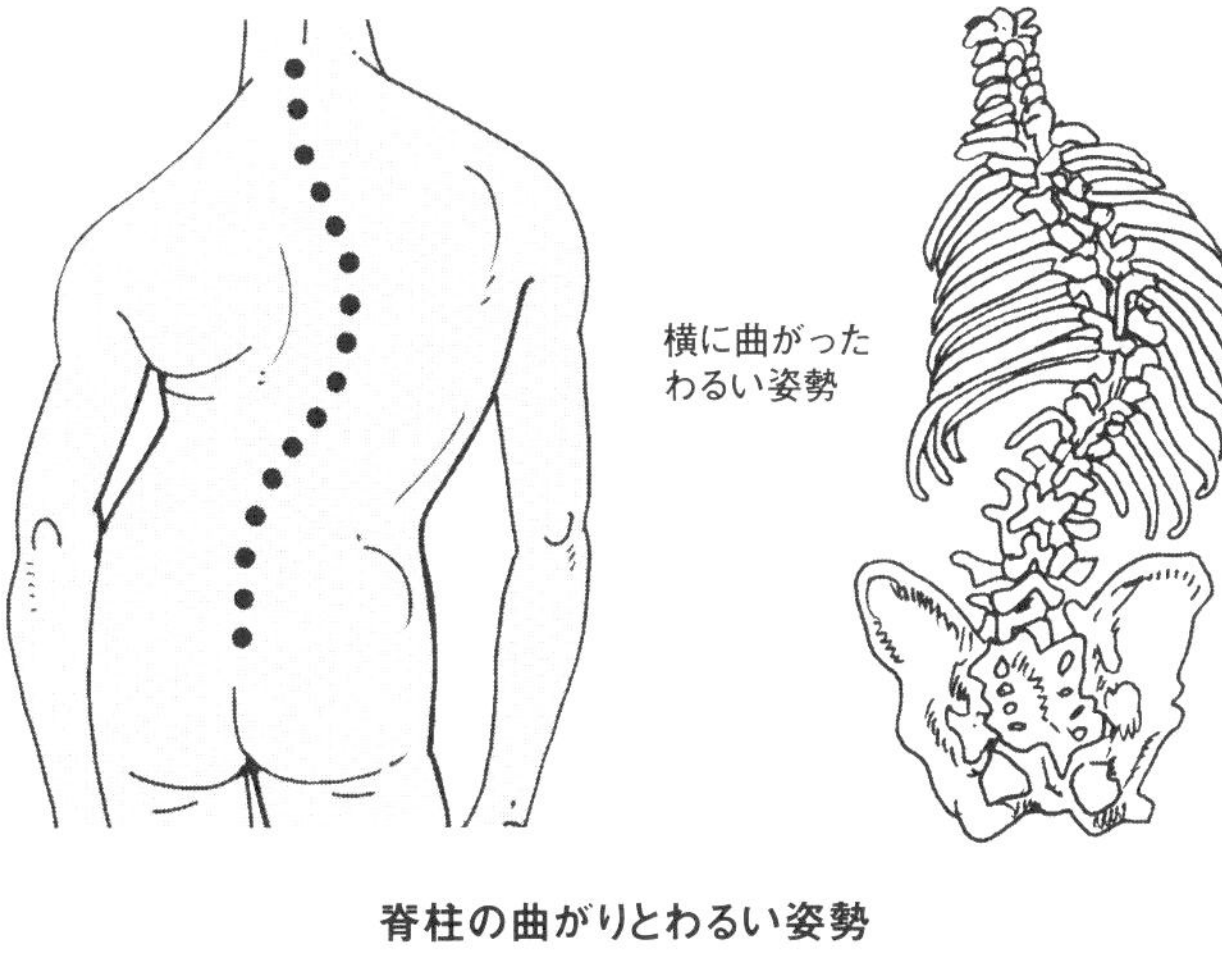

脊柱の曲がりとわるい姿勢

パ液の循環、ホルモンや酵素の分泌などをつかさどるもので、まさに生命の根本といえます。

いうまでもなく、自律神経には、交感神経と副交感神経の二種類があって、シーソーゲームのように代わるがわる興奮します。

この交替がうまくゆかなければ、心身ともに変調をきたします。

また、この両神経の興奮の力が弱ければ、生命現象が衰えます。自律神経をトーンアップする方法は、今のところヨーガ体操に及ぶものはない、とさえいえます。

(4) カラダのバランスをととのえる。

カラダのバランスをよくすることは、美容に役立つだけではなく、健康にとっても非常に大切です。

カラダのバランスをととのえてこそ、ココロのバランスも保てるわけです。心身ともに調和のとれた人間こそ、美しくて、しあわせで、心がひろく、愛に満ちた人間であり得るでしょう。

＊――ヨーガ体操の種類

わたしたちのヨーガでは、ヨーガの体操を次の四つのクラスに分けます。

①簡易体操
②基本体操
③体位体操（アーサナ）
④バンダ体操とムドラー体操

各クラスは、それぞれのねらっているところが多少ずつちがっているのです。以下、各体操についての特徴を述べておきましょう。

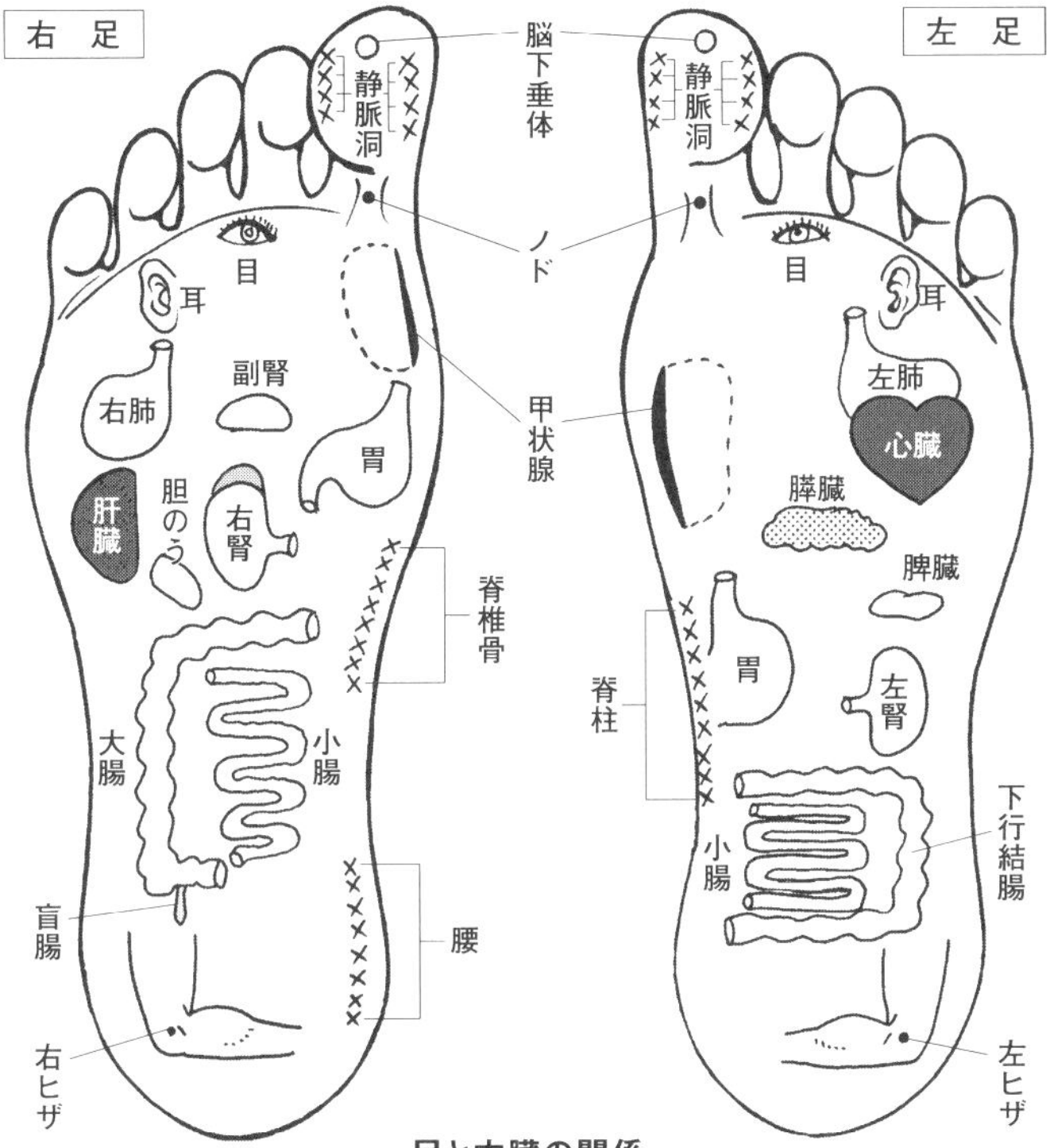

足と内臓の関係

① 簡易体操

このクラスに属する体操の種類は、わずか五つしかありませんが、その一つ一つは伝統的な型に基づいており、健康増進に偉大な力を発揮します。

忙しくてどうしても時間の余裕のないときは、せめてこの体操だけでも、毎日朝夕に行なうことが望ましいといえます。

特に朝起きがけに寝床の上で、この体操をすませてから洗顔するように習慣づけるのがいちばんよいでしょう。

【鍼灸経穴図・表】

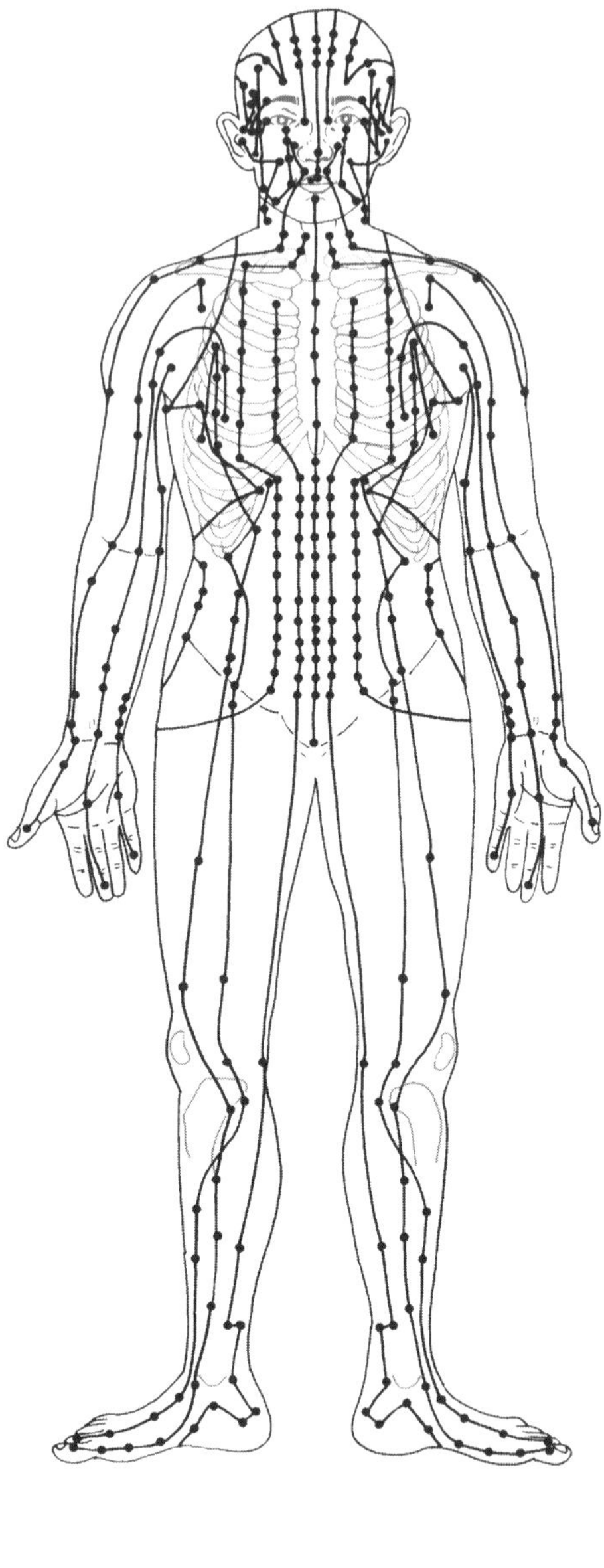

【鍼灸経穴図・裏】

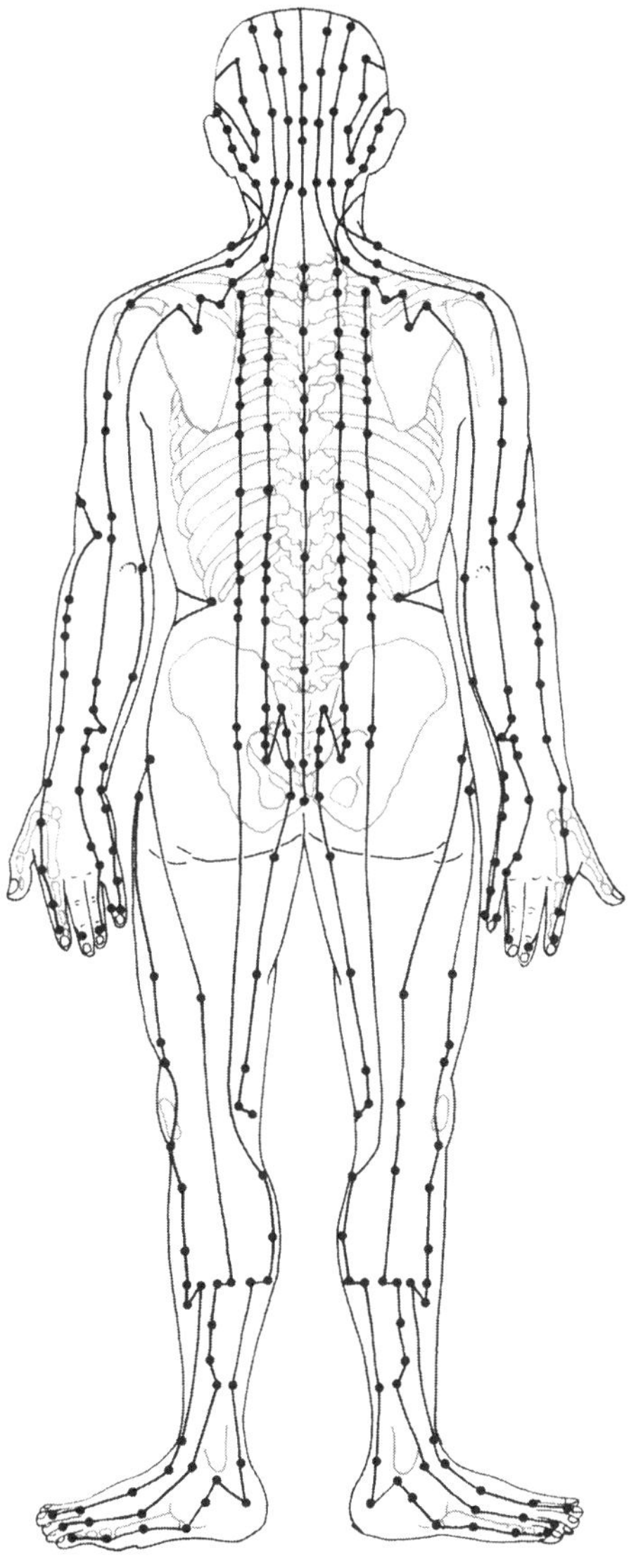

② 基本体操

このクラスに属する体操は足と手の体操です。この体操の主なねらいは、四肢のいろいろな部分を刺激して、内臓のはたらきを活発にするところにあります。

カラダの末端部と内臓諸器官との関連については、漢法医学の経絡説が明かにしていますが、とくに足と内臓との関連については、「足心道」の柴田和通氏が研究し、ヨーロッパでも足のうらを刺激して内臓疾患を治療する方法が、さかんに行なわれています。

③ 体位体操（アーサナ）

体位の原語「アーサナ」は、「坐」（すわること）のことです。

アーサナのなかには、いくつかの「すわり方」の型もありますが、昔から八〇以上とかぞえられたアーサナのほとんどは、体操といったほうがふさわしいといえます。

それなのに体位をアーサナと呼んだのには、二つの理由があげられます。一つはアーサナ体操は「すわり方」から発達した型であるということです。

二つには、形は体操に似ていますが、内実は非常にちがっていて、アーサナ体操のねらいは、カラダの運動にあるのではなくて、最後の体位、つまり姿勢にあるということです。

この最後にできあがった体形を、かなり長く保つあいだ、ココロを一点に集中して不動に保つのですから、その体位は、まさに瞑想のためのすわり方に相当するわけです。

④ バンダ体操とムドラー体操

この二つは結びついたものです。「バンダ」

の原意は、「結束」ということで、バンダは、カラダの一部を強く緊（し）めつける所作を表わしています。

「ムドラー」というのは、「印」のことですが、ここではバンダと呼吸法とを結びつけたような特殊な体操と考えればよいでしょう。

そのねらいは、主として、人体に潜在する「クンダリニー」という神秘な力を活性化して人間に元来そなわっている無限の可能性を開発する方法です。

ムドラーは、やや神秘めいた体操であって、超能力などに興味のない人には無関係のようですが、この種の体操は、スタミナのある精力的なカラダをつくるのに、いちじるしい効果があります。

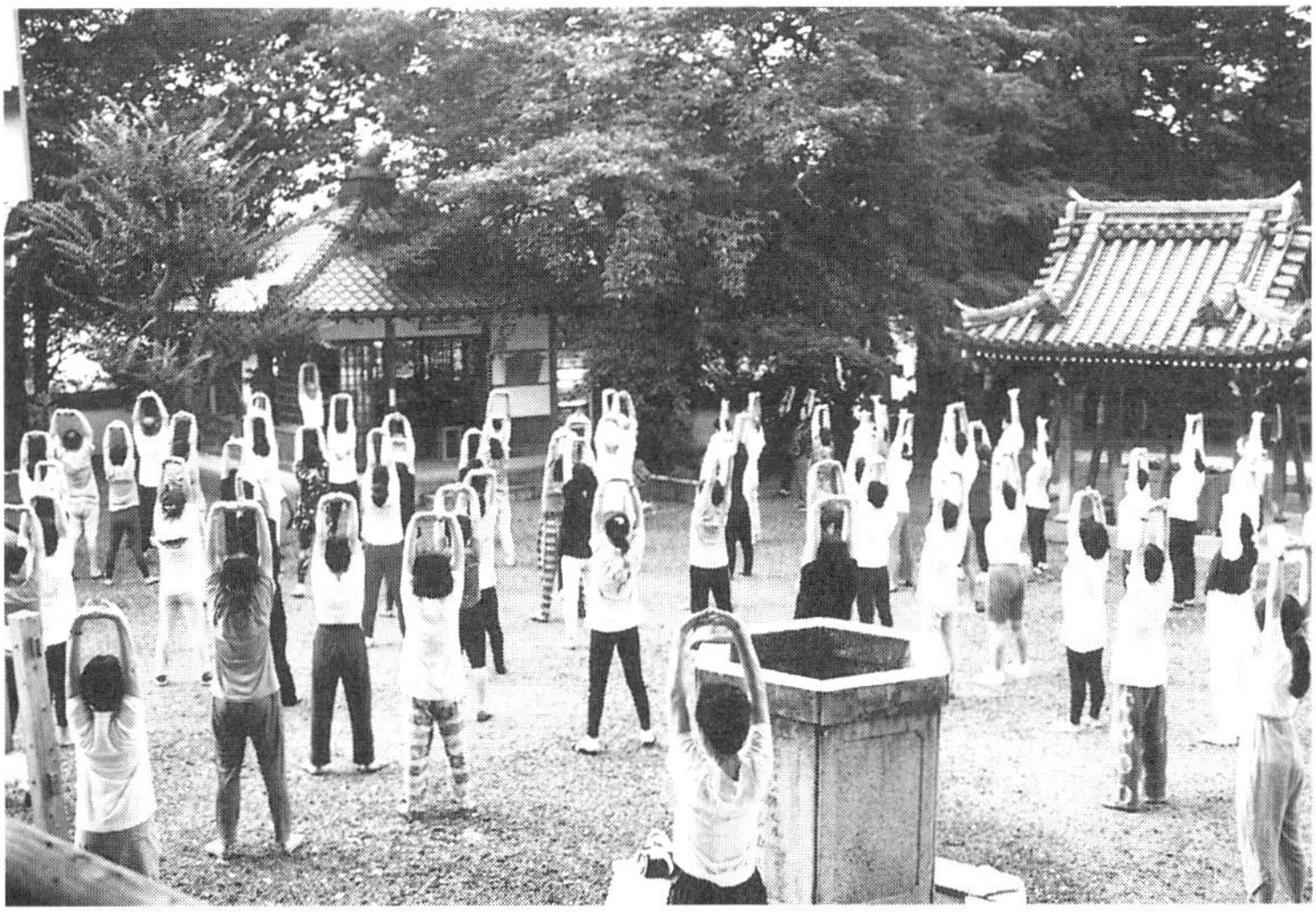

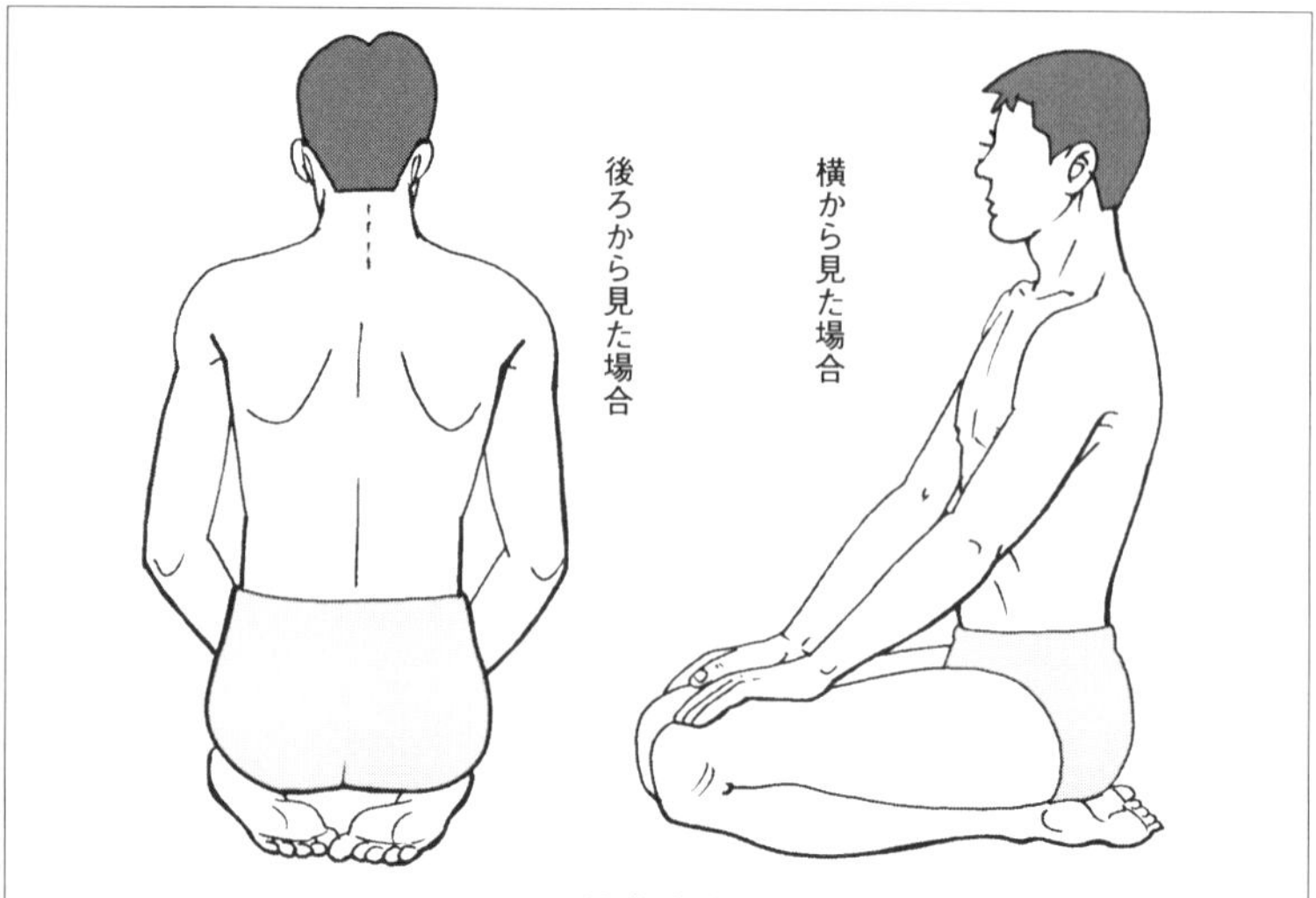

基本体位

A　簡易体操

1　基本体位

まず、床の上に日本流の正坐をします。このすわり方は、インドで、「ダイヤモンド」(金剛)という名の坐法です。

【やり方】

(イ)　足は親指がふれる程度に近づける。
(ロ)　ヒザは閉じておく。
(ハ)　背骨を前へ反らせて腹と胸を、いったん前方へ突き出す。
(ニ)　次にアゴをうんと引きつけてウナジを、

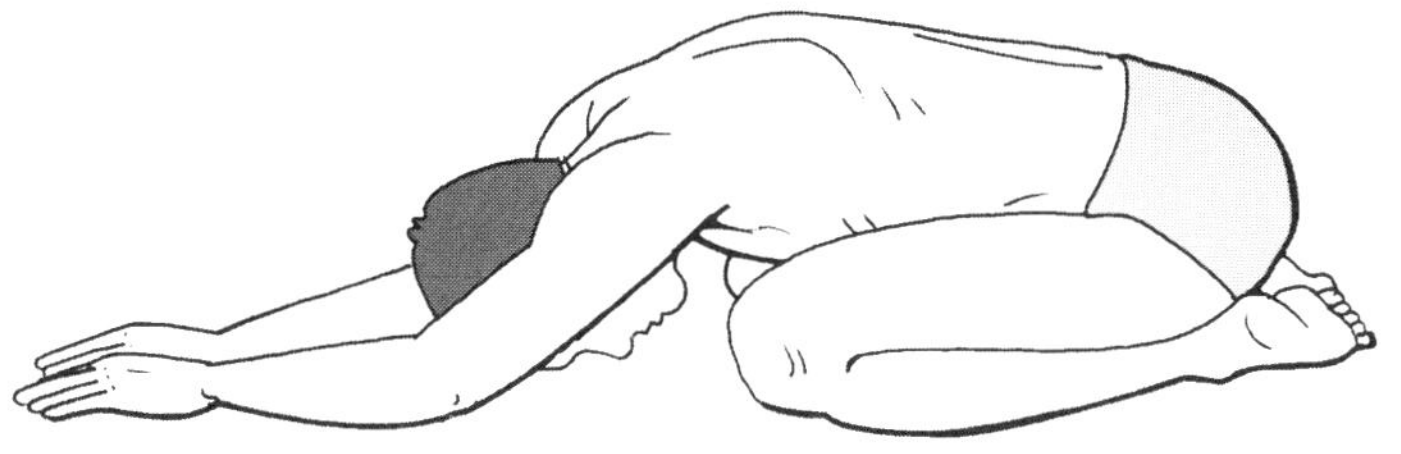

上体を前に伸ばす体操

じゅうぶんに伸ばす。

(ホ) 次に肩を落とし、力を抜く。

(ヘ) 両手はヒザの上におく。手をおく位置は、カタに力がはいらないことを目安とする。

(ト) 眼は閉じて、鼻の先か、ミケン(眉間)に注意を集中し、イキを静めて、カラダをリラックスさせる。

【注意】

この体位(姿勢)は、すわって心身をリラックスさせる方法です。この体位を一分間保ちます。

2 上体を前に伸ばす体操

【やり方】

(イ) **1**の体位から、上体を前へ倒して、両手をそろえ、両ヒザの前の床につける。この両手を静かに、まっすぐに床の上にすべらせてゆく。

(ロ) 上体を、ますます前に倒してゆき、最後にヒタイが床につく。このとき、シリが足のうらから離れて、腰が浮かないように注意すること。

(ハ) 最後にできあがった体位を一分間保ち、

(ニ) 静かに、ゆっくりと手を床の上にすべらせて、**1**の体位にもどり、一分間休む。

3 上体を後ろに伸ばす体操

【やり方】

(イ) **1**の体位から、後ろへ上体を倒してゆき、まず、片方のヒジを床につけ、次にもう一方のヒジを床につける。

(ロ) ヒジに体重をかけて、ゆっくりと上体を傾けてゆく。

(ハ) 後頭部が床についたら、両ウデをカラダにそって伸ばす。テノヒラは下向きにするか、腹の上で手を組む。

(ニ) 眼を閉じて、注意をミケンか、そのほかのカラダの一部分に集中して、一分間、この体位を保ち、全身をリラックスさせる。

(ホ) それから静かに、**1**の体位にかえり、一分間休む。

【注意】

この体操は、初めのうちは、かなりむずかしいものです。腰は太鼓橋のように、反っくりかえり、ヒザは床から浮きあがって、しかも互いにひろく離れます。

この状態は、いかに足と腰部の筋肉がちぢんでいるかを示しています。理想的な最後の

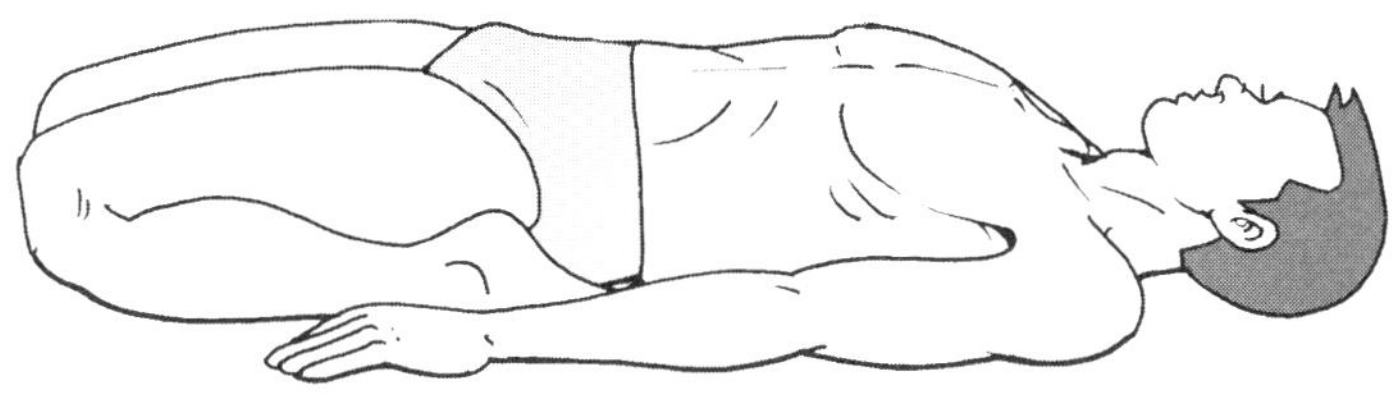

上体を後ろに伸ばす体操

体位は、両ヒザがくっついたままで床につき、腰の部分はあまり反らさないで、床とのあいだに大きなすきまができないようにすることです。そして、全身をリラックスさせます。

このような理想体形には、ほど遠い人でも、練習を重ねれば、だんだんそれに近づけることができ、同時にカラダ自体もよくなります。

4 上体を左右にねじる体操

【やり方】

(イ) **1**の体位から、左のテノヒラを前向きに、右ヒザの前におき、右のテノヒラを後ろ向きに右足の横におく。

(ロ) 左のテノヒラを、ゆっくりと床上にすべらせて、まっすぐに前に伸ばすと同時に、後ろの右のテノヒラを後ろへまっすぐに伸

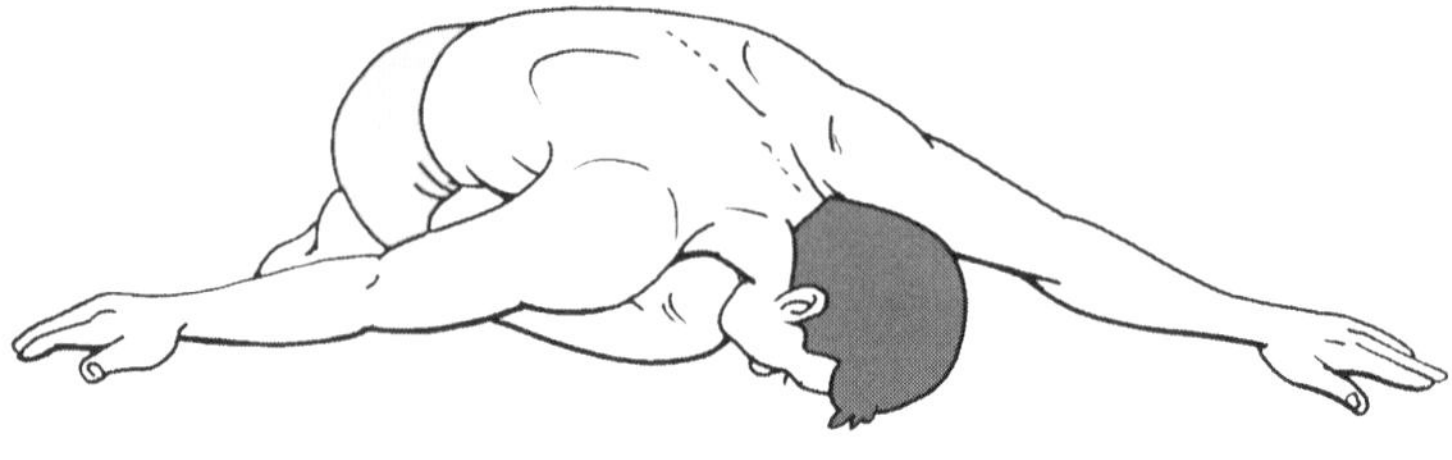

上体を左右にねじる体操

ばす。

(ハ) 上体は自然に前方へ倒れてゆき、最後にヒタイが床につく。そのとき腰を浮かさないこと。

(ニ) 前方の手は、できるだけ右前のほうへ寄せて、左の横腹を伸ばす。この体位を一分間保つ。

(ホ) 静かに**1**の体位にもどり、一分間休む。

(ヘ) 左についても同じ体操を行なう。そして**1**の体位にもどって、一分間休む。

5 ワキを開く体操

【やり方】

(イ) **1**の体位から、胸の前で高く合掌し、静かにイキを吐く（①図）。

(ロ) イキを吸いながら合掌したままで両手を、

ゆっくりとまっすぐに上げ、ウデが、じゅうぶんに伸びたときと、イキをいっぱい吸いこんだときとを一致させる。両ウデが、じゅうぶんに伸びたかどうかは両ウデの上膊（じょうはく）で両耳をはさんだかっこうになっているかどうかで判断する（②図）。

(ハ) 合掌のウデが、じゅうぶんに伸び、イキも胸いっぱいに満ちたところで、イキを止めて、合掌の手を、そろそろ左右に開いてゆく。

(ニ) 両手を開きながら、指を折ってにぎりこぶしをつくってゆく。にぎり方は、親指を四本の指でつつみこむ（③図）。

(ホ) 両方のウデを、開いてゆき、肩と水平の

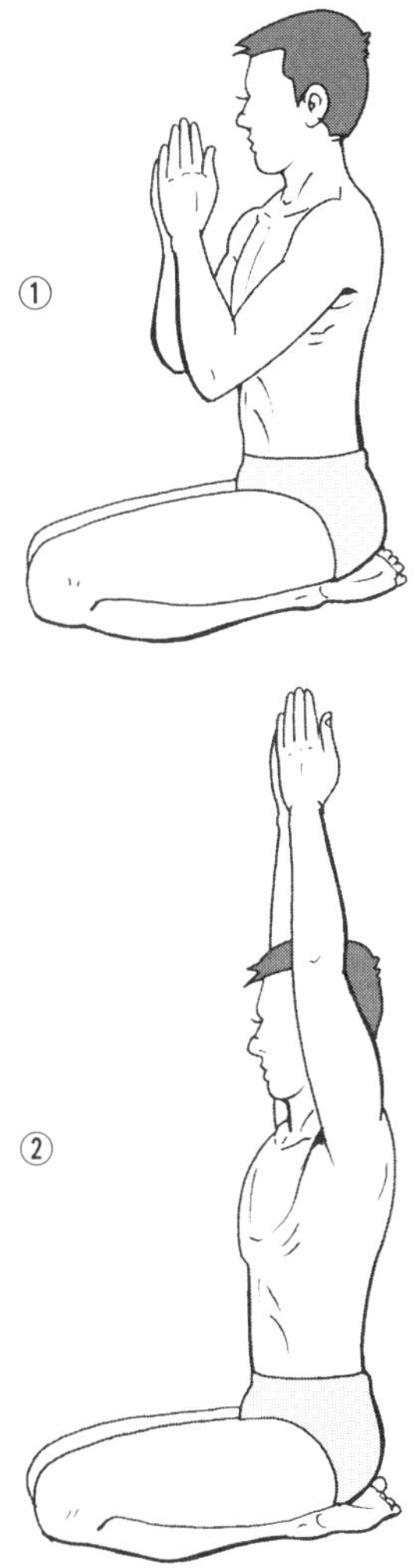

ワキを開く体操

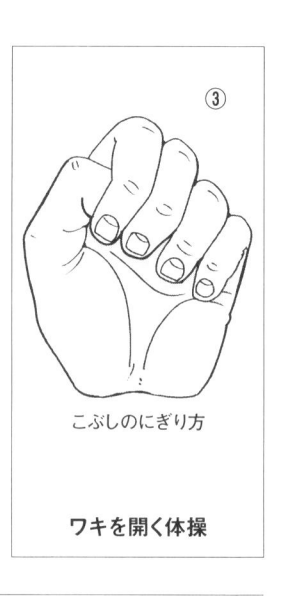

③

こぶしのにぎり方

ワキを開く体操

高さにもってゆく。

(ヘ) そこで、首を後ろへ反らすと同時に両ウデを思いきり後ろへ伸ばして、胸かくをじゅうぶんに開く(④図)。ここまではイキを吐き出すことを止めておく。

(ト) 次に後ろへ伸ばした両ウデを、再び肩と水平の位置にもどしてから、たまっているイキを静かに吐きながら、上体を前へ倒してゆく。それと同時に、コブシをつくっている手を後ろへ回し、できるだけ高く、そして両手が接近するように背後に上げる(⑤図)。

(チ) 頭が床につくのとイキが出きるのとは同時である。

(リ) イキが出きったなら、静かにイキを吸いながら上体を立ててゆくと同時に、背後に上げた手を前へもどして、元のように胸高に合掌する。

(ヌ) ここで、しばらく休んで軽い呼吸をしてから再び同じ体操にかかる。

【注意】

前の四つの体操は一回ずつでよいのですが、**5**の体操は時間があれば、何回も繰り返すほうがよいでしょう。この体操は、呼吸の長さの個人差によって、その所用時間は、各人まちまちであってかまいません。

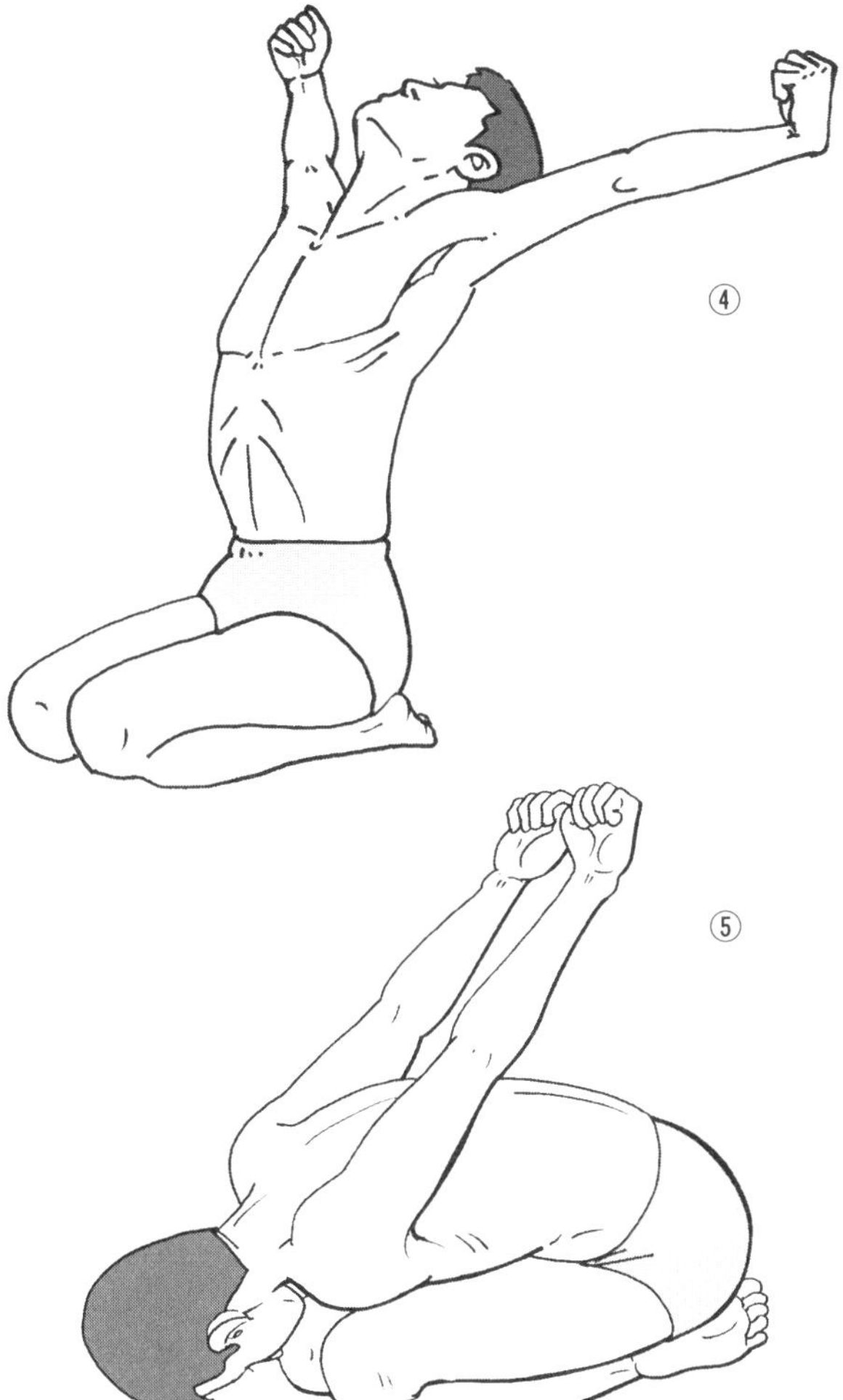

ワキを開く体操

B　基本体操

1　直立の体位

基本体操に共通した基本的体位です。

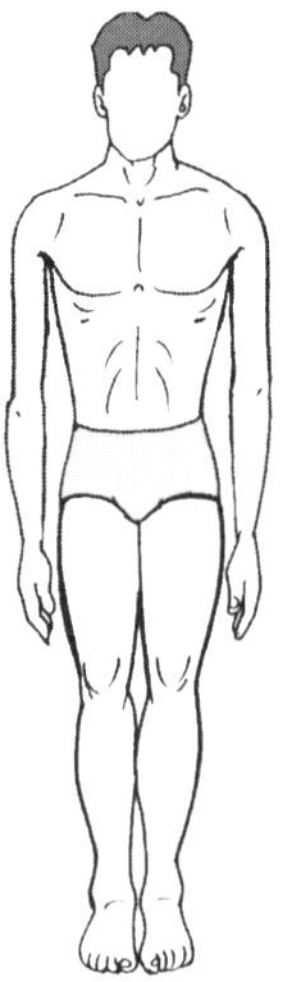
直立の体位

【やり方】

(イ)　足は両方のツマサキをそろえる。

(ロ)　胸を高く張って直立し、両ウデは体側にそってだらりと垂らす。

(ハ)　肩の力を抜く。

(ニ)　腰を伸ばしたままで全身をリラックスさせる。

【注意】

この体位は、直立したままで、全身をリラックスさせる方法です。初めのうちは、リラックスさせることはむずかしいですが、慣れると次第に、上手にできるようになります。日本の礼法でも同じ立ち方をします。

インドでは、これを「山の体位」と名づけています。つまり、直立不動の姿勢のことです。

2　カカトを上げる体操

【やり方】

(イ)　1の体位から、手を腰にあてる。

(ロ)　足の指を床につけたままで、指のつけ根から足を折り曲げ、右脚に力をこめて、ゆっくりとカカトを上げる。

(ハ)　じゅうぶんにカカトを上げ終わったら、その体位を五秒から一〇秒間保つ。

(ニ)　それからゆるやかに、しかし、力は抜かないで、カカトを下ろす。

(ホ)　カカトが床につき、1の体位にもどったら、全身の力を抜き、ほんの少し（三秒〜五秒間）休んでから、左のカカトについても行なう。左右交互に二回繰り返す。

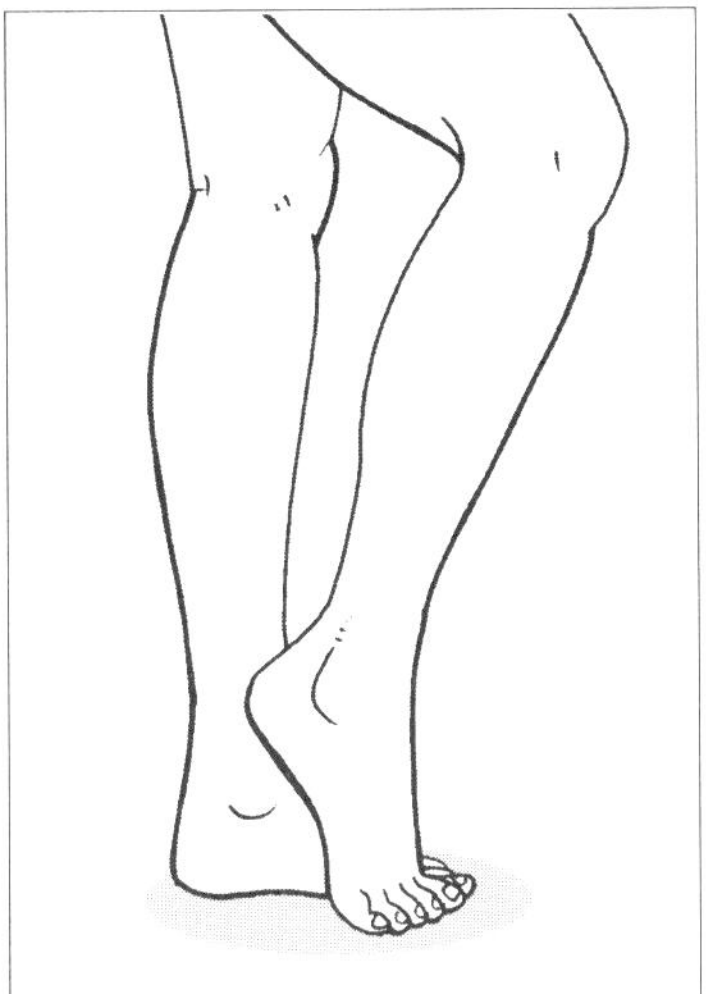

カカトを上げる体操

【イキの仕方】

基本体操では、動作とイキとの関連が、特に大切です。この体操では、カカトを上げてゆくあいだは、静かに、しかし、じゅうぶんにイキを吸い、吸い終わって、しばらく（五秒〜一〇秒間）、その体位を保っているあいだは、イキを止め、カカトを下げてゆくあいだにイキを吐きます。

そしてカカトが床につくのと、イキを吐き

終わるのは同時です。それから、ほんのしばらく（三秒〜五秒間）、軽い呼吸をします。このように基本体操も呼吸と密接なつながりをもっていますので、体操に要する時間は、各個人によってちがうのは当然といえます。

3　ツマサキを上げる体操

【やり方】

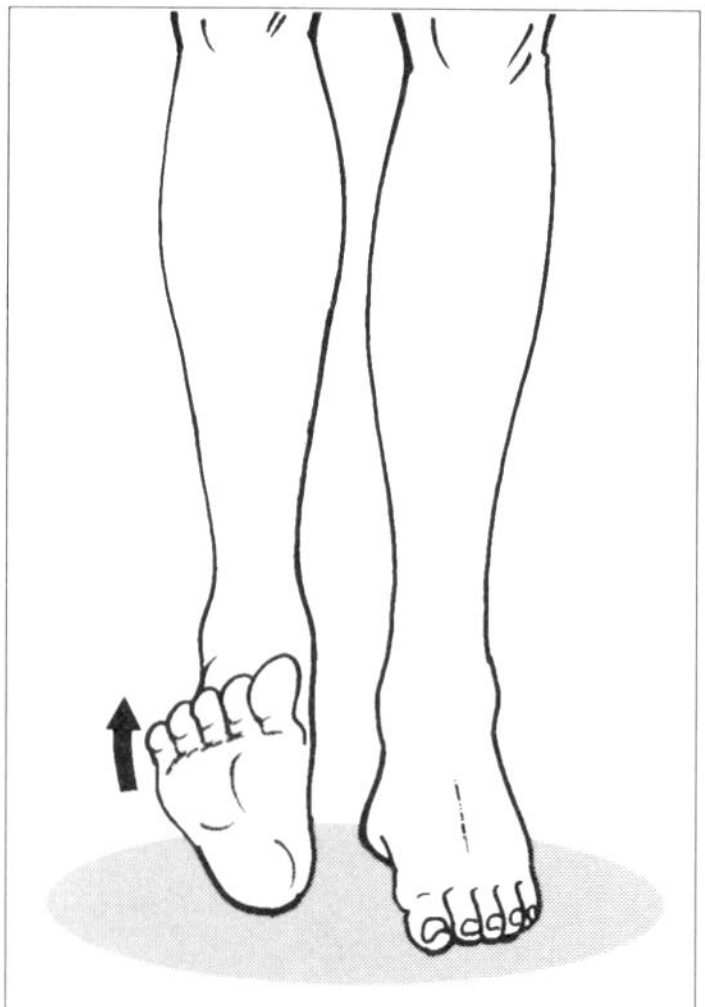
ツマサキを上げる体操

(イ)　手を腰にあてた直立の姿勢から、

(ロ)　右足のツマサキをゆっくりと、右脚に力をこめて、イキを静かに吸いながら上げる。

(ハ)　ツマサキを、じゅうぶんに上げ終わったところでイキを止め、しばらく（五秒〜一〇秒間）、その体位を保つ。

(ニ)　ゆっくりとイキを吐きながら、それに合わせてツマサキを下げ、床につくと同時に全身の力を抜き（腰を曲げたりはしない）、ほんのしばらく軽い呼吸をしながら休む。ついで左のカカトについて行なう。右左につき二回ずつ繰り返す。

4　足のうらの内側を床に立てる体操

【やり方】

(イ)　手を腰にあてて直立する。そして、まず、ゆっくりと、イキを吸いながら、右足の内側を床から離して立ててゆく。

(ロ) そのとき、右ヒザを曲げないようにして、できるだけ、じゅうぶんに足のうらを床に垂直に立てる。

(ハ) 右足の外側のへりを床の上におき、足のうらが、しっかりと立ったところで、イキを止めて、しばらく、その体位を保つ。

(ニ) イキを吐きながら静かに元の体位にもどす。

(ホ) 元の体位にもどって、ほんのちょっと休んでから、左の足についても始める。二回目は、両足について同時に行なう。

5 足のうらの外側を床から離す体操

【やり方】

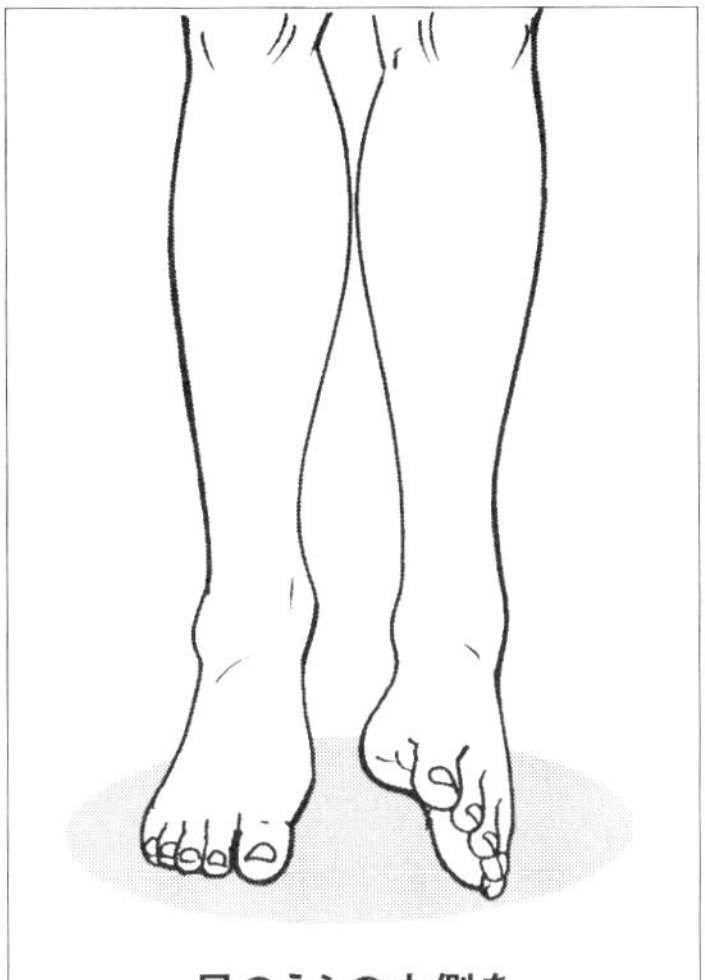

足のうらの内側を
床に立てる体操

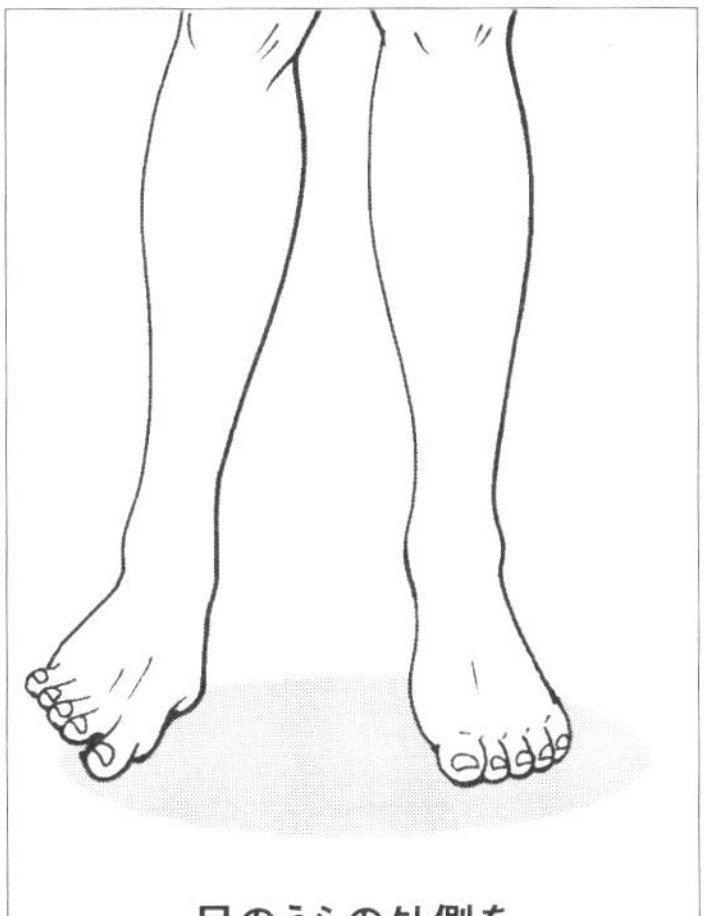

足のうらの外側を
床から離す体操

(イ) 手を腰にあてて直立した体位から、両足をやや開く。

(ロ) ついで右足の外側を、ゆっくりと、イキを吸いながら、床から離してゆく。

(ハ) 右足の外側が、じゅうぶんに床から離れたところで、イキを止めて、しばらくその体位を保つ。

(ニ) イキを吐きながら静かに足のうらを床につけて、ちょっと休み、左の足についても同じ体操を行なう。

(ホ) 右左について各一回ずつ行なったあと、両足同時に行なう。

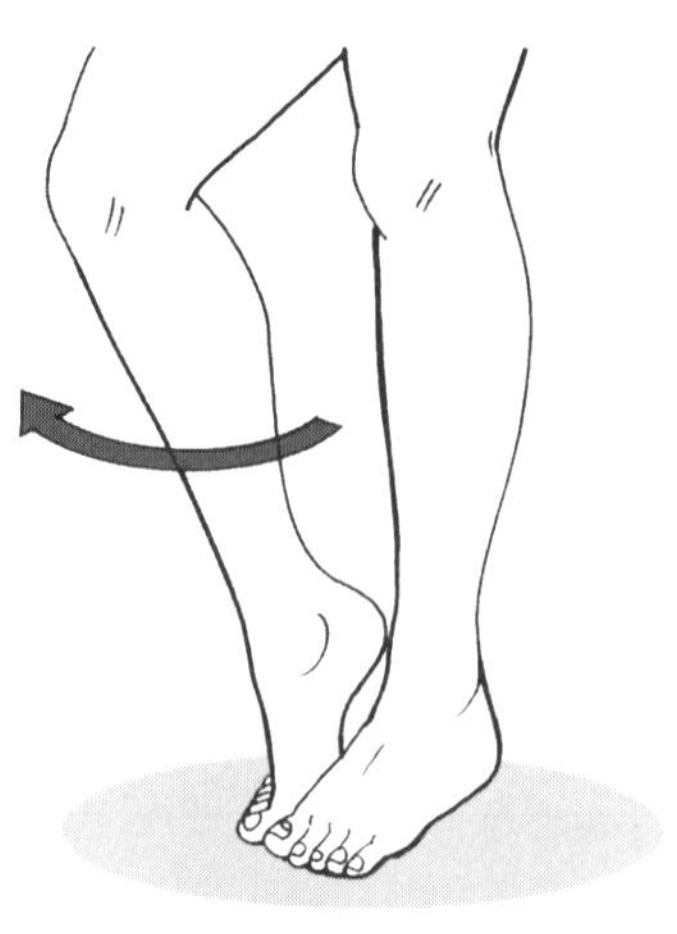

カカトを上げ
ヒザを開く体操

6 カカトを上げ、ヒザを開く体操

【やり方】

(イ) 手は腰にあてたまま、右足のカカトを、足に力を入れて、ゆっくりと、イキを吸いながら、じゅうぶんに上げる。

(ロ) カカトが、じゅうぶんに上がったところで、イキを止め、ゆっくりとヒザを外側へ開き、そしてゆっくりと元の位置にもどす。

(ハ) イキを吐きながら、ゆっくりとカカトを下ろす。

(ニ) 下ろし終わったところで、ちょっと休み、左の足についても行なう。さらに右左について交互に二回ずつ行なう。

7　ツマサキを開く体操

【やり方】

(イ)　手を腰におき、ツマサキをそろえて直立する。カカトを基点として、ゆっくりと、イキを吸いながら、右ツマサキを外側へ開く。

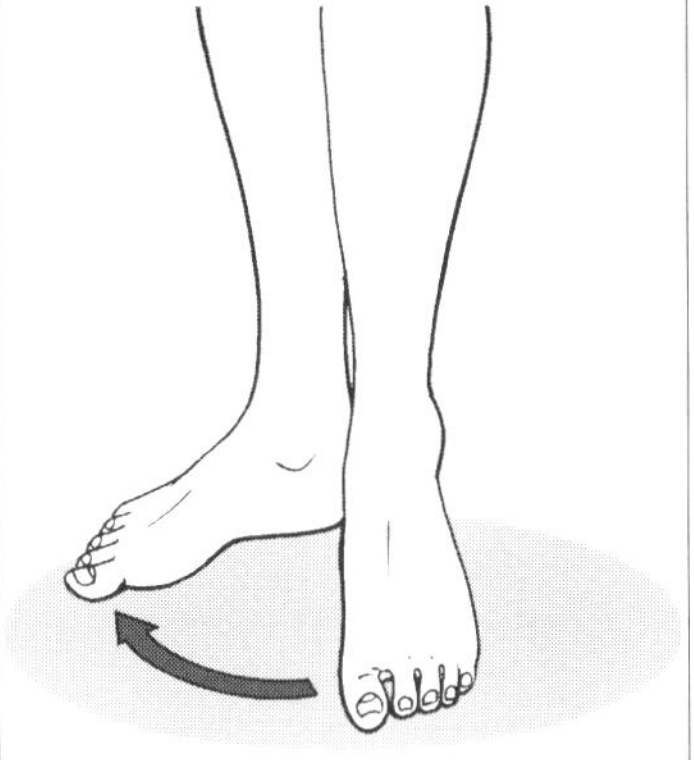
ツマサキを開く体操

(ロ)　じゅうぶんに開いたところで、ツマサキを床につけ、イキを止め、しばらく、その体位を保つ。

(ハ)　イキを吐きながら、静かにツマサキを元の位置へもどす。

(ニ)　ちょっと全身の力を抜いて休んでから、左のツマサキの運動を始める。右左一回ずつ行なったあと、二回目は左右のツマサキを同時に開く。

【注意】

片方ずつ開くときは、腰がついて回らないように、腰をしっかりとおさえておく必要があります。左右同時に開くときは、少しヒザを曲げて行ない、じゅうぶんに開いたところで脚を、まっすぐにするという方法をとってもよいでしょう。

8　カカトを開く体操

【やり方】

(イ)　基本体操7の(イ)と同じ体位をとる。右足のツマサキを基点として、右のカカトを右方（外側）に開く。イキを吸いながら、ゆっくりと行なう。

(ロ)　じゅうぶんに開き終わったら、カカトを床に下ろし、しばらくイキを止めて、その体位を保つ。

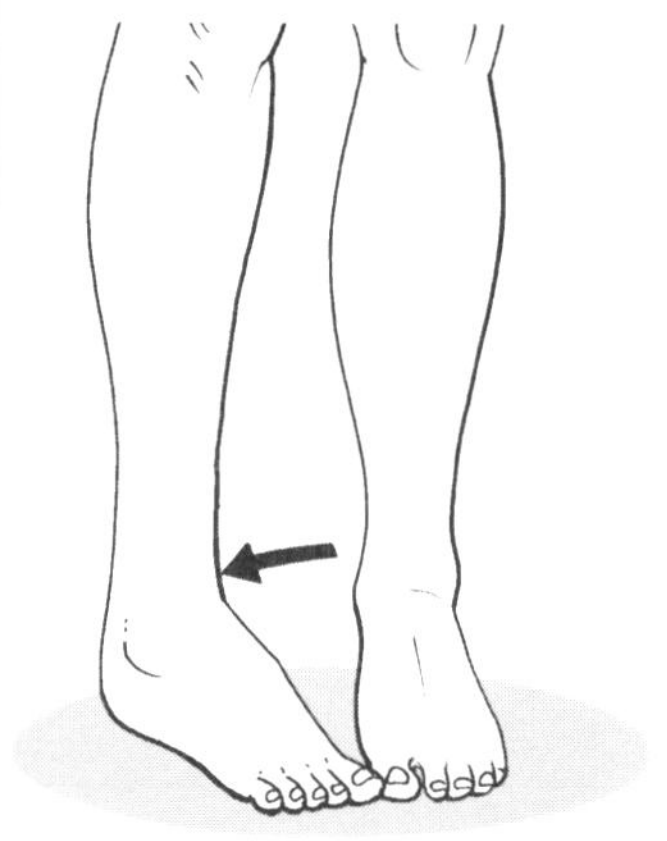

カカトを開く体操

(ハ)　イキを吐きながら、ゆっくりとカカトを元にもどす。

(ニ)　カカトが元の位置にもどったら、ちょっと休んで、左のカカトを開き始める。

(ホ)　右左交互に一回ずつ行なったあと、左右同時に開く体操を一回行なう。

【注意】

7の体操の場合と同様、腰がカカトの回転につれて、カカトの反対の方向に回るから、腰が動かないように、しっかりと手で押えておく必要があります。

9　腰を下ろしてゆく体操

【やり方】

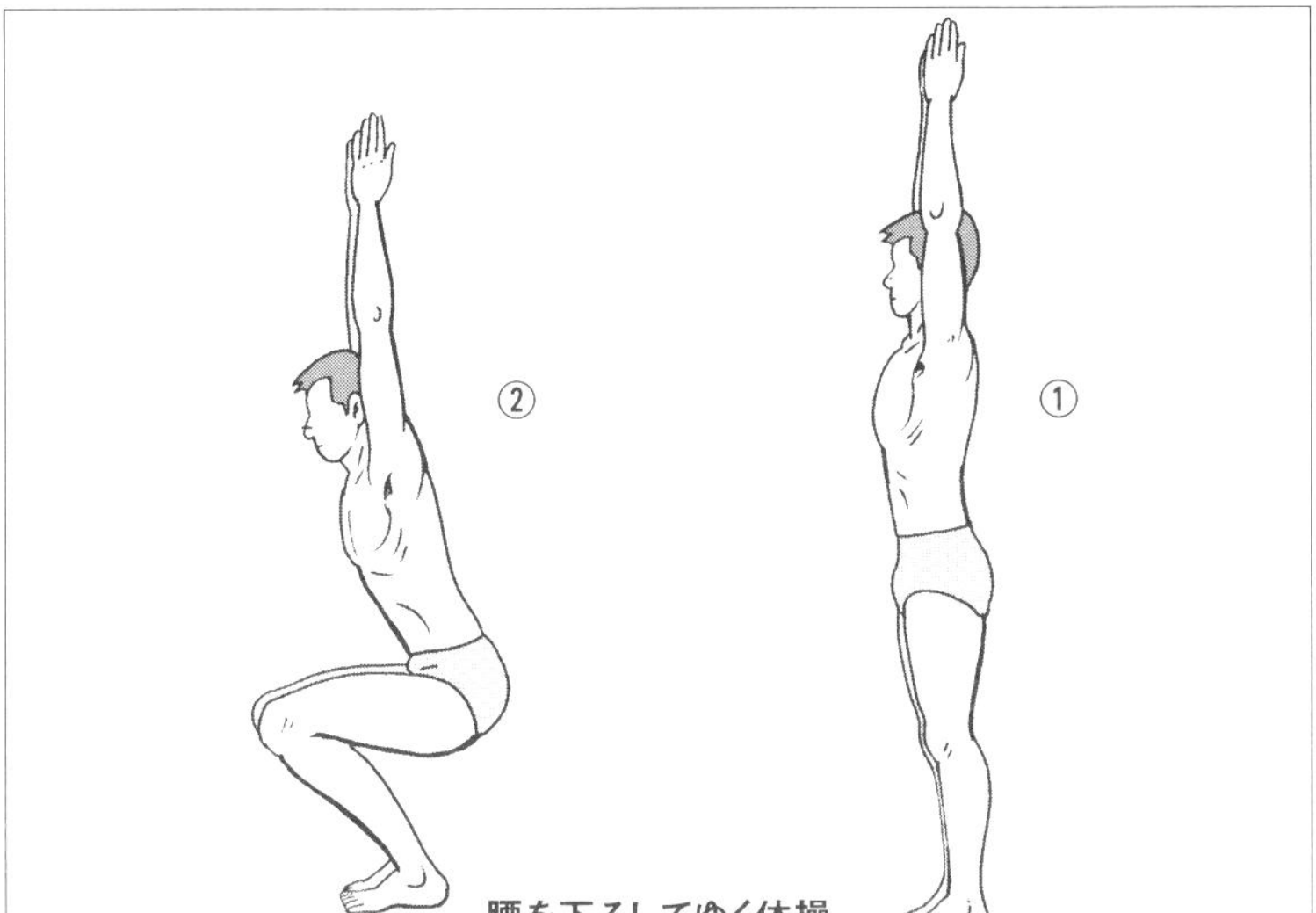

腰を下ろしてゆく体操

(イ) ツマサキをそろえて立つ。イキを吸いながら両ウデを、まっすぐに頭上に伸ばし、伸ばし終わって合掌する（①図）。

(ロ) イキを吐きながらゆっくりと腰を下げてゆく。ヒザは開かず、カカトは床から浮き上がらないように注意する。

(ハ) 上体が前のめりにならない範囲で、できるだけ腰を下げる。太モモが、水平になるのが理想的。

(ニ) 腰が可能な極限まで下がったところで、しばらく（五秒〜一〇秒間）軽いイキをしながら、その体位を保つ（②図）。

(ホ) イキを吸いながら、ゆっくりと脚を伸ばしてゆくと同時に、合掌の手を下げてゆく。最後に両手を体側に垂らし、しばらく休む。この体操は一回だけで終わる。

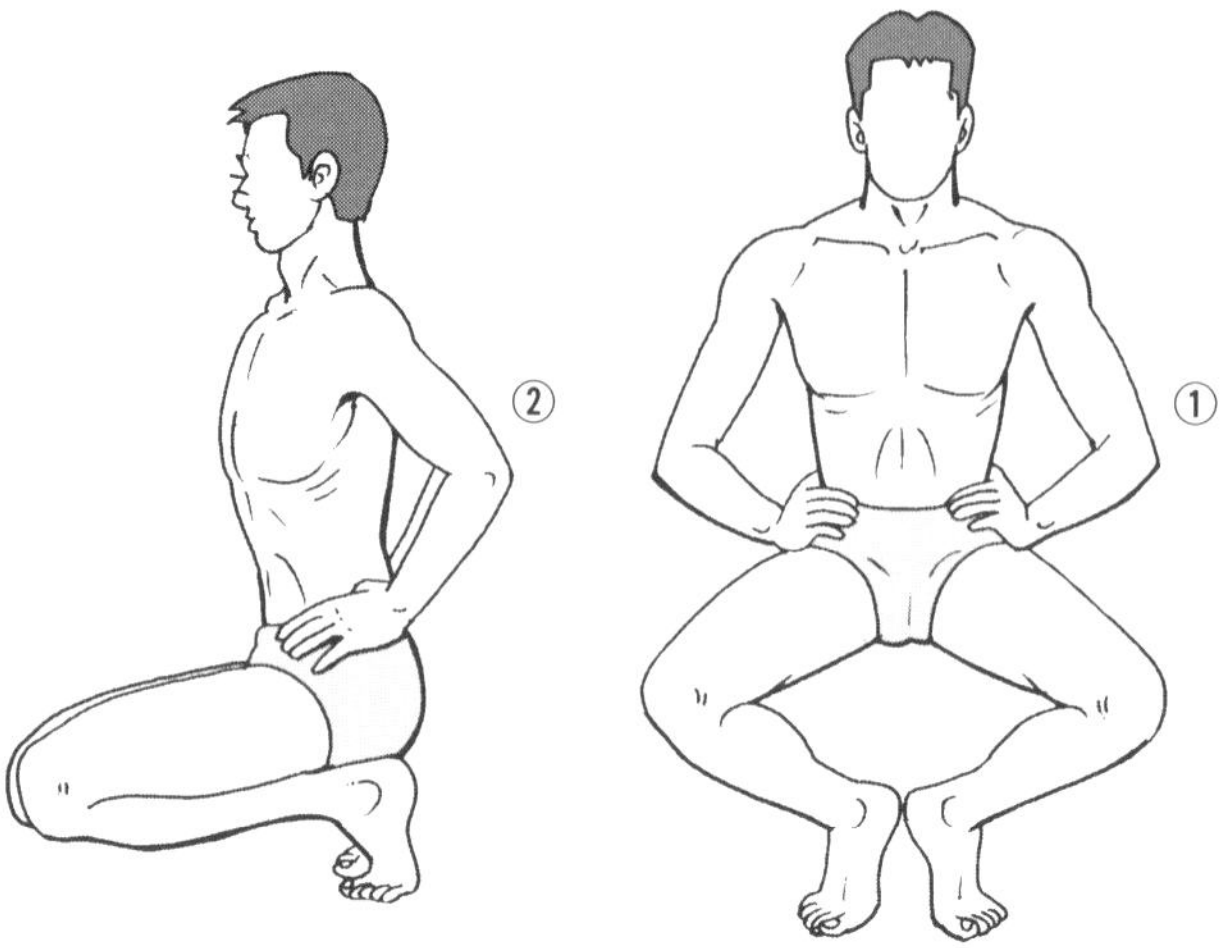

腰を上下する体操

10　腰を上下させる体操

【やり方】

(イ) ツマサキを六〇度開いて立ち、手は腰におく。ついでイキを吸いながらカカトをじゅうぶんに上げる。

(ロ) ついでイキを吐きながら、ゆっくりとヒザを開いて、腰を下げてゆく（①図）。

(ハ) シリが床に立てた足のカカトについたら、しばらく通常の呼吸をしながら、この体位を保つ（②図）。

(ニ) イキを吸いながら、ゆっくりと腰を上げ、ツマサキ立ちの体位にもどり、それから、ゆっくりと、イキを吐きながら、カカトを下ろして床につける。この体操は二回。

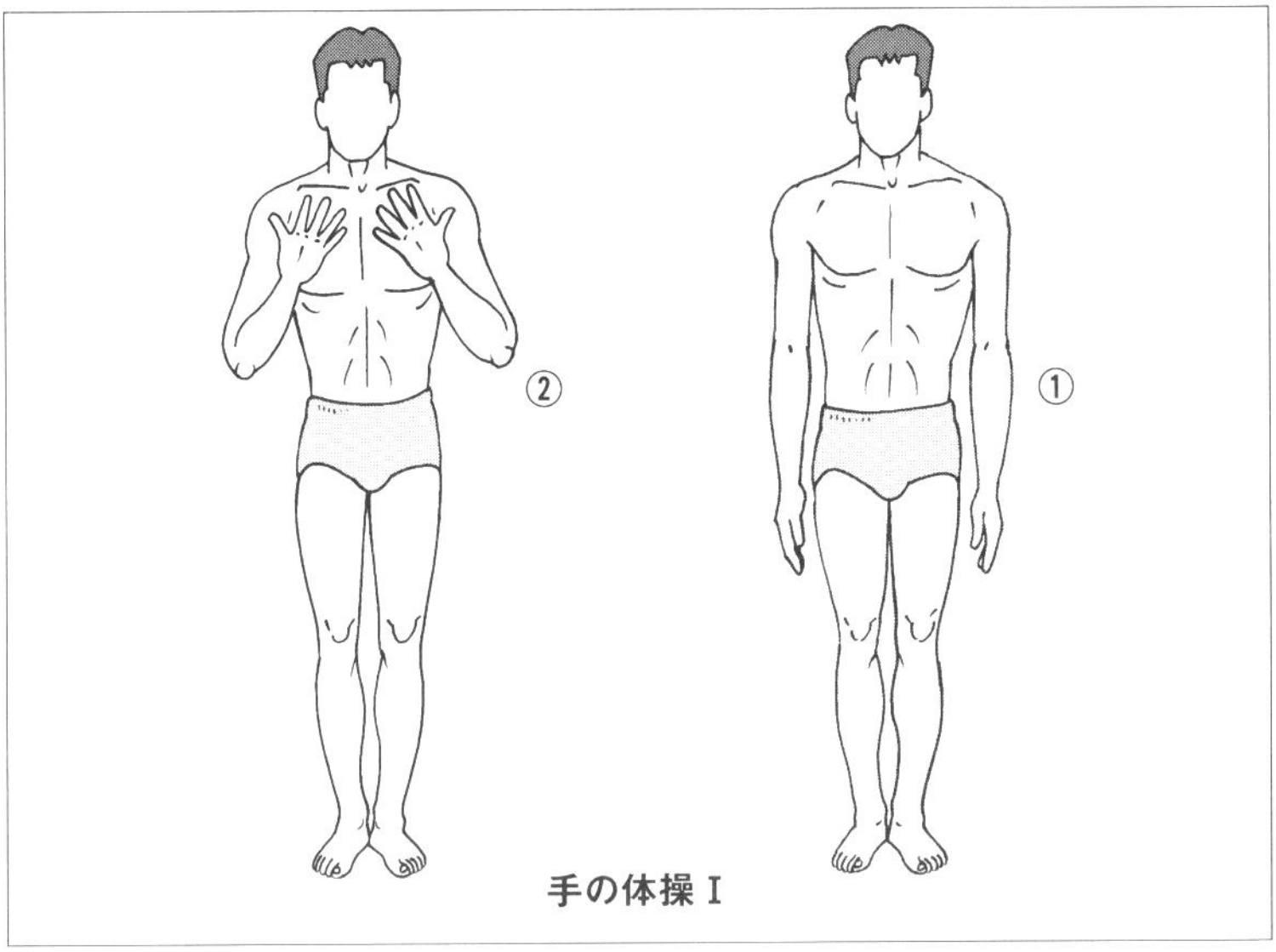

手の体操Ⅰ

11　手の体操Ⅰ

【やり方】

(イ)　ツマサキを六〇度に開いて直立する（①図）。ヒジを曲げて、両手を前から上げ、テノヒラを胸の上部にあてる。指と指のあいだは、じゅうぶんに開いておく（②図）。

(ロ)　開いた指を閉じ、テノヒラを上向きにし、両手をくっつけて、前に伸ばし、肩と同じ高さにさし出す（③図）。

(ハ)　力をこめて、両方のウデを左右から近寄せる。ヒジは曲げないで、ウデの内側をヒジのあたりまでくっつける（④図）。

(ニ)　ここで、くっついたままの両手を、ヒジを曲げて、鼻先まで引き寄せる。両テノヒラは、眼の前にならぶ（⑤図）。

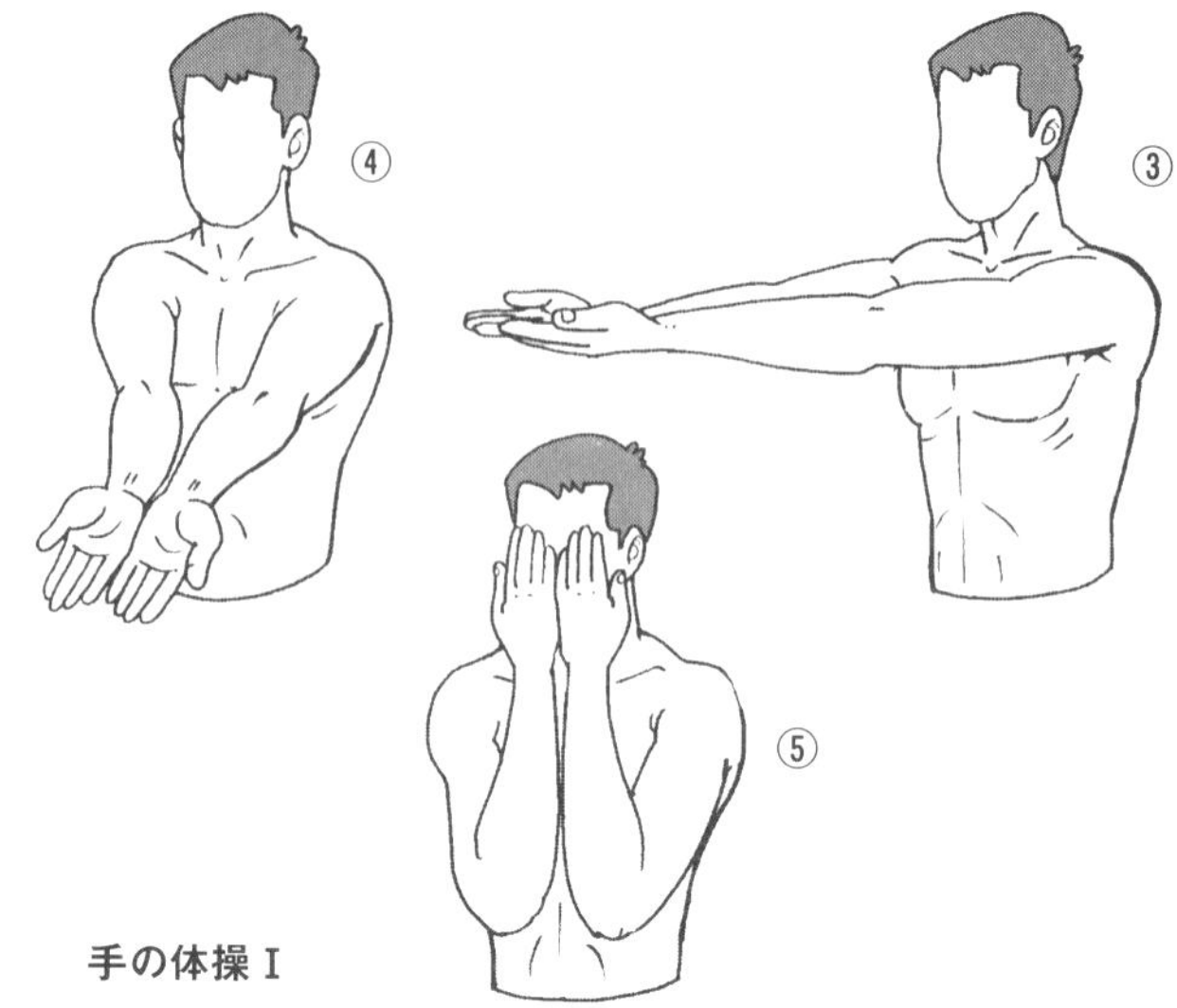

手の体操Ⅰ

(ホ) ここで、両手を合掌し、親指を鼻先につける（⑥図）。

(ヘ) ヒジを左右に開いてゆく。つづいて合掌したテノヒラをも開いて、両ウデが水平に中指の先だけくっついた形になる（⑦図）。

(ト) つづいて、指先をくっつけたままで、指を次第に下向きに折ってゆき、ついに手首までの甲を左右から合わせる（⑧図）。

(チ) ほかの指は、くっつけたままで、親指だけを離し、その先を胸につける。

(リ) 次に、手の甲を背中合わせにしたまま、手先を胸のほうへ向け、そして上方に回転させ、両ヒジをくっつけてテノヒラが外向きの合掌をつくる（⑨図）。

(ヌ) この合掌の手はできるだけ高く上げる。

(ル) いったん上げた合掌を胸の前まで下ろし

て手を回転し、テノヒラ内側の合掌型にもどす。

(ヲ)　つづいて、合掌の手のテノヒラを前向きに開き、指と指のあいだも思いきり離す(⑩図)。それから両手を再び内向きに回転して、開いたテノヒラを胸につけた元の体位にもどし、両手を体側に下ろす。

【呼吸法】

手の体操は、すべて複雑ですから、呼吸をいちいち規定することはわずらわしいことで

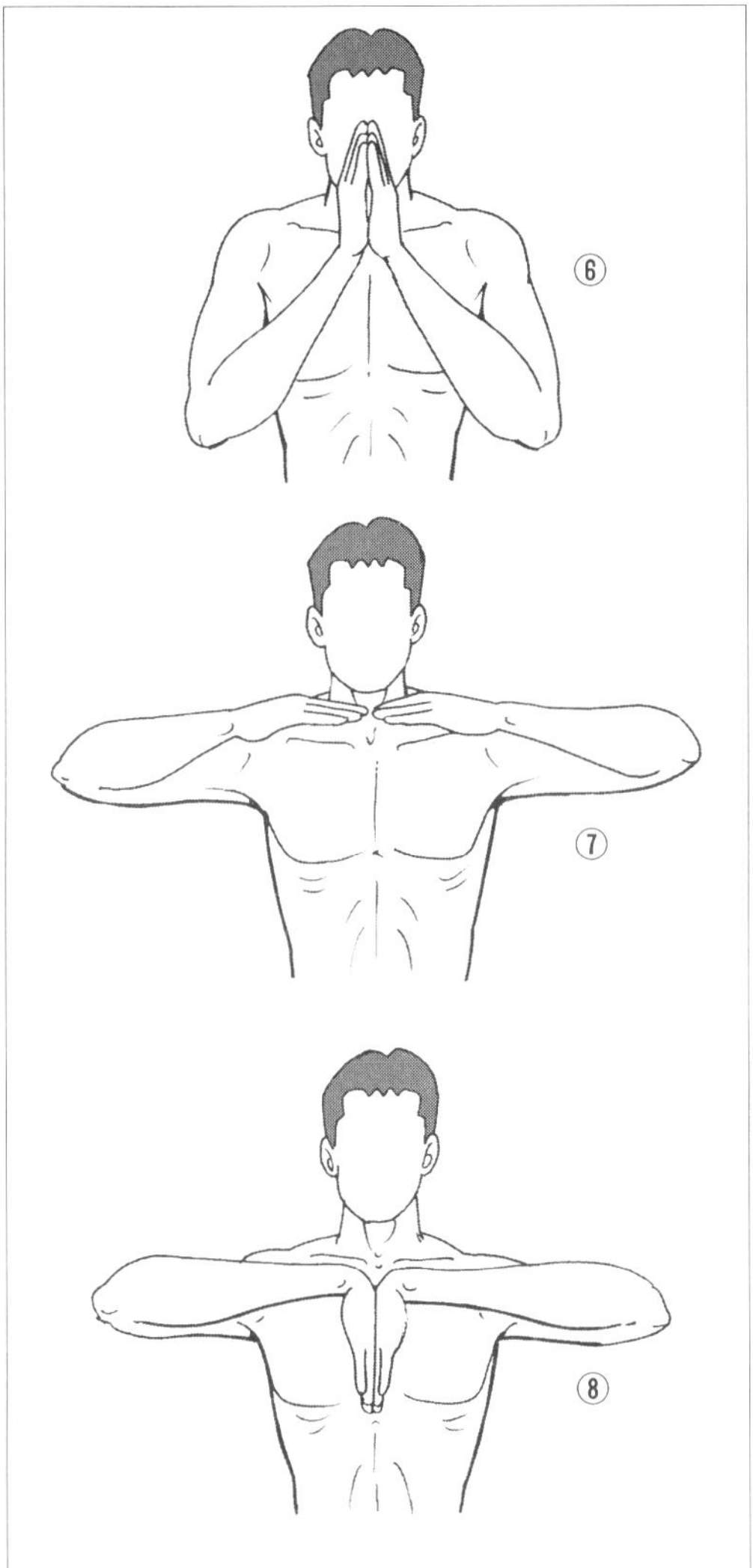

手の体操Ⅰ

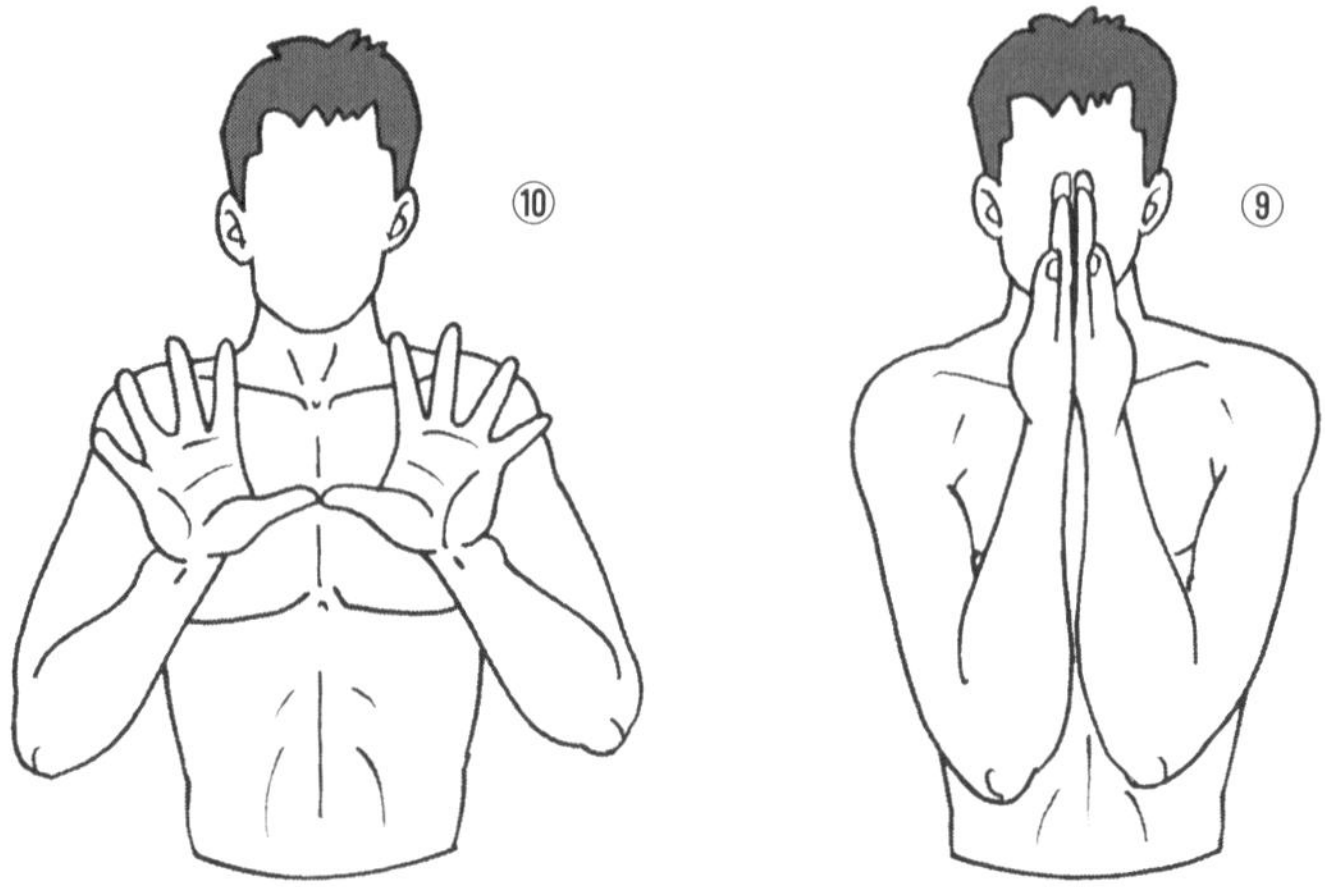

手の体操Ⅰ

す。要は動作も、呼吸も、ゆっくりと行ない、一つの動作中にいく度もイキを吐いたり、吸ったりはしないことに注意するぐらいで、自由に行なえばよいでしょう。

12　手の体操Ⅱ

【やり方】

(イ)　まず**11**の(イ)と同じ基本体位をとる(①図)。指を開いた手を胸の上部に当てる。

(ロ)　手の指を閉じながら、ウデを、ゆっくりと肩と水平に左右に伸ばす(②図)。この動作のあいだ、プラーナ(生命のエネルギー)が、ウデを伝わって手の先のほうへ流れてゆくと、心のなかで想像しながら、しだいに力をこめてゆく。

(ハ)　ウデが、じゅうぶんに伸びきり、指先ま

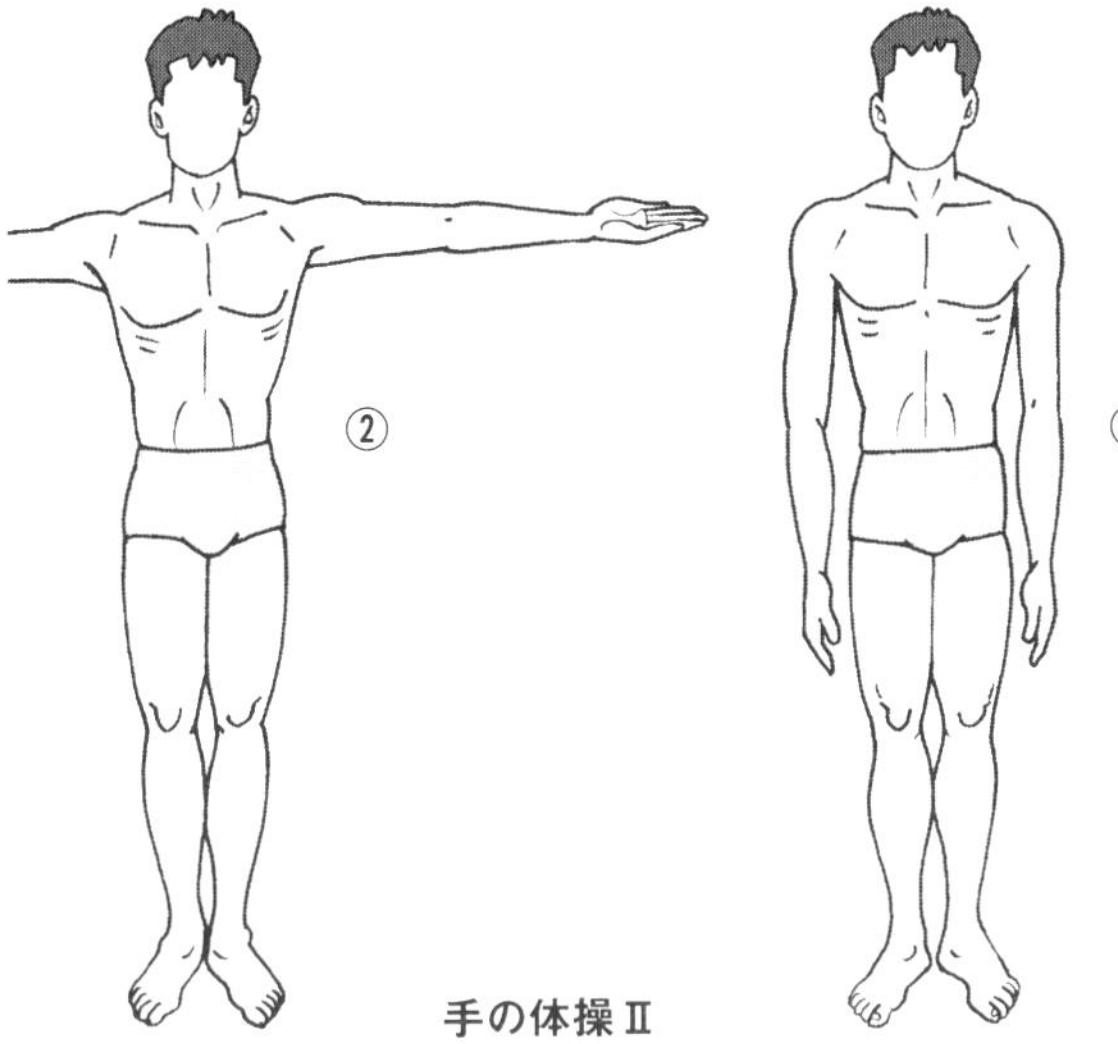

手の体操Ⅱ

で力がはいったところで、手を回転してテノヒラを下向きにする。

(ニ) 親指だけを離し、そのほかの指をそろえた手を、手首のところから下のほうへ、力をこめて直角に折り曲げる（③図）。

(ホ) 手の形はそのままで、ウデをヒジ関節で折り曲げて、ヒジをワキバラに引き寄せる。このとき、手の四本の指は外向き、親指だけは下向き（④図）。左右のケンコウ骨は強く引き寄せられ、手首は肩に近づき、ヒジはアバラ骨の下部に近づく。このとき肩を低く下ろすことが大切。鳥が羽をすぼめる形に似ている。

(ヘ) ウデを、じゅうぶんに引きつけてから、手を回転して、指先を肩にふれたあと、力を抜き、外向きのテノヒラの手を下ろし、

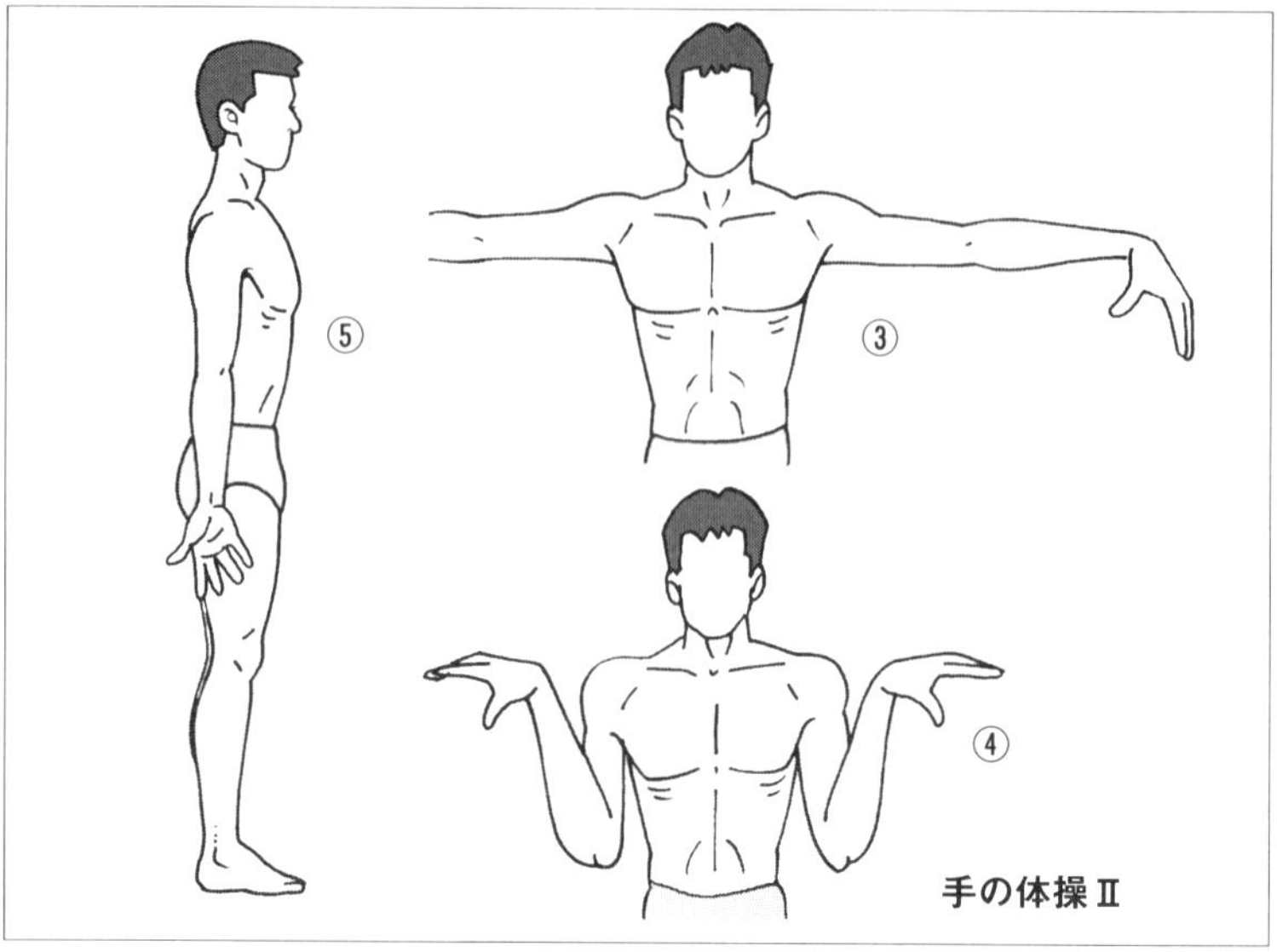

手の体操Ⅱ

もう一度指を開く（⑤図）。

(ト) 外向きに開いたテノヒラを内に返し、指をそろえて、基本体位にもどる。

【呼吸との関連】

基本体位から、手を左右に伸ばしてゆくあいだイキを吸います。

ウデを、じゅうぶんに伸ばしたとき、イキは胸いっぱいになります。それから、イキを止めたままで、手を回わして肩にふれるまでの動作を行ないます。肩に指をふれて力を抜いてから、ゆっくりとイキを吐きます。

13　手の体操Ⅲ

【やり方】

(イ) 体操12のように、基本体位から（①図）両手を肩と水平に伸ばす。

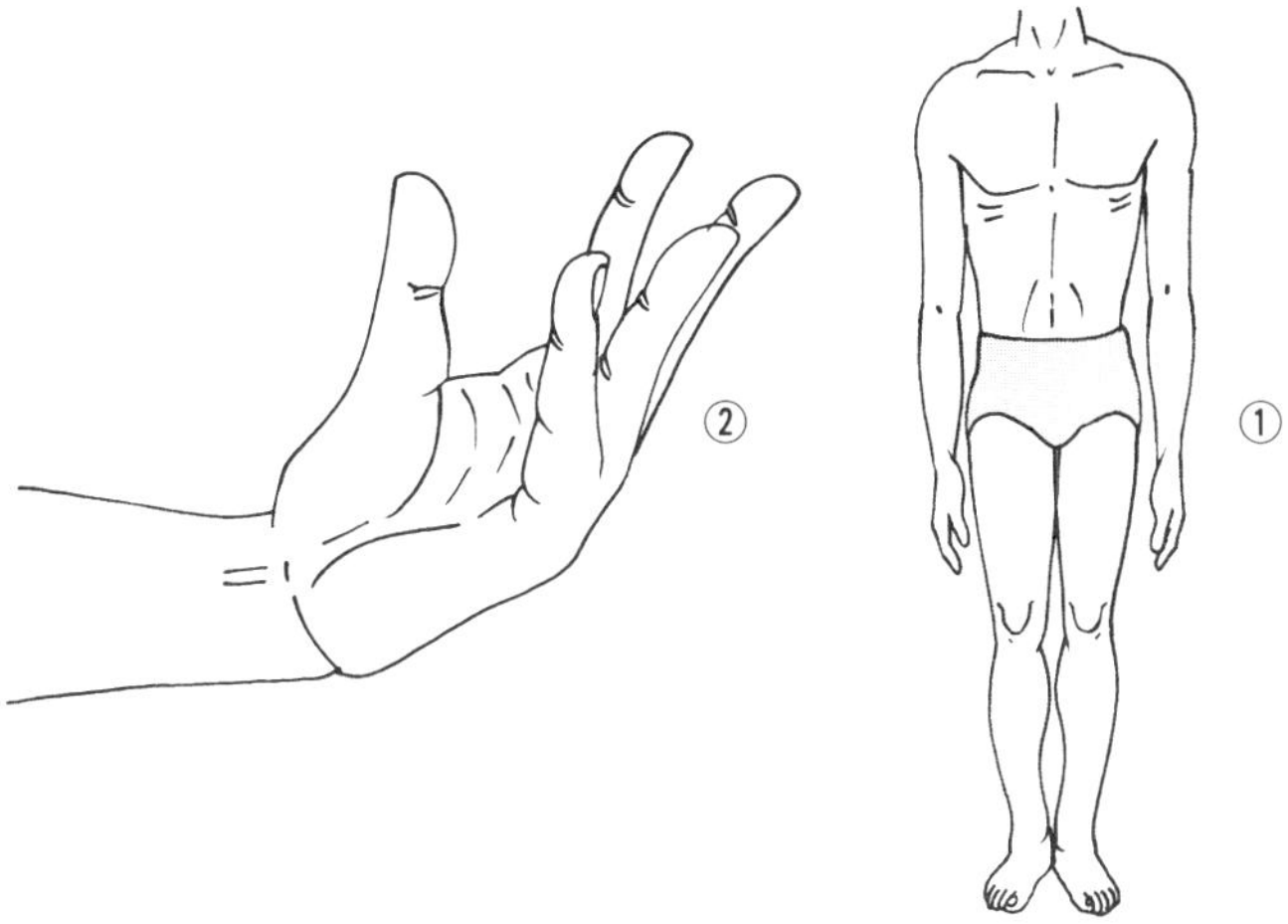

手の体操Ⅲ

(ロ) 伸ばしきったところで、上向きに開いた手の指に力を入れて曲げ、テノヒラをつぼめて、上向きに開いた花の形に似せる(②図)。

(ハ) 指に力をこめたままの手を、ヒジを曲げて、肩の上にもってくる。

(ニ) 手を肩に当てたままで(③図)、両ヒジを前に回わし、両ヒジが肩の幅に開いたところで止め、ヒジを上から後ろへ、そして後ろから前へと回わして、ヒジが肩の高さにきて一回転させる(④図)。この回転を三回繰り返す。

(ホ) 今度はヒジを下から後ろへ、後ろから上へそして前で肩の高さに達する動作を一回転とし、これを三回繰り返す。

(ヘ) 最後に手を静かに下ろす。

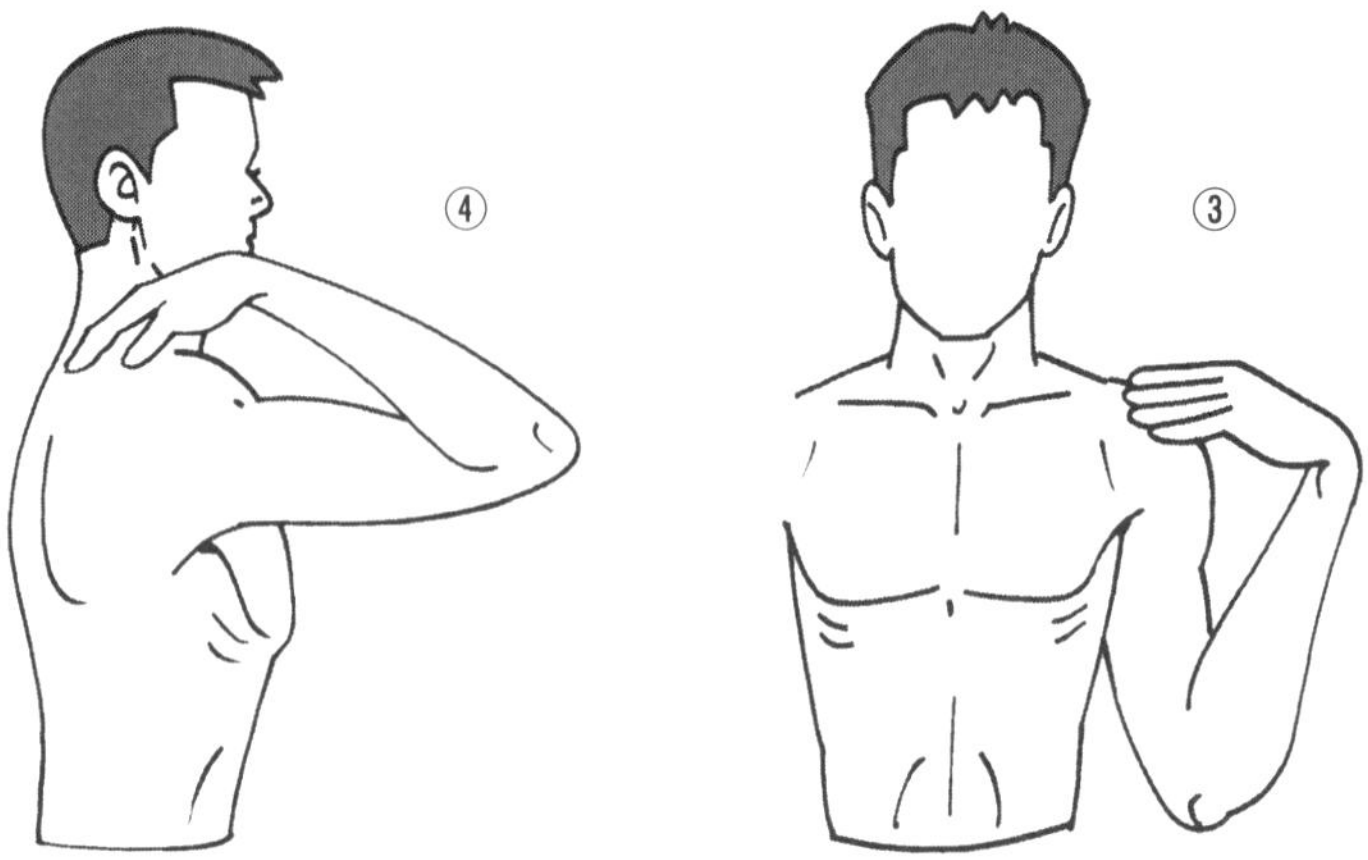

手の体操Ⅲ

【呼吸と力の配分】

手を伸ばしながらイキを吸います。伸ばし終わってイキを止め、手が肩につくまでイキを止め、力をこめています。手が肩にのると同時に力を抜き、イキを吐きます。

イキを吐き終わってから、再び吸いながらウデに力をこめて、その次の動作を始めます。三回のヒジの回転がすんでから力を抜き、イキを吐き出します。

それから、またイキを吸いながら前とは逆の回転を始め、三回の回転がすんでからイキを吐き出し、力を抜きます。

14 手の体操Ⅳ

【やり方】

(イ) 指を開いた手を胸の上部に当てた体位

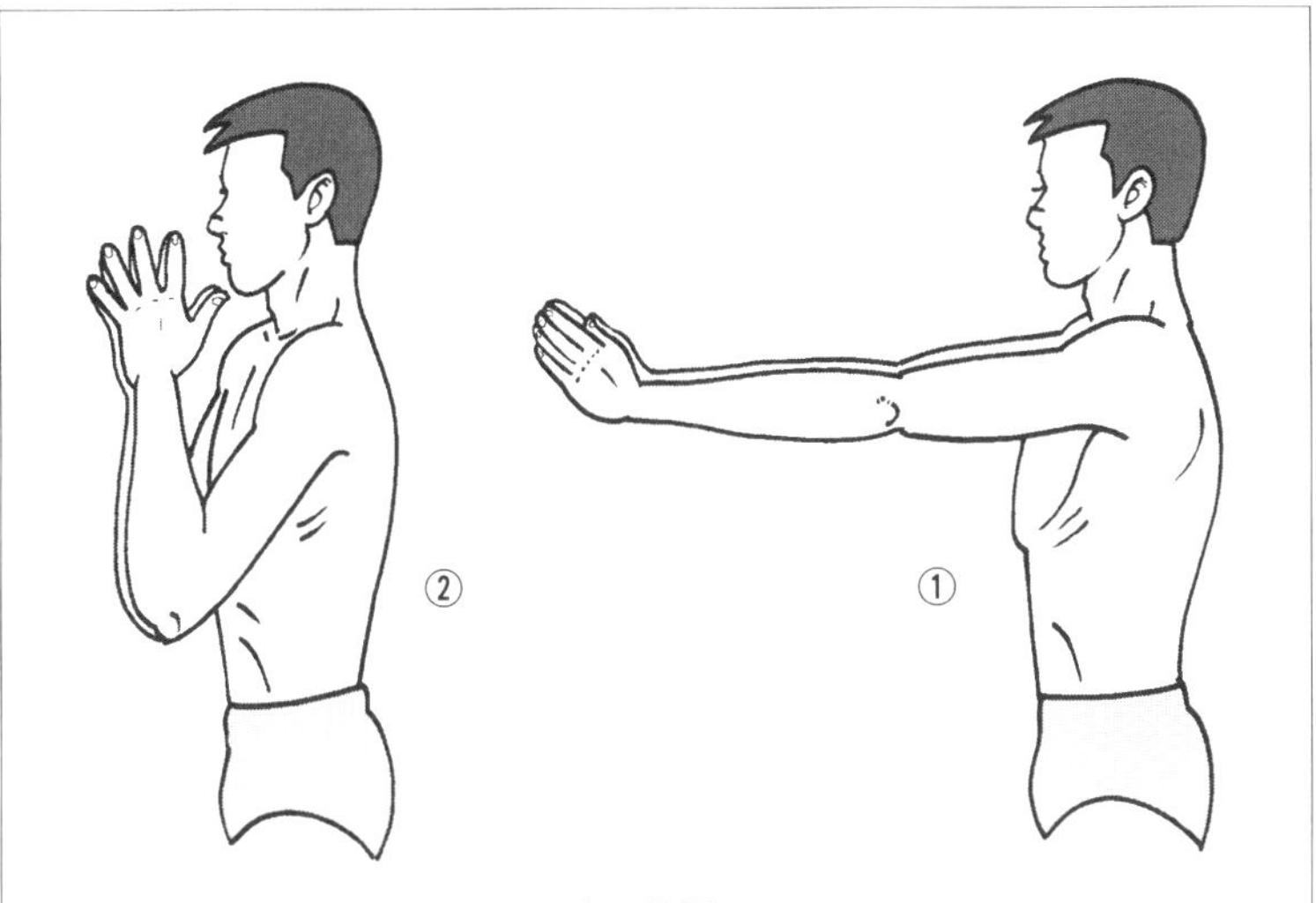

手の体操Ⅳ

（12の(イ)参照）から、手の指を閉じながら、両ウデを肩の高さにまっすぐに前へ伸ばし、そこで合掌する（①図）。

(ロ) 合掌した手を胸へ引き寄せ、合掌のままでちょっと指のあいだを開く（②図）。

(ハ) 再び五指を合わせ、その合掌の手を高く天に向けて上げ、両ウデを、その内側が耳につくほどまっすぐに伸ばす（③図）。

(ニ) 高く上げた合掌の手を下のほうから左右に開き、指先だけをくっつけたまま右へ、左へと、一度ずつ両ウデを押し傾ける（④図）。

(ホ) 両手の指を組み合わせる（⑤図）。

(ヘ) 顔を上向きにして、組み合わせた手をしっかりと見すえながら、頭上で組み合わせたテノヒラを一回転させて上向きにする。

(ト) ヒジを開いて、組み合わせたままの手を

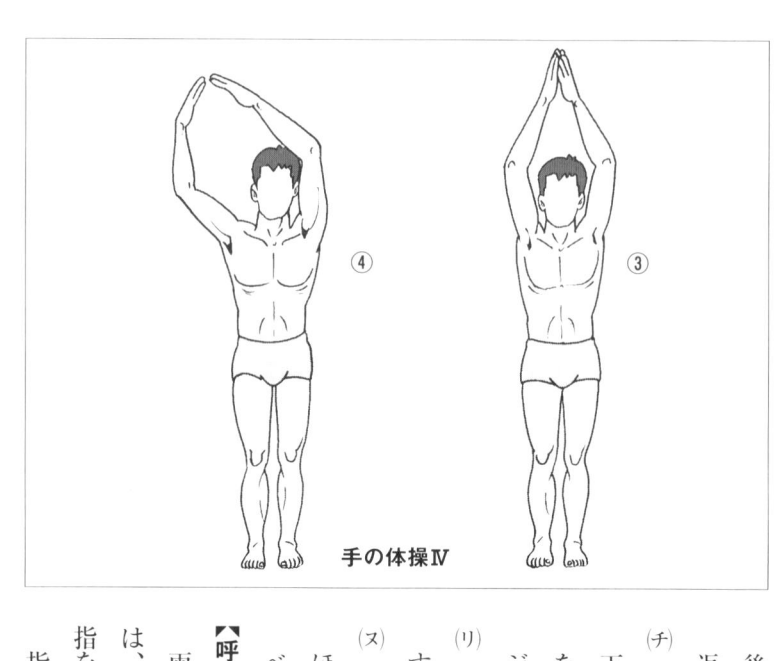

手の体操Ⅳ

後頭部へと下ろしてゆき、テノヒラを半分返して、組んだ手をウナジに当てる（⑥図）。

(チ)　両ヒジを、ゆっくり前に回して、アゴの下でクビをはさむかっこうになる。両ヒジをアゴの下で合わせてから、ゆっくりとヒジを、じゅうぶんに開く（⑦図）。

(リ)　このヒジを閉じて開く動作を三回繰り返す。

(ヌ)　ヒジの開閉がすんだら、両手の指組みをほどき、テノヒラを肩から胸へと静かにすべらせて、元の体位にもどる。

【呼吸配置】

両ウデを前に伸ばして合掌する（イ）までは、イキを吸い、合掌した手を胸に引き寄せ、指を開く所作（ロ）までは、イキを吐きます。指を閉じて合掌の手を上げるとき（ハ）、イ

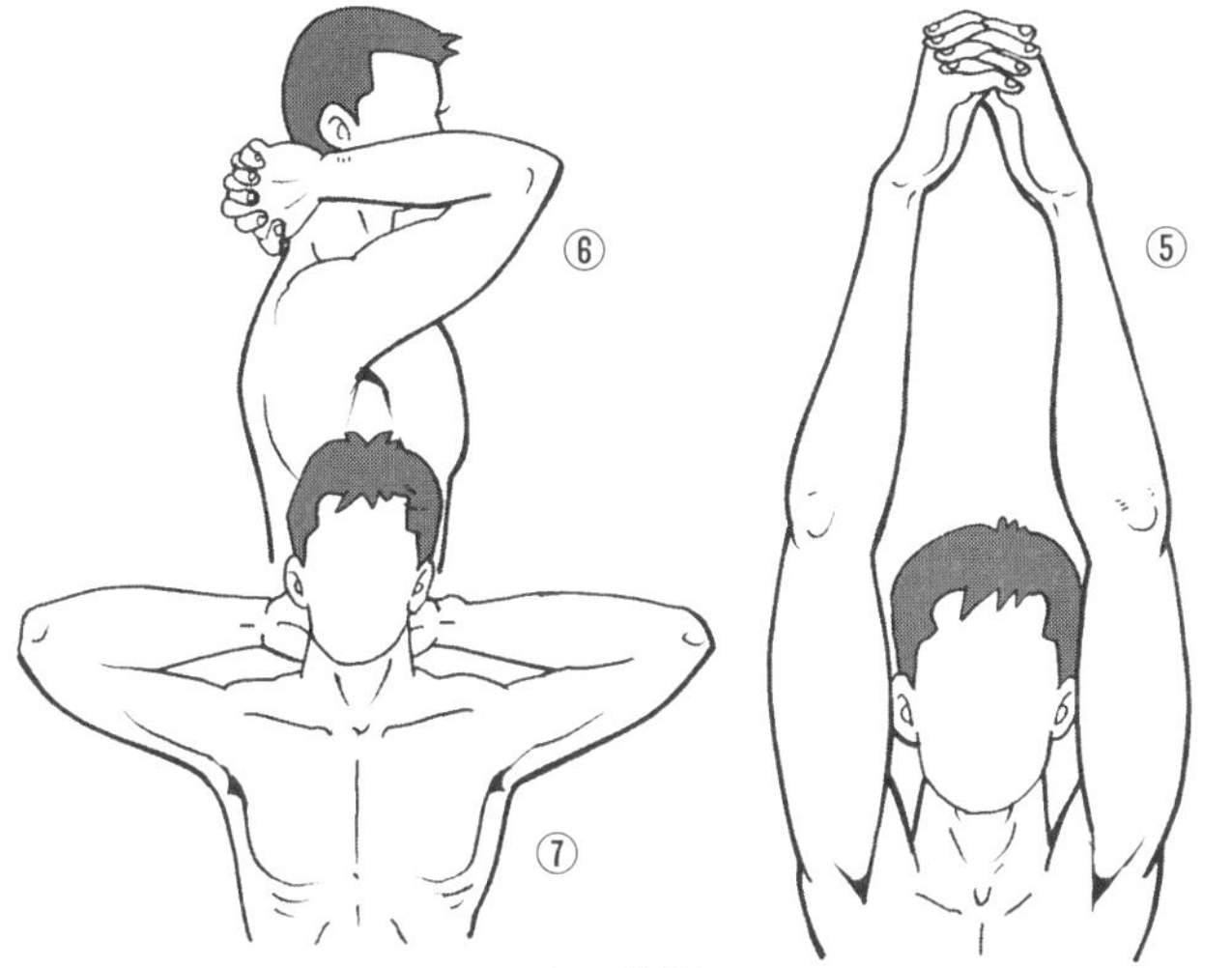

手の体操Ⅳ

キを吸い、そこでイキを止めて、組み合わせた手をウナジに当てるまでは(ニ)〜(ト)、吸ったイキを止めておきます。

それからイキをゆっくり、しかし、じゅうぶんに出しながらヒジを前へ回わします(チ)。

両ヒジをアゴの下で合わせてから、それを開いてゆくときに(チ)、ゆっくりと、じゅうぶんにイキを吸います。

ヒジの開閉に応じてイキの出し入れが、じゅうぶんに行なわれることによって胸かくの筋肉が発達するのです。

【注意】

ウナジで組んだ手の親指は、いつも離れないようにします。

C　体位体操

ヨーガ体操の中心は、何といっても、体位体操（アーサナ）であるといえます。前に述べましたように、このクラスの体操の特色は、一連の運動によって、最後にできた体位（姿勢、体形）を、一定の時間、そのままに保つところにあります。この点を無視すると、通常の体操以上の効果は望めません。

体位体操の種類は、昔から八〇以上といわれ、今日では数百にのぼりますが、本書では、そのなかの重要で、しかもやりやすいものを選んで紹介いたします。わたしは、ここに選んだ体位体操の一つ一つについて、その健康に及ぼす効果を書きそえましたが、これによっていみじき誤解が生まれはしないかを恐れるのです。それは、一つ一つの体操を、特定の病気に対する対症療法であるかのように考えてしまうことです。今日の対症療法的医療を見慣れた人がそう考えるのは無理もないことですが、これは根本的な考えちがいなのです。

人間のカラダは、地上で最高の精妙な有機体であり、肉体と精神とが複雑微妙にからみ合い、浸透し合った全一的、全機的な存在なのです。部分と全体とは不可分に結びついているのです。カラダの一部分につけた傷害が、全身に肉体的、精神的な影響を及ぼすことは誰でも知っていることでしょう。

それと同じように、全身的なひずみが、部

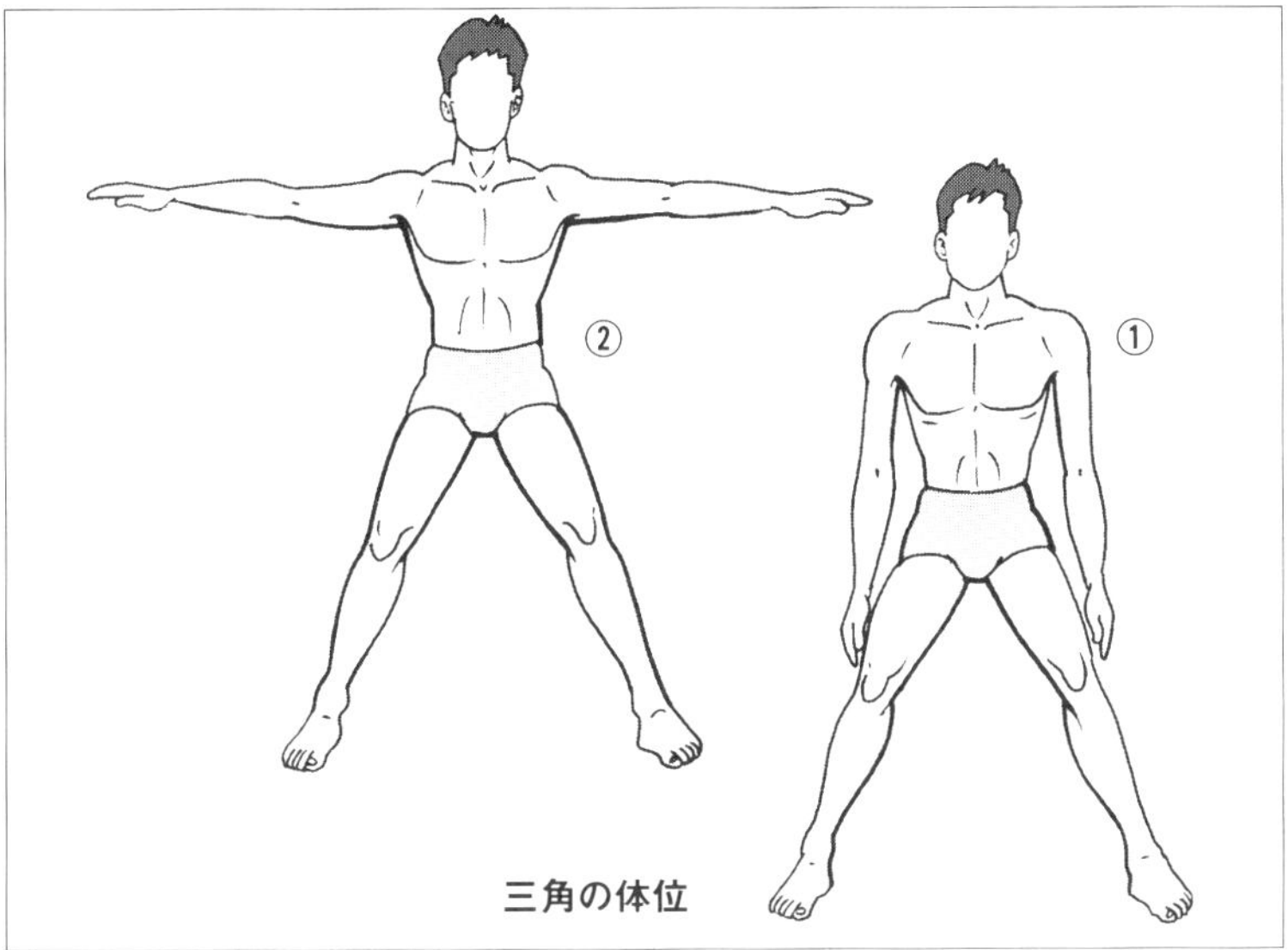

三角の体位

分的な疾患として現われることを知らなければなりません。胃がわるいからといって、胃だけを治療しようとするのは馬鹿げたことなのです。いくら患部だけをいじくってみても効果はありません。

ですからヨーガ体操を、対症療法的に使おうとするのは邪道であるということです。ヨーガ体操の真の効果は、いくつかの体操の組み合わせによって初めて発揮されるのです。ヨーガ体操の組み合わせ方については、あとで章をあらためて述べてあります（２３５頁参照）。

1　三角の体位

【やり方】

(1)　両脚をかなりひろく開いて立つ。ツマサ

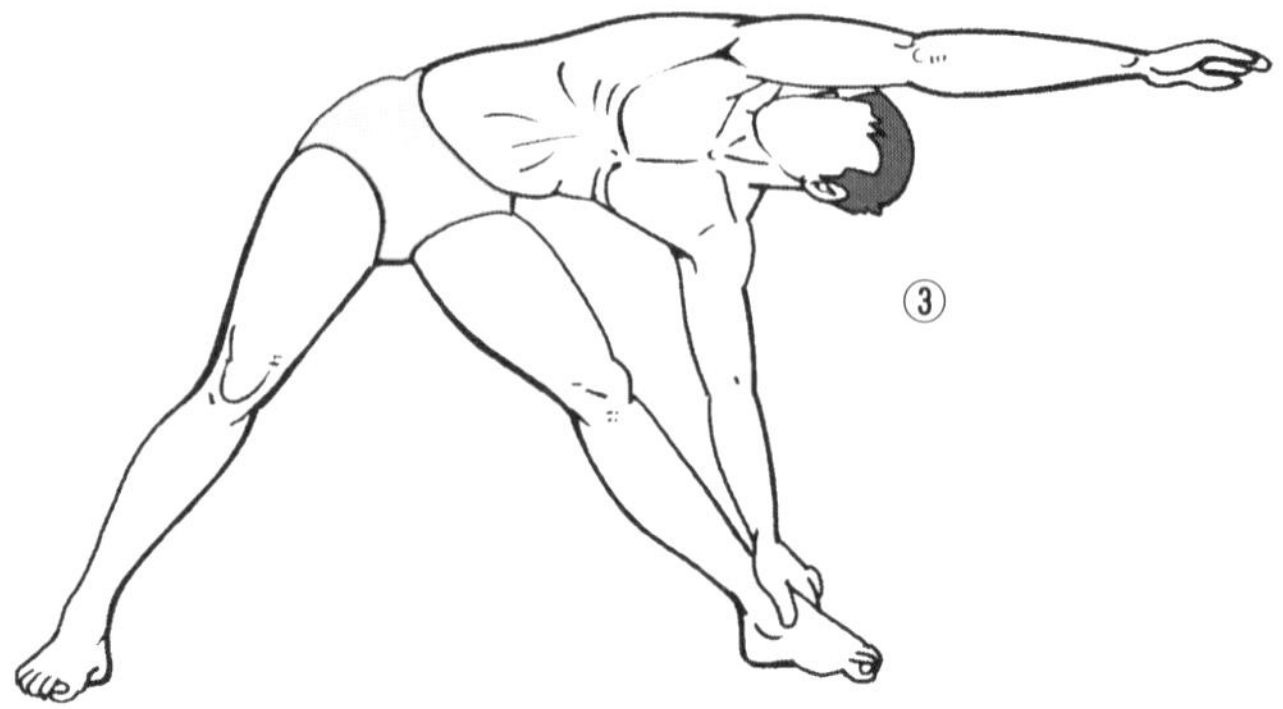

三角の体位

キは、できるだけ外側に向ける（①図）。

(2) イキを吸いながら、両ウデを肩と水平に横に伸ばす。テノヒラは下向き（②図）。

(3) ヒザは曲げないで、イキを吐きながら、上体をゆっくりと左へ倒してゆき、左手で左脚の下のほうにふれる。できれば、左足のツマサキに左手の指をふれる。

(4) 上体を左へ傾けると同時に、右ウデはテノヒラを上向きに反転し、大きく円をえがいて頭をこえて、床に平行に伸ばす。上ウデが耳にふれる。顔は上向き（③図）。

(5) 左手が左足にふれたところでイキを吸い、軽い呼吸をしながら、この体位を五〜三〇秒間保つ。

(6) イキを吸いながら(1)の体位にもどる。

(7) 右左交互に二回繰り返す。

【ききめ】
(1) 背痛をやわらげます。
(2) 胸かくをひろげます。
(3) 腸のぜん動を増進し、便秘を治します。
(4) 月経時の苦痛を軽くします。
(5) 骨の損傷によって短かくなっている脚を長くします。

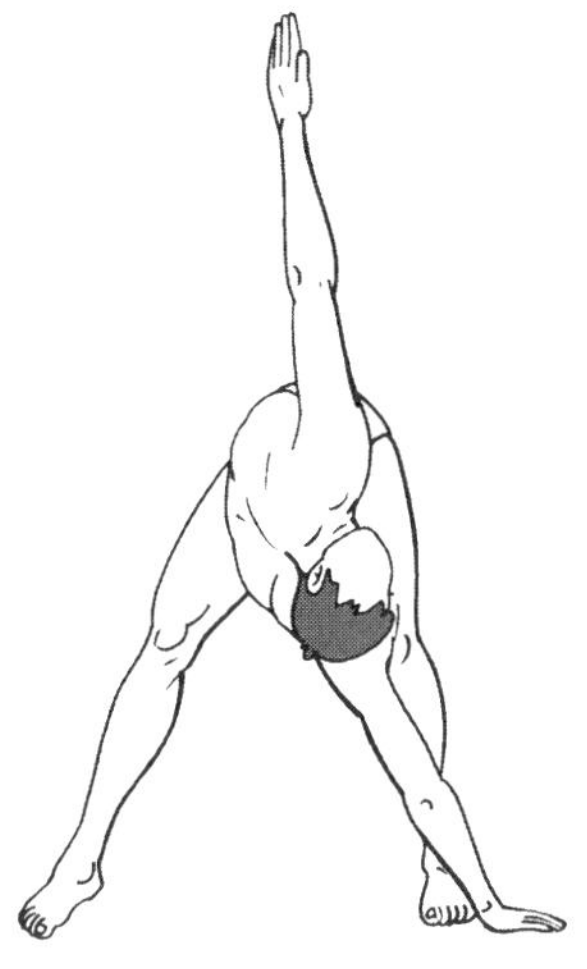

三角の体位の変化型

三角の体位の変化型

【やり方】
(1)〜(2) は前に同じ。
(3) 上体を左へねじ回す。
(4) イキを吐きながら、ゆっくり上体を左へ倒してゆき、ついに、右手で左足にふれる。左手は床と直角に立ち、左ウデと一直線になる。顔を上向きにして上方の手をながめる。
(5) この体位を五秒ぐらい保ってから、ゆっくりと元の体位にもどる。
(6) 右左交互に二回。

【ききめ】
大体前と同じです。

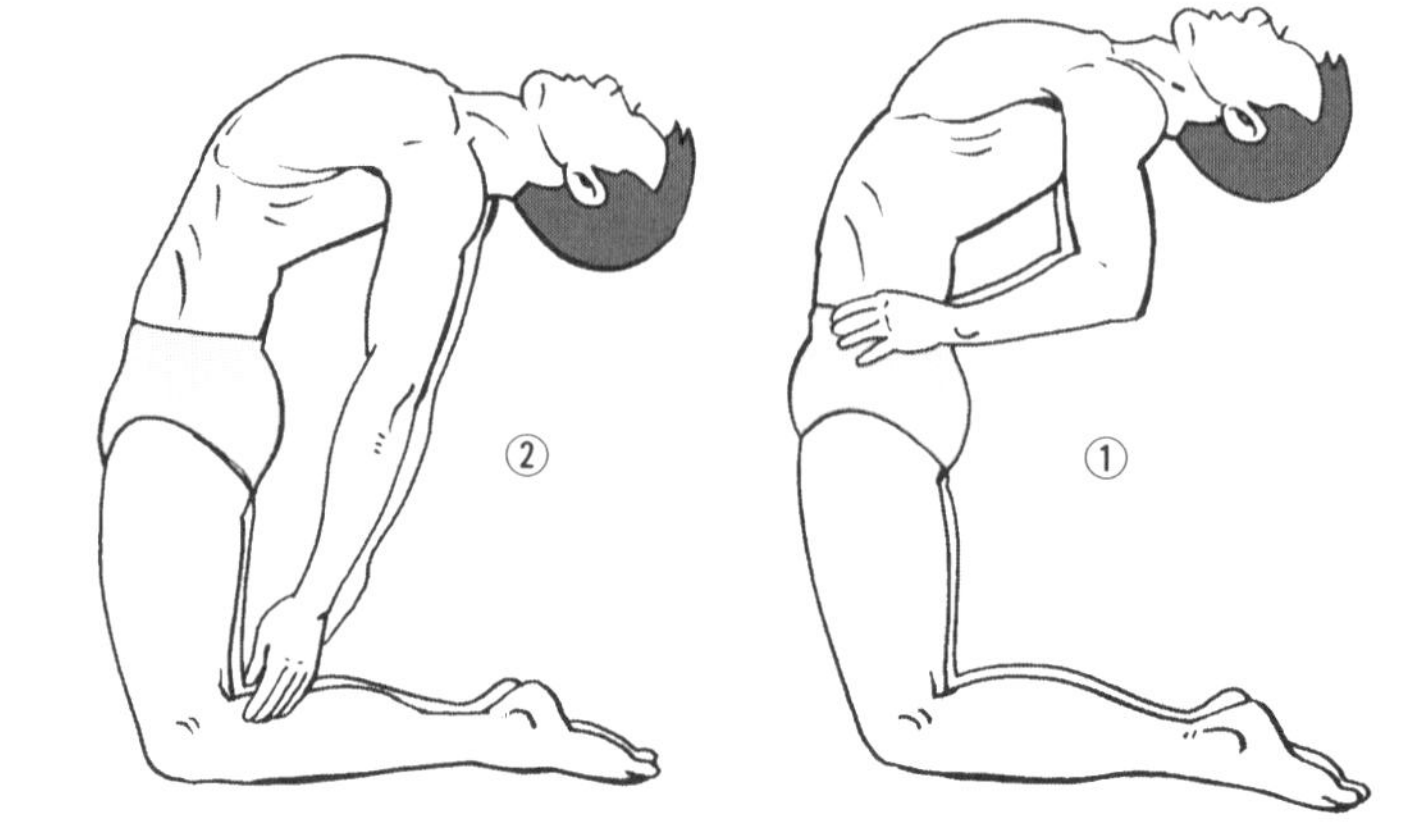

らくだの体位

2　らくだの体位

【やり方】

(1)　床にヒザをつき、上体はまっすぐに立つ。左右のヒザから足までくっつけておく。ツマサキは後ろ向きに床につく。

(2)　両手を腰にあてる。イキを吸いながら上体を徐々に後ろに曲げ、骨盤を前へ張り出してゆく（①図）。

(3)　それと同時に頭を、だんだん後ろへおとしてゆく。

(4)　両手を腰から離して、静かにカカトのほうへ垂れてゆき(②図)、片手ずつ足にふれ、最後にテノヒラを足のうらに当てたところでイキを吐く。

(5)　シリをすぼめて、太モモと骨盤をいちだ

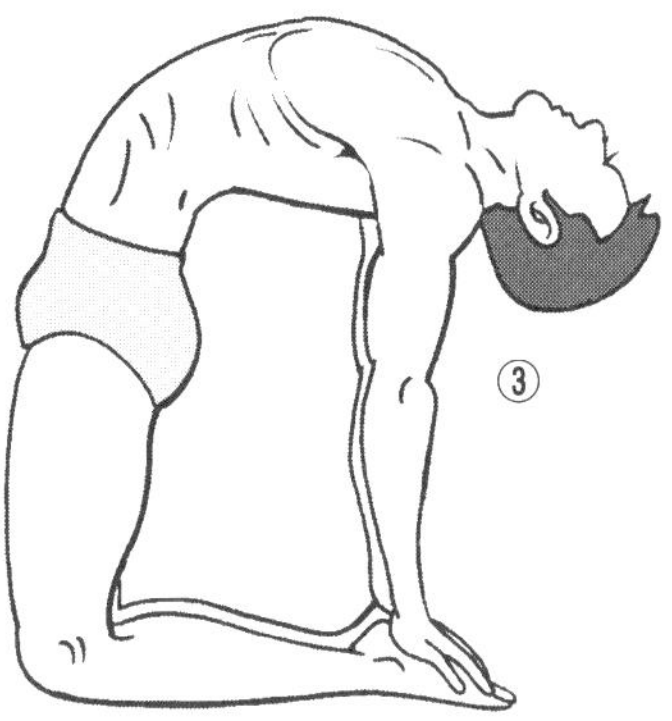

らくだの体位

んと前へ張り出す（③図）。

(6) この最後の体位をできるだけ長いあいだ（五～一〇秒間）保つ。このあいだ普通の呼吸をする。

(7) 片手ずつ足からはずしてシリに当て、腰を下ろしてリラックスする。

(8) 二回この体操を繰り返す。

【ききめ】

(1) 背骨をしなやかにし、強くします。

(2) 前かがみの姿勢を直します。

(3) エネルギーが増大します。

【注意】

(1) 後ろへ反るとき過度の努力をせず、痛みのない範囲にとどめること。

(2) ならい初めは、両手は足にとどかなくて、中ぶらりんになるだけかも知れませんが、それでよいのです。

(3) この体操は老人でも危険なくやれます。

3　ねじりの体位

【やり方】

(1) 床上に両脚を伸ばしてすわる。

(2) 右脚をヒザのところで折り曲げ、右足の

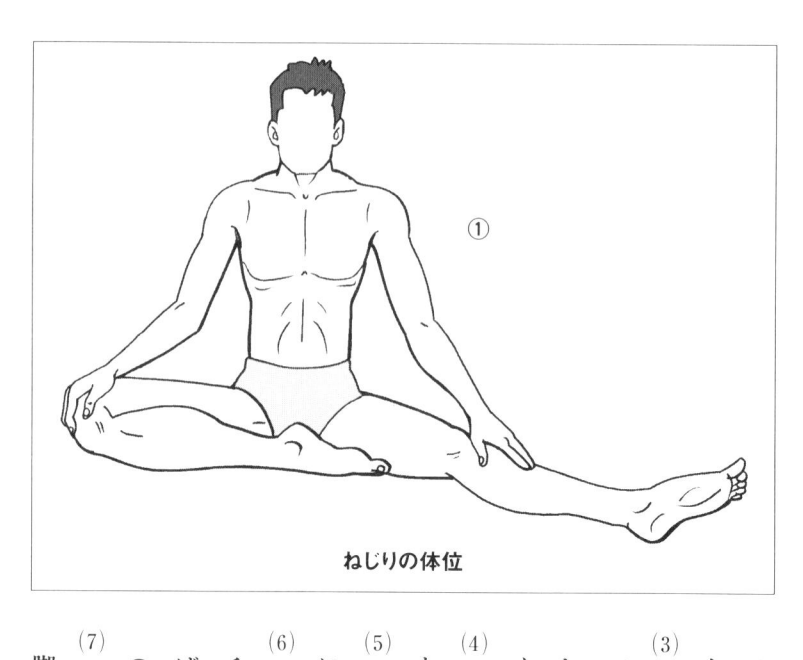

ねじりの体位

カカトを会陰（えいん）のあたりにあてる。右脚は床についている（①図）。

(3) 左脚をヒザのところで折って、ヒザを立てその左足を手で持ち上げて、右ヒザを越して右の太モモの外側におく。足はなるべく手前に近くおくのがよい（②図）。

(4) 左手を床に立てたままで、右ウデの上部を左脚のヒザと胸のあいだに入れる。

(5) 上体を左方へねじ回して右肩を左のヒザにあてる（③図）。

(6) 右ウデを伸ばして、右手の指を左足のツチフマズにかける。そこまでとどかなければ、左足のヒザガシラに右側からかける（④図）。

(7) それから、しっかりと右ウデでもち、左脚に身を寄せかけて、上体を左へねじる。

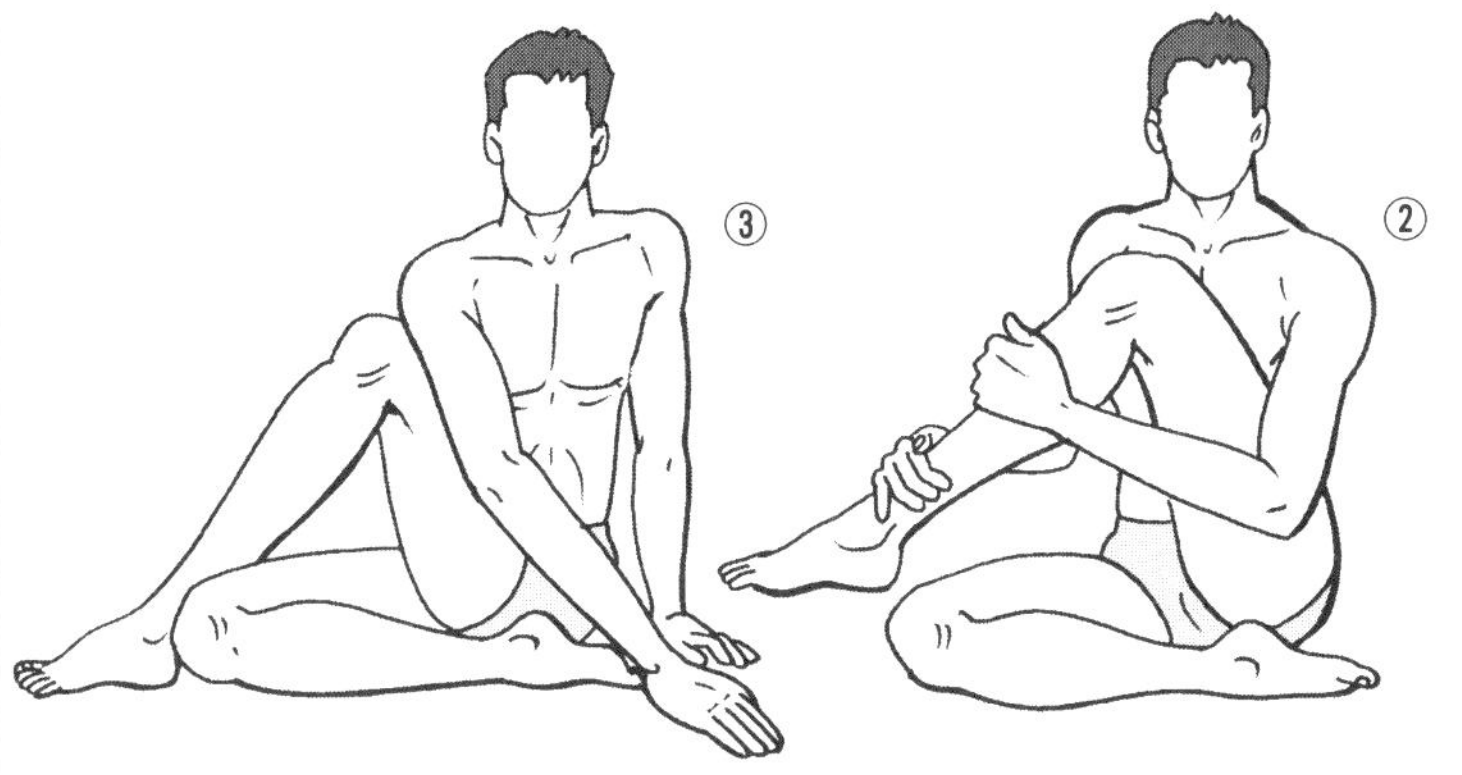

ねじりの体位

(8) それと同時に、左ウデを背中へ回し、手の甲を背中にあてて、右下のほうへすべらせてゆく。

(9) 上体のねじりに合わせて、顔をできるだけ左に回す(⑤図)。

(10) (9)の体位が完成したら、普通の呼吸を行ない、一〇~三〇秒間この体位を保つ。ただし、一分を越えてはならない。

(11) ゆっくりと出発点の体位にもどり、反対側のほうへの体操を行なう。

(12) 左右交互に一回。ただし、繰り返してもさしつかえない。

【ききめ】

(1) 胴を細くします。

(2) マタ関節をしなやかにします。

(3) 腹部の器官をマッサージして、消化不良、

ねじりの体位

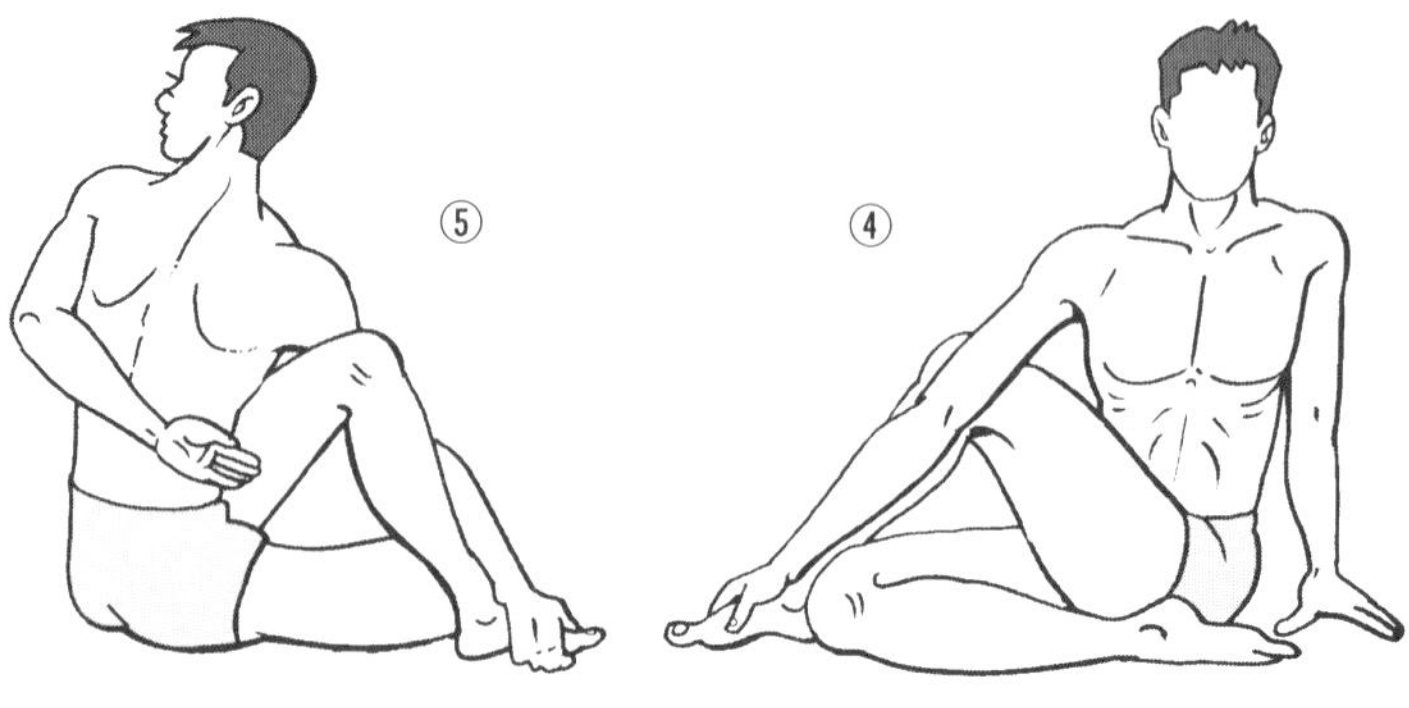

便秘、肝臓肥大、などによい結果をもたらします。

(4) 背骨をゆるめ、したがって、神経組織を休めます。

(5) 筋肉を強くし、姿体をよくします。

【注意】

(1) 上体をできるだけまっすぐに立てること。

(2) ウデをヒザをこえて伸ばすとき、そのウデを曲げないこと。

(3) 初めのうちは、この体位はむずかしく思われますが、一度型をおぼえたら面白くなる。

(4) ヒジにあまり無理をかけないこと。

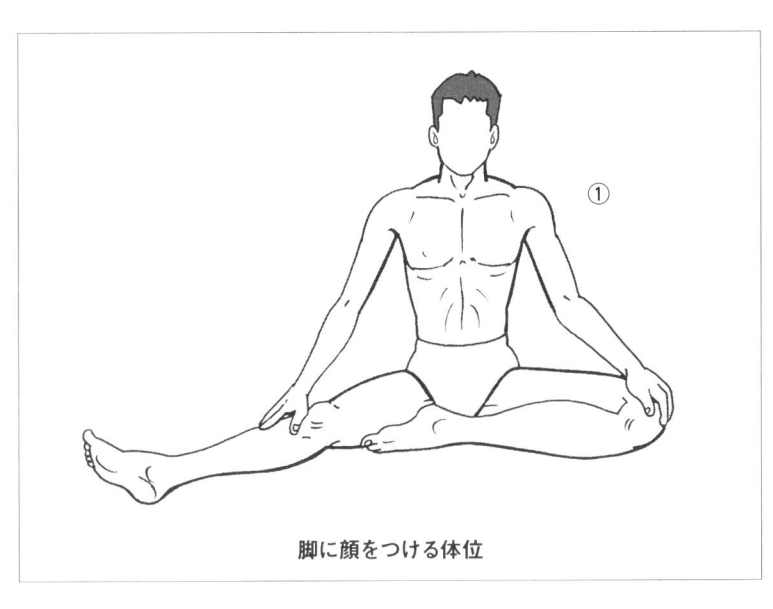

脚に顔をつける体位

4　脚に顔をつける体位

【やり方】

（1）背骨をまっすぐに立て、両脚を床の上に開いてすわる。

（2）左脚をヒザのところで曲げて、左足のうらを右の太モモの内側につける。右脚はできるだけ右方に開いて、まっすぐに床の上に伸ばしておく（①図）。

（3）両ウデを伸ばして、両手で右脚をかかえ（②図）、静かにイキを吐きながら、ゆっくりと両手を右脚にそってすべらせてゆき、手のとどくところまでウデを伸ばす。できれば、右足を両手でつかむ（つかむところは右足の親指、ツチフマズ、カカトのどこでもよい）。

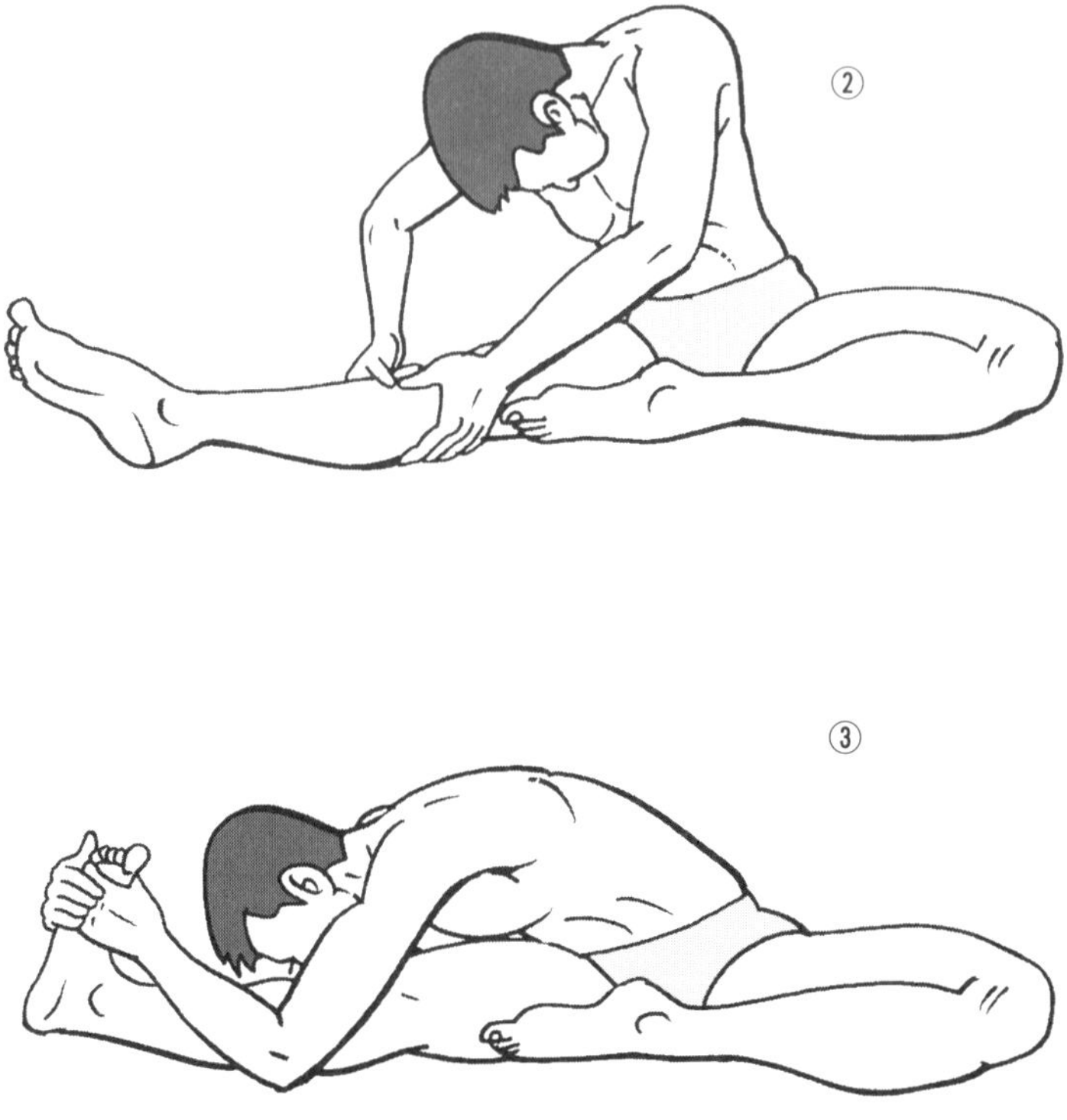

脚に顔をつける体位

それと同時に上体を右脚の上へかたむけてゆき、最後に、上体と顔をぴったりと脚の上に伏せる（上体を弓状にして頭だけを脚につけるのではない）（③図）。

(4) ウデは初めは外方へ曲がっているが、手が脚にそって前に進むにつれて下方へ曲がり、最後にはヒジが床につく。

(5) 無理をしないで、できる限度で上体を脚の上にかたむけた体位を五〜三〇秒間保つ。そのあいだ呼吸は普通。

(6) 再び、きわめてゆっくりと上体を起こし、脚をかえて行なう。左右交代で三回ずつ。

【ききめ】

(1) 腹部と脚を強くします。

(2) 脚と腰と背中のしこりを軽くします。

(3) 腹部のすべての器官をマッサージして、その機能をよくしますので、消化不良、慢性便秘、痔（じ）、前立腺の病気が治ります。

(4) 肝臓、脾臓、腎臓が強くなります。

(5) 膵臓を刺激して、インシュリンの分泌を高めるので、糖尿病が治ります。

【注意】

この体操は、静かにゆっくりと行なうべきで、急激に荒っぽくやったり、はずみをつけたり、他人に背中を押してもらったりしてはいけません。

5　背中を伸ばす体位

【やり方】

(1) すわって、両脚をそろえてじゅうぶんに伸ばす。ウデは垂れたまま（①図）。

(2) 上体を前にかがめ、人差し指を曲げて、

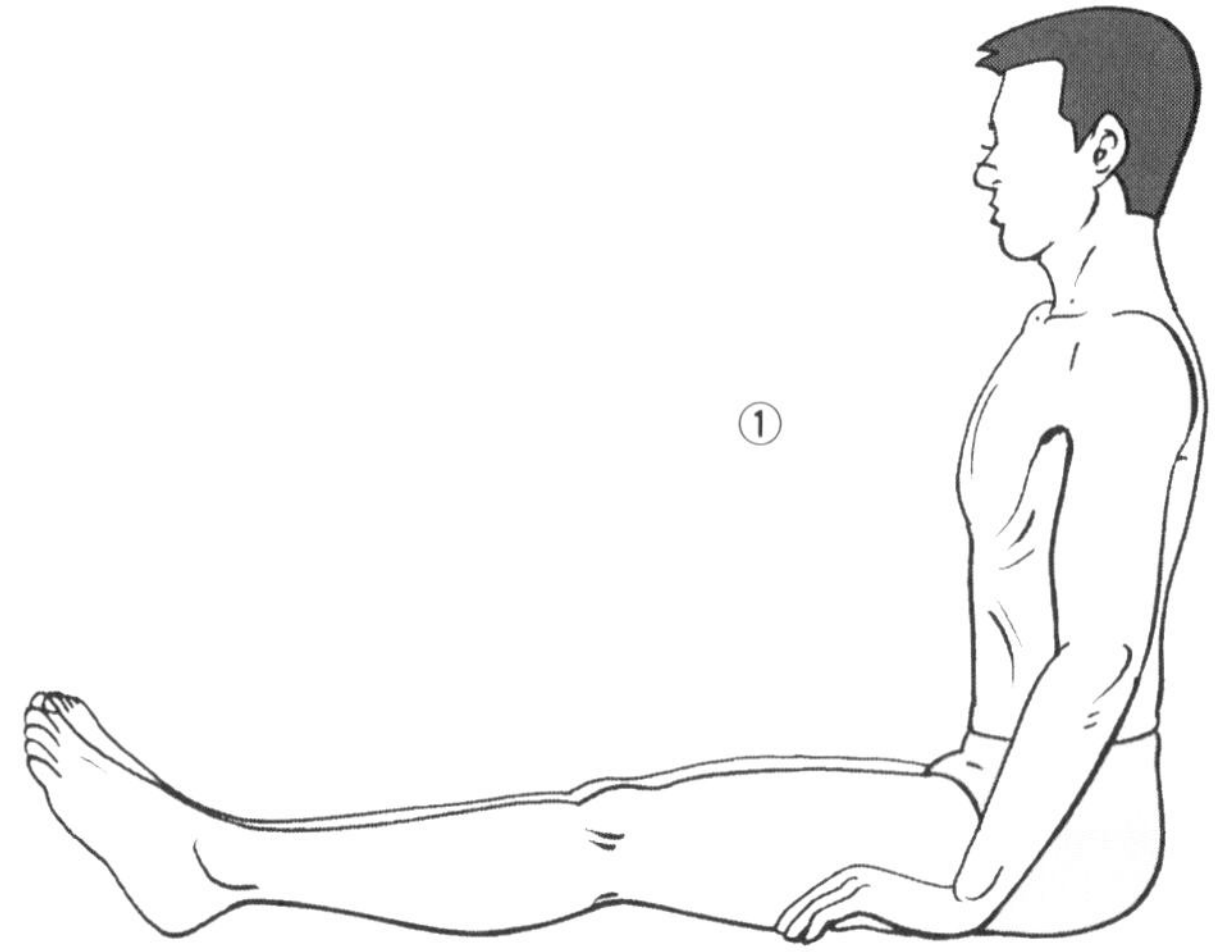

背中を伸ばす体位

それぞれの側の足の親指に引っかける（人差し指が足にとどかない人は、せめて足首に近いところを両手でつかむ）

(3)　引っかけた人差し指で、足の親指を手前へ引き寄せ、背中をできるだけ反らせながらイキを吸う（②図）。

(4)　静かにイキを吐きながら、上体を脚の上に伏せてゆく（③図）。しまいに顔が脚につくてカラダは二つ折りになる。

(5)　ウデはヒジのところで曲げ、できればヒジを床につける。

(6)　深い静かな呼吸をしながら、この最後の体位を保つ。その時間を初めは一五秒にとどめ日を追って、徐々に長くしてゆき、最後に一分に達するようにする。

(7)　ゆっくりと初めの体位にもどる。三回繰

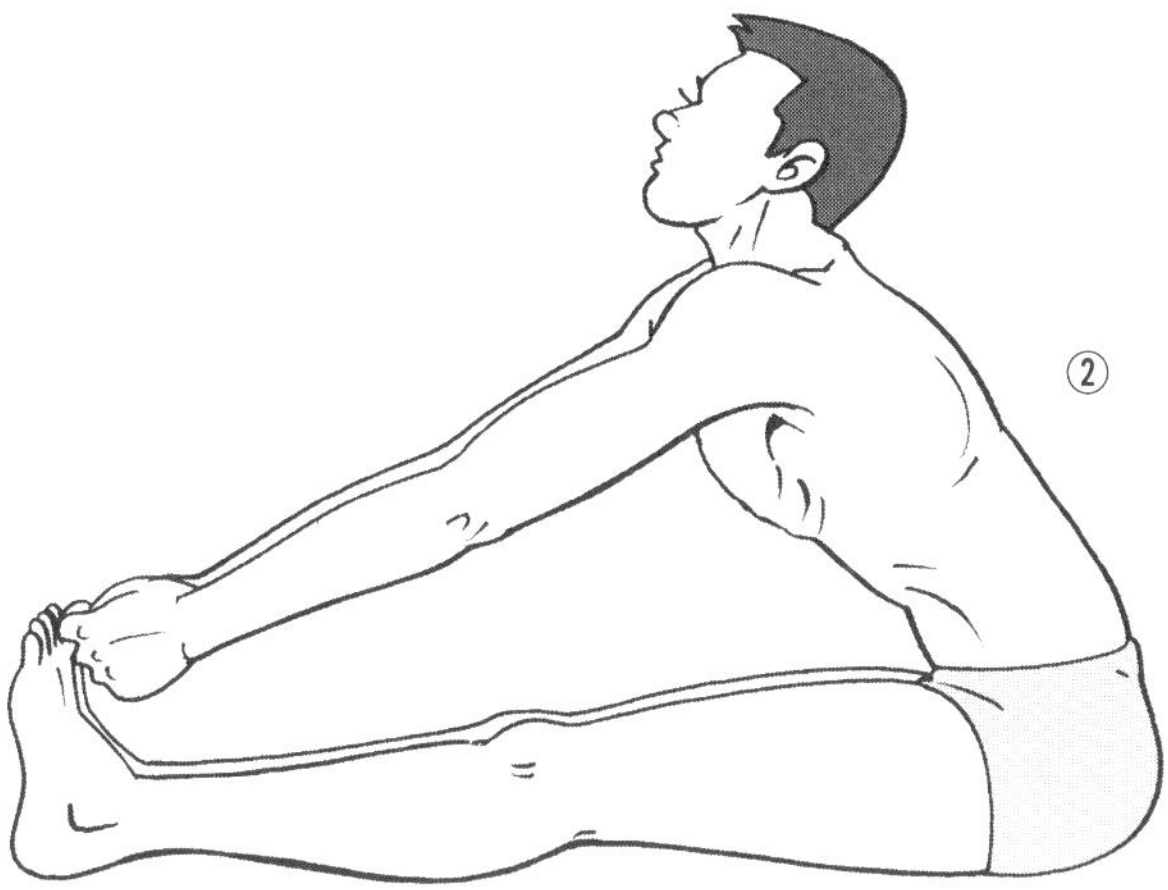

背中を伸ばす体位

り返す。

【ききめ】

(1) 腹部の臓器はすべて、この体操の刺激効果を受けます。ですから肝臓、腎臓、腸、ボウコウのはたらきがよくなります。

したがって慢性便秘も治ります。特に前立腺の疾患によい影響を与え、性生活の衰えを防ぎ、若返りに役立ちます。

(2) 座骨神経痛が治ります。

(3) リンパ液の循環をよくし、伝染病に対する抵抗力を強めます。

(4) 精神的不安状態が除かれます。

(5) この体位は、インドで、超能力を開発する方法の一つとして知られています。

【注意】

(1) どんな場合でもヒザが曲がって床から浮

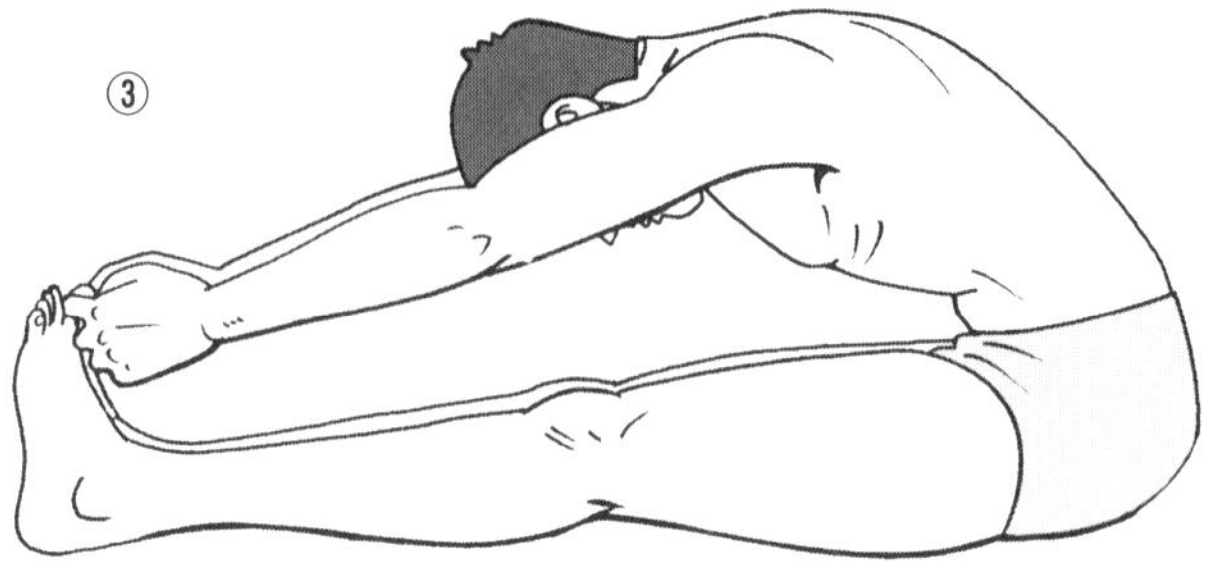

背中を伸ばす体位

き上がらないように注意すること。ほとんどの初心者の場合、ヒザのうらの筋肉が固くなっているので脚の上に上体をかがめようとすると、ヒザが上がります。しかし、この筋は間もなくやわらかくなります。

しかし、カラダが老化して背骨が固くなっている場合は、手の指を足指にとどかせることもできません。そんな場合は、初めのうちはどこでも手のとどくところで脚をつかんで身を伏せるだけでよいでしょう。

しかしヒザだけは曲げないようにし、できる範囲で上体を前に伏せます。その際、カラダをゆすったりはずみをつけたり、他人に背中を押してもらったりしないことです。

毎日怠らずに練習すれば、そんなに無理をしなくても、最後には苦痛を感じないで、完全に身を伏せることができるようになります。規則正しさと正確さの二つは、すべてのヨーガの練習に必要なことです。

(2) 健康以上の目的を求める人は、相当にヨーガ体操に熟達してから、体位の保持を三分以上に延長するとともに、体位保持中にあとに述べるウディーヤナ・バンダ（内臓引き上げ体操）を何回も繰り返すのです。

6　魚の体位

【やり方】

(1) 両脚をそろえて前に伸ばしてすわる。

(2) 上体をやや右後ろにかたむけて右ヒジを床につけ（①図）、次に同じようにして左ヒジを床につける。

(3) イキを吸いながら、胸を上のほうへ張り上げ、頭はできるだけ後ろへ反らす（②図）。

(4) 両ヒジでカラダを支えながら、頭を下げてゆき、頭のてっぺんを床につける。アゴは思いきり突き上げられ、眼は床に水平な方向を見る（③図）。

(5) 頭のてっぺんとシリとで支えられた反り橋の体位ができあがる（④図）。深い呼吸を一〇回ぐらいするあいだ、この体位を保つ。

(6) 静かにイキを吸いながら元の体位にかえる。二回繰り返す。

【ききめ】

(1) 胸かくが発達し、胸囲が急速に、しかもいちじるしく伸びます。この体操を始めた時点で胸囲をはかっておき、六週間後にもう一度はかると、このことがよくわかります。

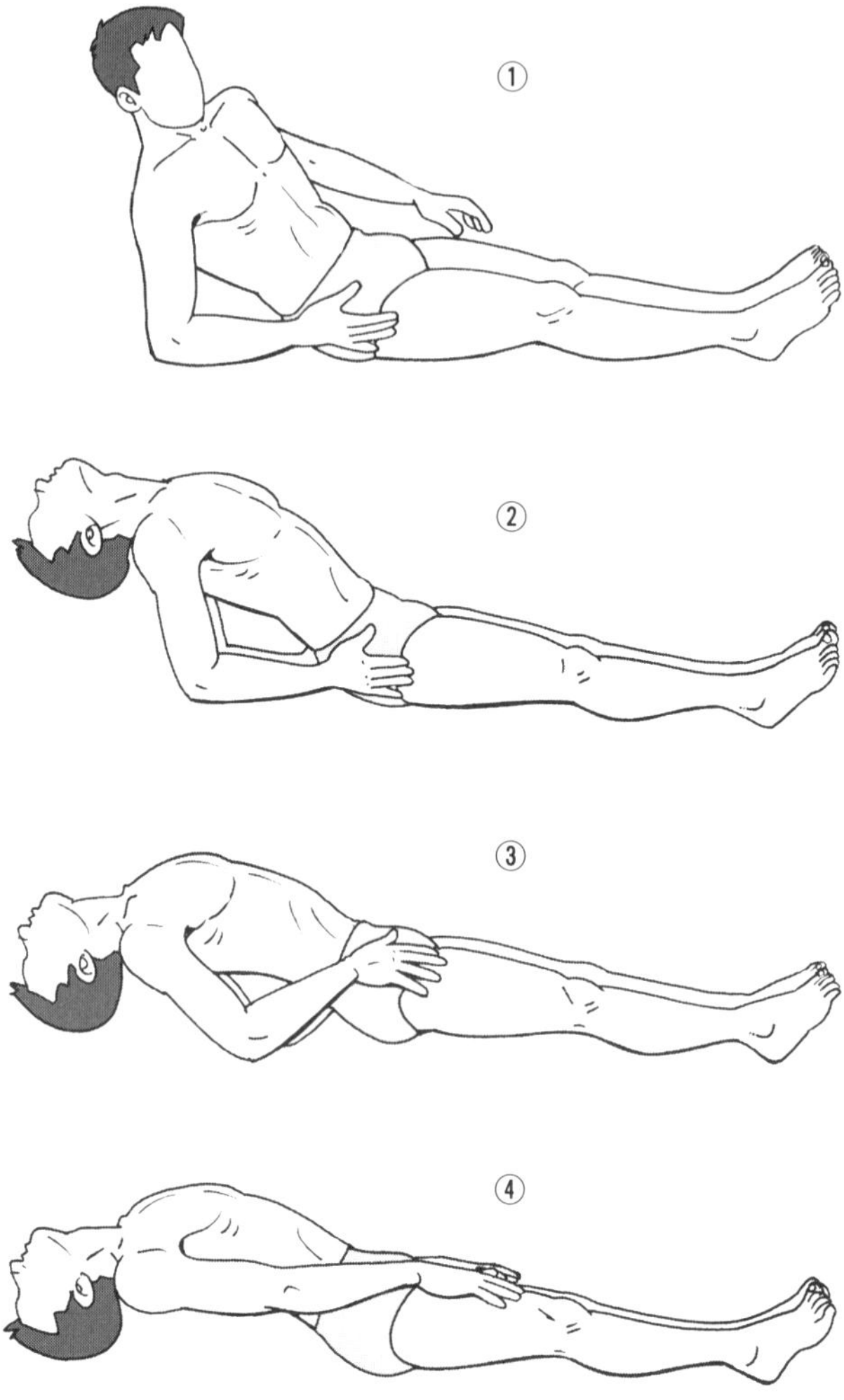

魚の体位

胸かくが狭いと背中はまるく、固くなります。このような人は初めは、この体操をするのに困難を感じますが、元気を出して続けることが望ましいでしょう。

(2) 背中の筋肉を強くします。背中の血色がよくなり、温かくなります。

(3) 特に交感神経によい影響を与えます。太陽叢のあたりが、腹部の伸張によってゆるみます。

(4) 内臓では、肝臓、脾臓、卵巣によい影響を与え、痔疾をよくします。また糖尿病にもききます。

(5) 性的分泌、副腎の両ホルモンの分泌の異常を正常化します。

(6) 背中をまっすぐにし姿勢を美しくします。

【注意】

(1) この体操を行なうと、まれに、はきけやめまいを感じる人がいます。それは中耳の故障によるもので、そのような場合は、この体操を中止したほうがよいです。

(2) 最後の体位(5)のとき、初めはヒジを床についていますが、慣れてきましたらヒジを床から上げて、手を太モモの上におくようにします。

(3) 背中が、反り橋状になったとき、特に骨盤に力を入れます。シリは床から浮かさないことです。

(4) 前の(5)の体位中の呼吸は、できるだけ胸の上部を使って行ないます。そのとき気管と肋骨(ろっこつ)を強く開くことです。そうすれば腹部の呼吸はおさえられます。

(5) 体位保持中は、ココロを背中の下部の筋肉と、肺の上部の呼吸とに交替に集中させるようにします。

魚の体位の変化型

【やり方】

クラシックな方法では、初めは、蓮華坐の体位（199頁参照）から始める。この場合には、血流が太モモのところで止められるので、血液が腹部へ回わるのである。

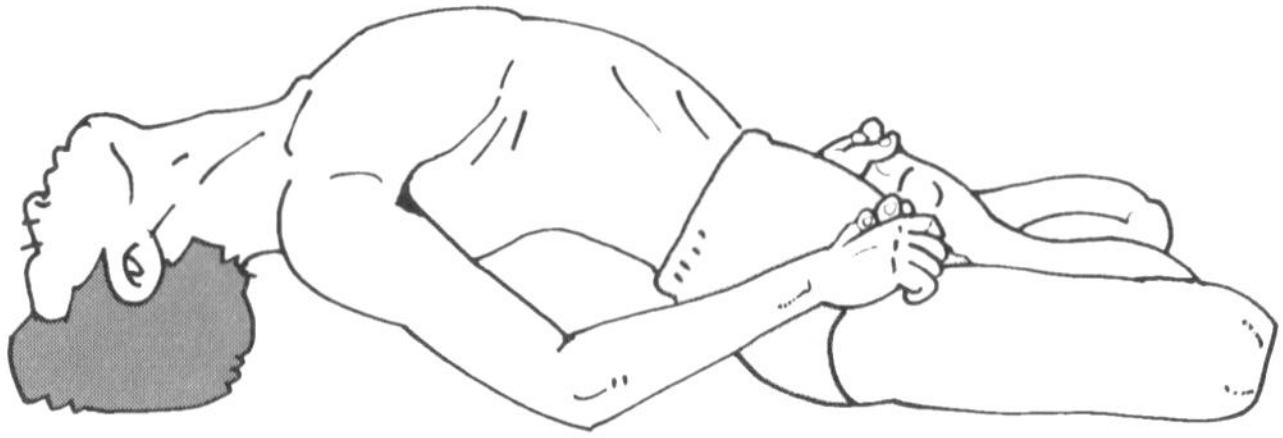
魚の体位の変化型

7　わにの体位

【やり方】

(1)　仰臥してウデを床の上に左右に伸ばす。テノヒラは下向き。

(2)　静かにイキを吸いながら、ゆっくりと右脚をまっすぐなままにして上げ、床に垂直

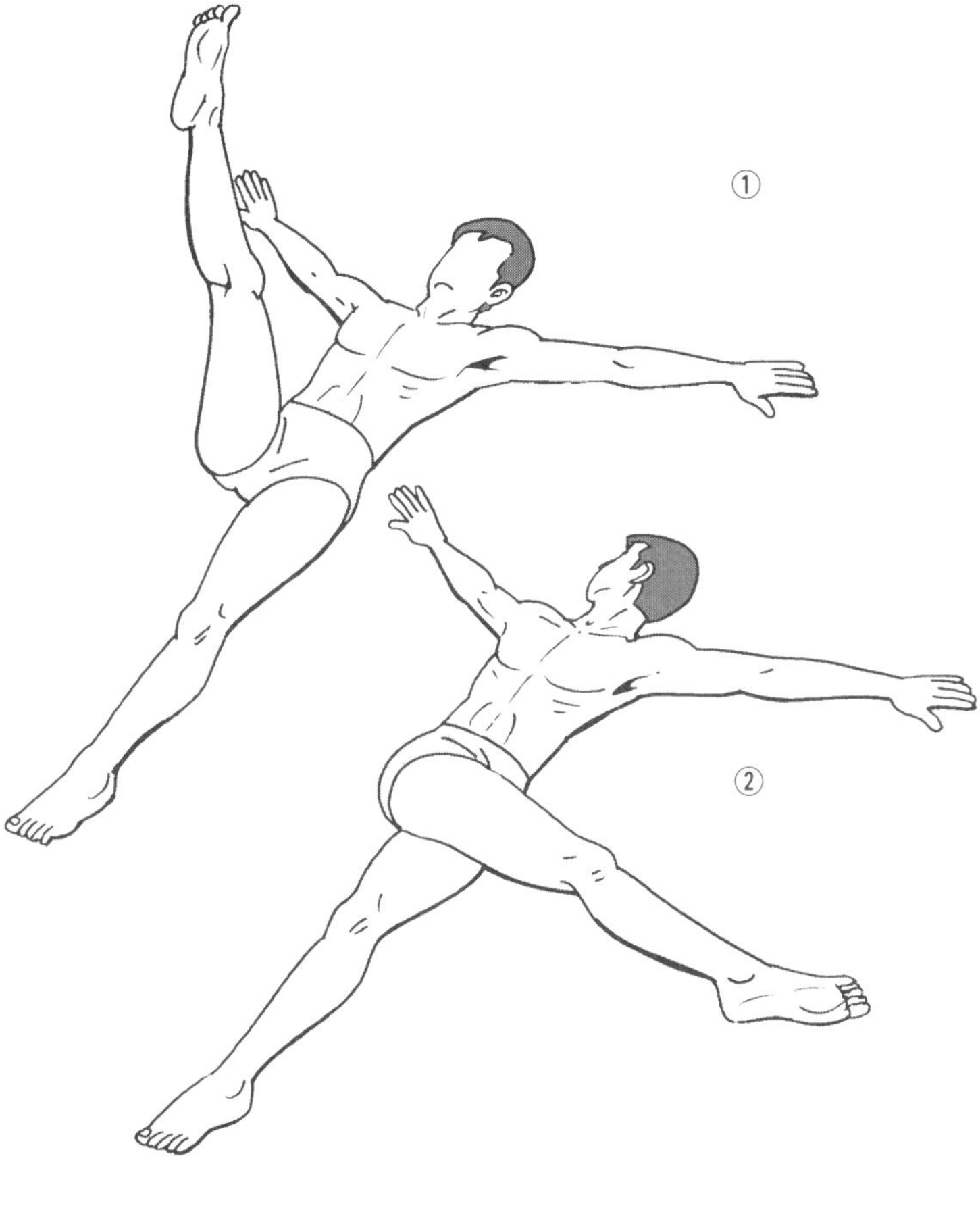

わにの体位

に立てる（①図）。

(3) その立てた脚を、左へゆっくりと、イキを吐きながら倒してゆき、最後に足を床につける。両肩が床から浮き上がらないように注意する。

(4) 脚を左へ倒してゆくのと同時に、顔を右のほうへ向ける（②図）。

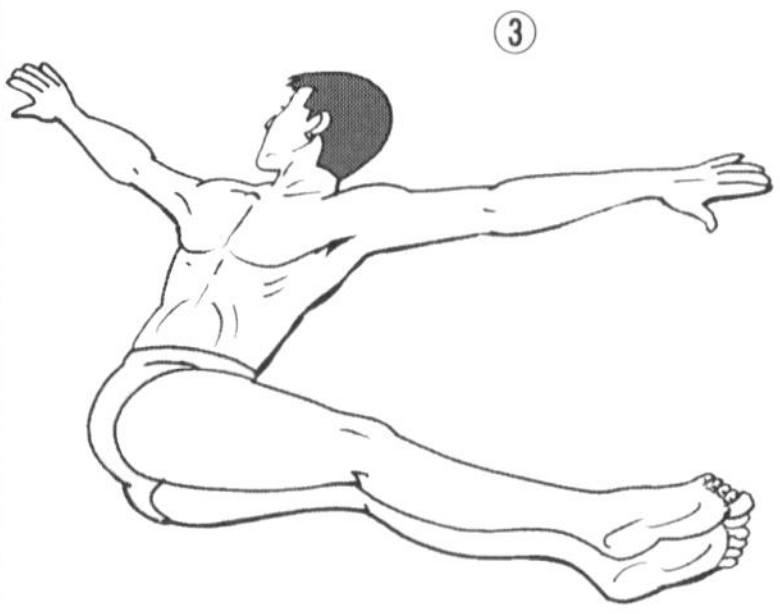

わにの体位

(5) その最後の体位を五～一〇秒間保つ。

(6) 倒した脚をゆっくりと、イキを吸いながら立て、イキを吐きながら元の体位にもどす。顔も上向きにする。

(7) 左脚についても同様に行なう。

(8) 次に両脚をそろえて同様な体操を行なう（③図）。左右交互に一回ずつ。

【ききめ】

(1) 脂肪がとれます。

(2) 肝臓、膵臓、脾臓をマッサージし、そのはたらきを促進します。

(3) 消化を助け、胃炎を軽くします。

(4) 腸が強くなり、ととのいます。

(5) 腰のあたりのうっ血が散ります。

(6) 骨盤のくるいが治ります。

【注意】

(1) 脚を倒すほうへ上体がころがらないように、両肩をしっかりと床につけておくこと。そうすると背骨がスムーズに横にねじれます。

(2) この体操は、老人にでもできるぐらいに、ものやわらかに行なわなければいけません。

8 すきの体位

【やり方】

(1) 脚をそろえ、伸ばして仰臥する。ウデはテノヒラを床につけて体側にそうておく。

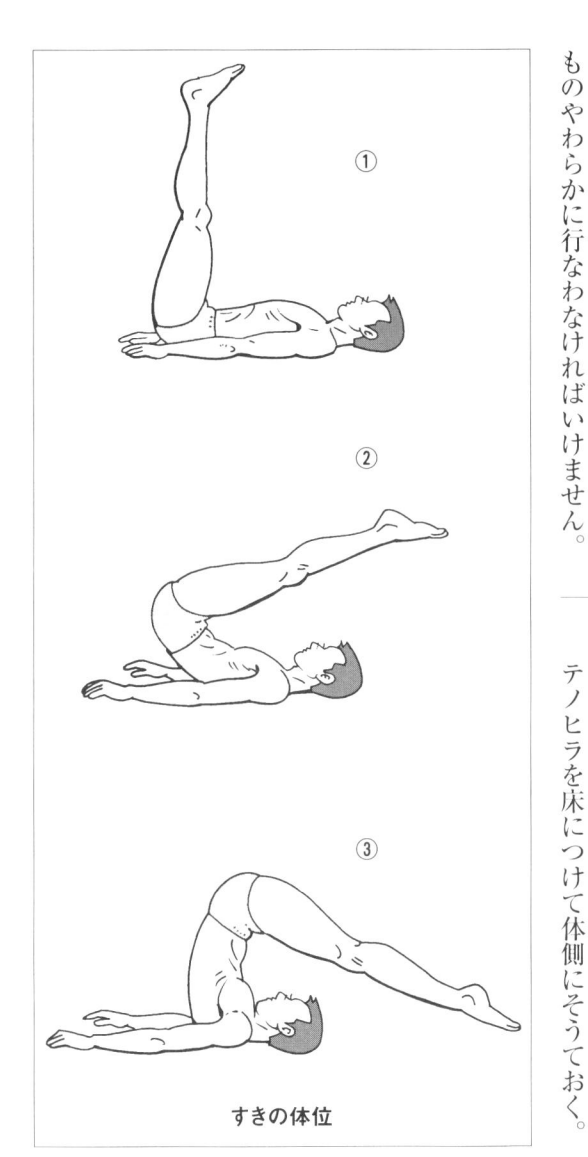

すきの体位

(2)　腹と脚の筋肉に力を入れ、イキを吸いながら、ゆっくりと、脚を上げてゆく（①図）。

(3)　脚が床と直角に立ったところで、床についている両手の指先に力を入れて、腰を高く上げる。

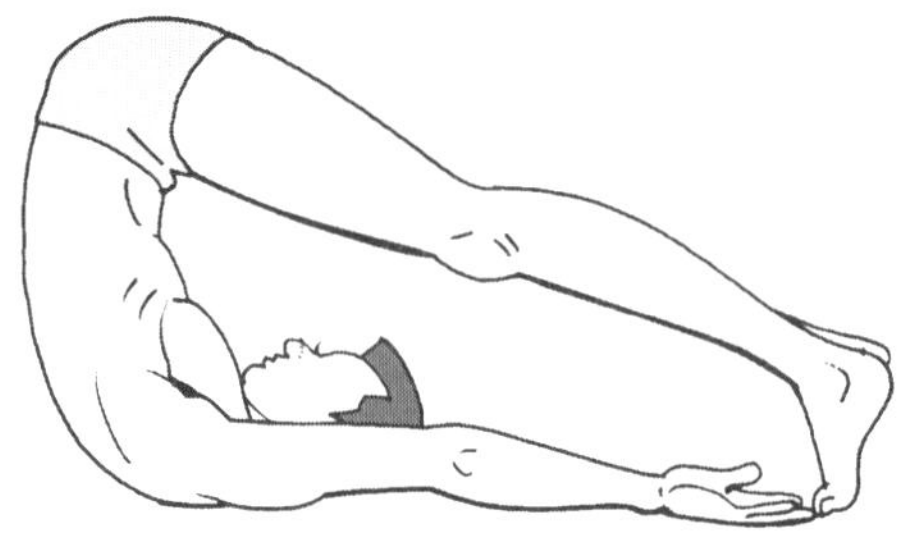

すきの体位の変化型

(4)　腰が、じゅうぶん高く上がったところで、今度はイキを吐きながら、ゆっくりと、足を頭越しにもってゆき（②図）、ついには、足先が床に触れるようにする（③図）。上体は内に曲がる。ヒザはまっすぐに保ち、床についた足先をできるだけ前方へずらし進める。

(5)　たとえ足先が床につかなくてもよいから、苦しくならない限り、その体位を保ち、できれば一分間ぐらいもちこたえるようにする。そのあいだ呼吸は普通。

(6)　イキを吸いながら元の体位にもどす。それには背骨を順々に床につけてゆきながら、まず、足先を頭のほうへ近寄せてゆき、脚が床から離れても、急に上方へ立てないで、腰が床に近づいてゆくのに応じて、徐々に

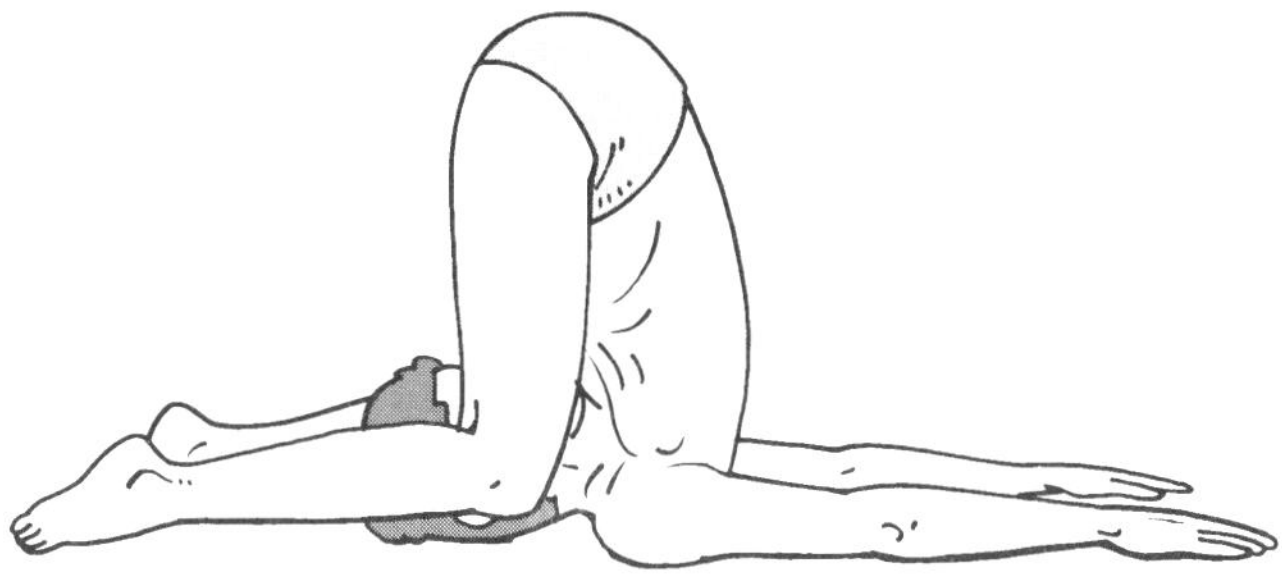

すきの体位の変型

脚が上がってゆくように配慮する。それは、頭が床から浮き上がったり、最後にどしんとシリが床に落ちたりしないためである。

(7) 最後にシリが床に静かについたところで、脚を床に直角に立てて、ひと休みする。

(8) イキを吐きながら、きわめてゆっくりと脚を床のほうへ下ろしてゆく。ヒザは、まっすぐに保つ。

(9) これを二回行なう。

【ききめ】

(1) 背骨をしなやかにします。

(2) 甲状腺を刺激し過度な体重を減らします。

(3) 腹筋が強くなります。特に、脚を床に下ろす際に、できるだけ、ゆっくりと行なうのが有効です。

(4) 脚と腰が細くなります。

(5) 深部の緊張がゆるみ、頭痛にききめがあります。

(6) 神経組織が全般的に強くなります。

(7) 血液循環がよくなります。

(8) 脾臓、肝臓、腎臓、膵臓の諸臓器をマッサージします。

(9) バイタリティーを高めます。

(10) クビの筋肉が強くなります。

【注意】

(1) この最後の体位(4)を健康のために行なう人は、この体位の保持時間を三〇秒間ぐらいにして、その代わりに回数を増やします。超能力開発を目的とする人は、かなり長い時間、この体位を保つようにすることです。

(2) 脊柱が固くなっている人は、気長に練習することが必要で、無理は禁物です。初めは背骨の曲がりも少なく、体位の保持が長くこらえられなくても、毎日練習すれば、だんだんと若いときの背骨のやわらかさがとりもどせます。ヨーガ体操はスポーツではないのですから、熟達しなくても、その効果はじゅうぶんに与えられるものです。

9 肩で立つ体位

【やり方】

(1) 脚をそろえて床上に伸ばして上向きに寝て、ウデは体側におく。テノヒラは床につける。

(2) 腹と脚に力を入れて、イキを吸いながら、ゆっくり脚を(ヒザを曲げないで)上げてゆく。そのあいだ、テノヒラを床上につけ、

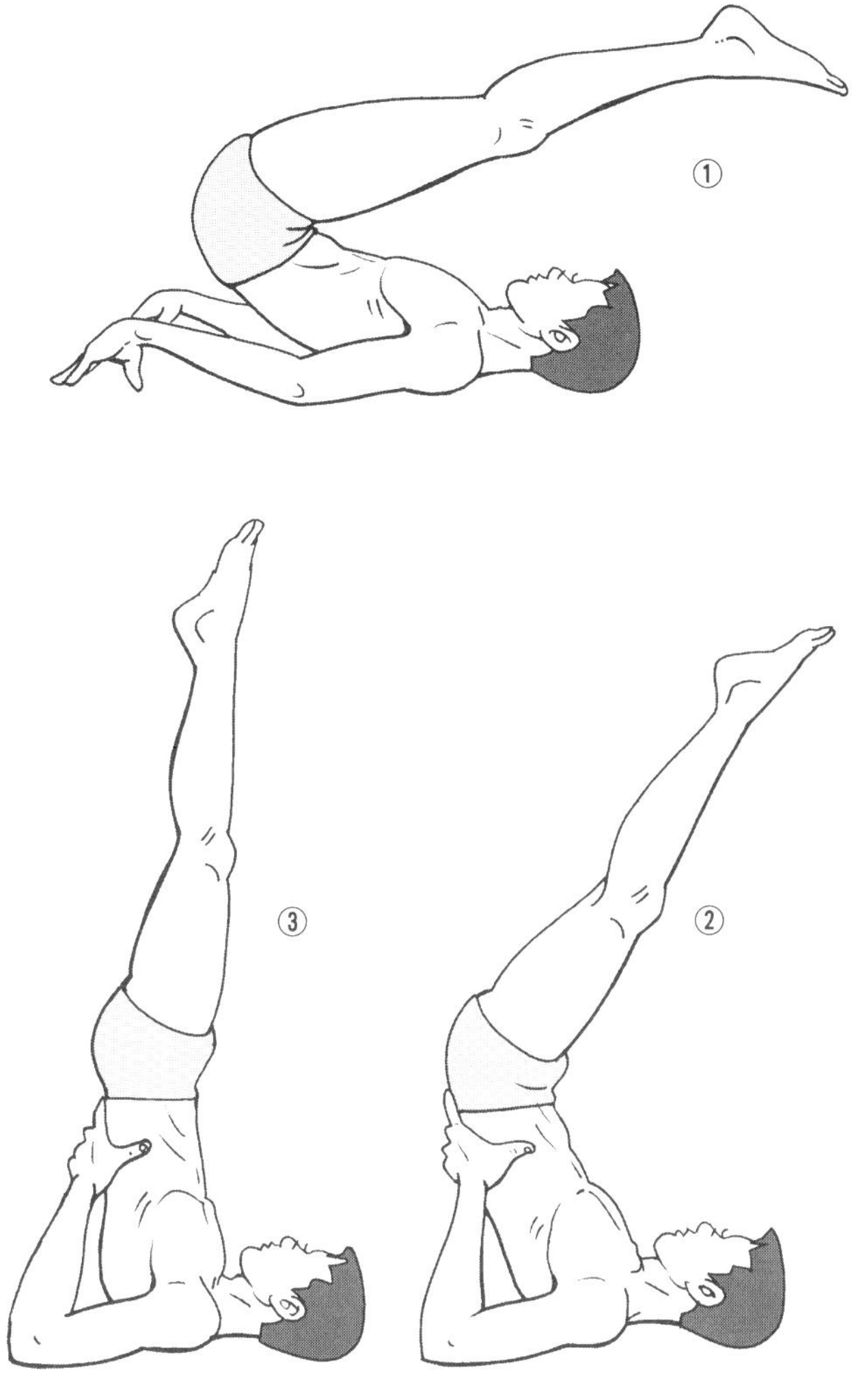

肩で立つ体位

指に力を入れて、カラダを支える（①図）。

（3）腰が、じゅうぶんに上がったところで、両手を腰に当てがい、床上の上腕がカラダから離れないようにして、腰をさらに高く押し上げる（②図）。

（4）脚をそろえて、まっすぐに立てる。それには、脚を上に立ててゆくと同時に、胸をアゴに押しつけてゆき、アゴをノドと胸かくのあいだにあるくぼみへはめこむようにする（③図）。

（5）しまいに、クビ筋は、ぴったりと床につき、上体、脚、足先は、まっすぐに天を指す。それで「ろうそくの体位」とも呼ばれる。

（6）この体位を初めは一〇秒から一分間保ち、少しずつのばしていって、ついには三分間に達するようにする。そのあいだの呼吸は普通。

（7）元の仰向けの体位にもどるには、イキを出しながら、ゆっくり脚を前にかたむけてから、「すきの体位」の場合（〔やり方〕の（6）〜（8））と同じ手続きをとる。

（8）この体操は一回だけ。体位保持の時間は六分間ぐらいまで延長してもよい。

【ききめ】

（1）この体操は、全身を刺激し、またリラックスさせますから、全身にわたってすばらしい効果があります。

（2）頭部、脊柱、腰部の血液循環をよくします。

（3）アゴが甲状腺を圧迫しますから、体重が減り、甲状腺機能の不全による老化の兆候がなくなります。

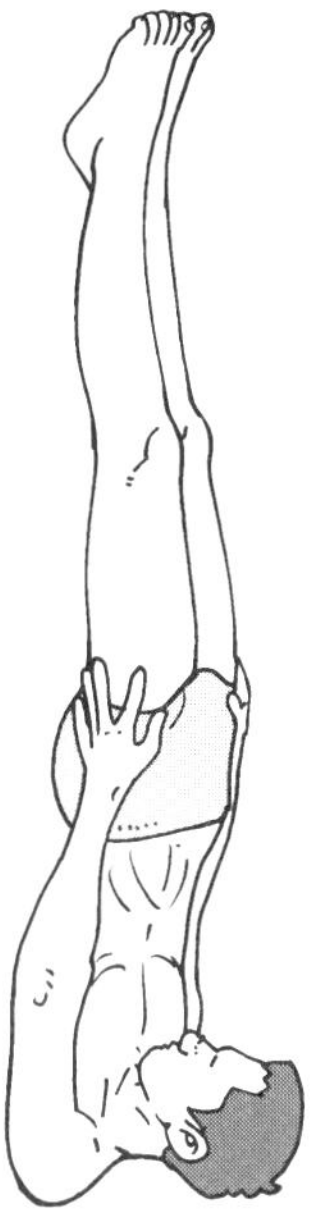

肩で立つ体位の変化型

(4) すべての神経組織を強め、かつ調和させる結果、ストレスと不眠症が消えます。
(5) すべてのホルモンの分泌をよくします。
(6) 胸と頭部の血液循環をよくする結果、心悸亢進、速い呼吸、気管支炎、ノドの疾患、ゼンソクなどが軽くなります。
(7) カラダがさかさまになるので、腹のなかの臓器が、お互いのあいだの圧迫から解放される結果、消化がよくなり、カラダのなかの毒素が除かれ、新しいエネルギーとバイタリティーがもたらされます。
(8) 尿と月経の障害、ならびに糖尿病が軽くなります。
(9) 静脈瘤が治り、脚のだるさがなくなります。
(10) 貧血症状の人、無気力の人が活気づいてきます。
(11) 性腺と性器が若返ります。
(12) 背中、脚、頭、腹の筋が強められます。

【注意】

(1) 大切なことは、できるだけ高く足を上げることです。
(2) 初めは軽いめまいを感じることもありますが、気にする必要はありません。それは正常なことで、血管が急に拡大することからきているのです。

(3) 過度の高血圧、または低血圧の人は、この体操は行なわず、ほかの体操を続けることによって、それらの症状が軽くなってから始めるのがよいでしょう。

10 コブラの体位

【やり方】

(1) まずうつぶせに寝る。ウデはカラダにそうて伸ばす。足のうらは上向き。

(2) 両方のテノヒラを肩の下あたりの床につける。両手の間隔は、肩の幅ぐらいにする。ヒジは立ててワキにつけておく。

(3) アゴを胸に引きつけて、ヒタイを床につける(①図)。

(4) イキを吸いながら、ゆっくりと頭を上げてゆき、アゴを、じゅうぶんに前へ突き出してできる限りクビを後ろへ曲げる。このあいだ、胸は床につけておく。

(5) 頭が、じゅうぶんに後ろへ反り返ったところで、背中の筋肉を引きしめて、ゆっくりと胸を床から上げてゆく(②図)。

(6) 胸が、じゅうぶんに上がったところで、背中の筋肉と手の力を使って、背中の下の部分をも反らせてゆき、腰の部分の椎骨(ついこつ)までカーブをえがいて、後ろに反り返らせる(③図)。

(7) この体位を保ちながら深い呼吸を三〜五回行なったあと、イキを吐きながらゆっくり元の体位にもどしてゆくが、そのやり方は順序よく行なわねばならない。まず腰のカーブをゆるめ、だんだんと胸を床につけてゆき、最後に首の反りをもどし、

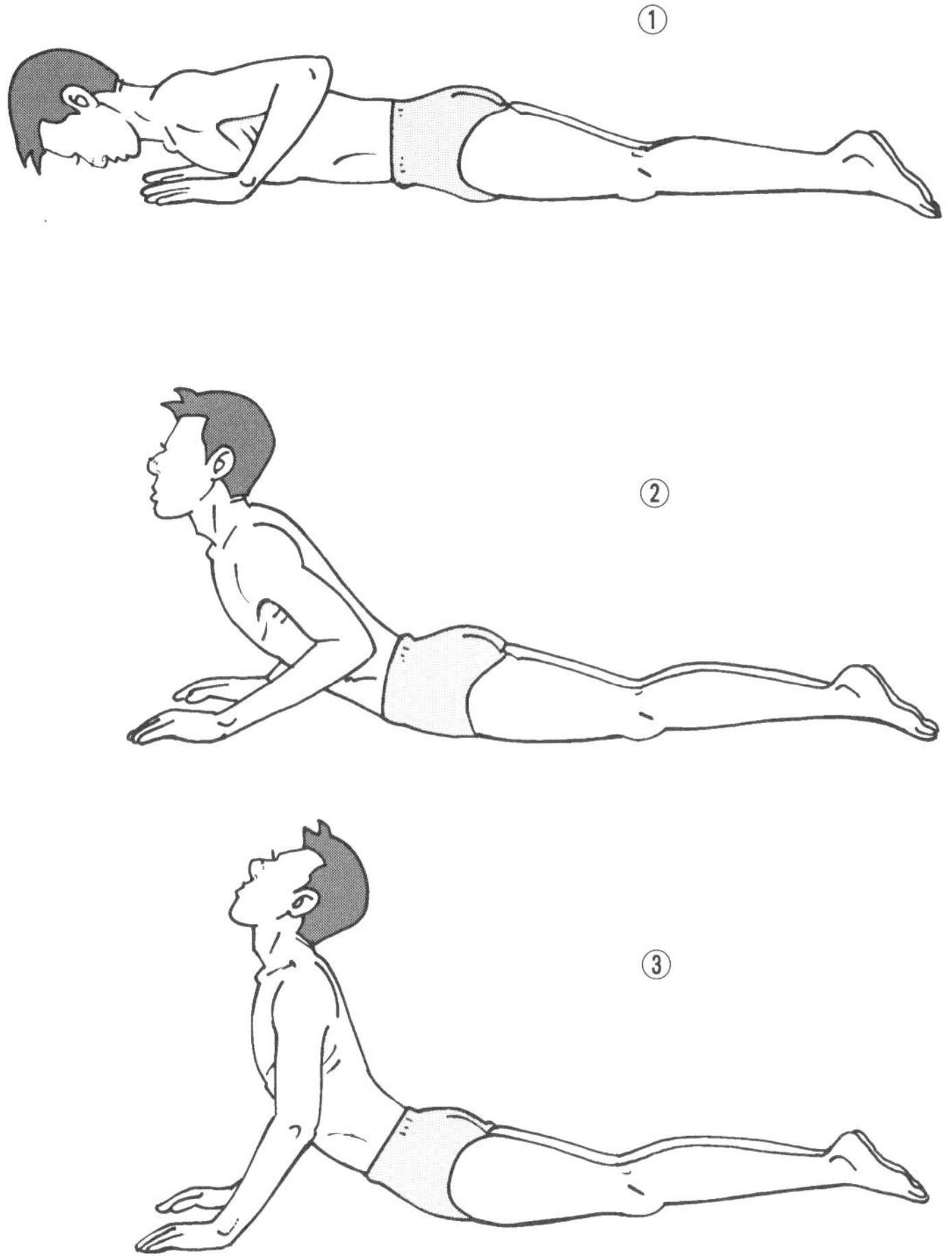

コブラの体位

さらに首を下に曲げてヒタイを床につける。

(8) この体操を三回繰り返す。

【ききめ】

(1) 胸部の筋肉を発達させます。

(2) 全脊椎が引き伸ばされるので、腰の故障が治り、脊柱の軽い脱臼は修正されます。

(3) 腹と背の筋肉を強くします。

(4) 腰の下の部分が引きしまって細くなります。

(5) 神経組織が強化されます。

(6) 消化を促進させます。

(7) 腹部の病気を治します。

(8) アゴの部分が引きしまります。

(9) 食後すぐにガスが出て困る人には、大いに効果があります。食後やや経ってからガスが出て困る人には、「ばった」や「弓」の体位がよろしい。

【注意】

(1) 頭を上げ始めてから、ココロを背骨に集中して、頸椎骨から始めて仙骨に至るまでの脊椎骨が次々に上げられてカーブをえがいてゆくのに応じて、緊張が下のほうへ伝わってゆくのを実感するようにします。最後の体位を保つあいだは、脊柱全体に精神を集中します。

(2) 胸を上げるときにウデの力を使わないことです。そのためには、肩を引き下げるようにしなければなりません。

(3) 最後まで、下腹を床から浮かさないこと。ウデはしまいまで、じゅうぶんに伸びないのが正しいのです。

11　ばったの体位

この体操は「不完全なばったの体位」と「完全なばったの体位」の二部から成っています。

不完全なばったの体位

【やり方】

(1) 伏臥。足のうらは上向き。ウデはカラダにそうて伸ばし、テノヒラを床につけておく。

(2) アゴをできるだけ前に突き出して、床につける。ノドが伸びてウナジがちぢむ（①図）。

(3) 静かにイキを吸いながら、ゆっくりと右脚を、ヒザを曲げずに上げてゆく。両肩、両ウデ、上体は床についたまま（②図）。上げる右脚を支えるために、左のウデと手と脚、それに左半身の上体の筋肉が緊張するが、ほかの部分の筋肉は弛緩状態にあることが大切である。

骨盤の部分も横に動いたり、浮き上がったりしてはよくない。

(4) 上げた脚をまっすぐに保つとき、コムラ（腓）が張り、足先が伸びる。

(5) 上げた脚ができる限り高く上がったところで、ほんのちょっとイキを止めて、その体位を保持したあと、イキを出しながら、ゆっくりとその脚を下ろしてゆく。脚が床についたら、いちおう全身をリラックスする。そして、今度は左の脚について始める。右左交互に一回。

①

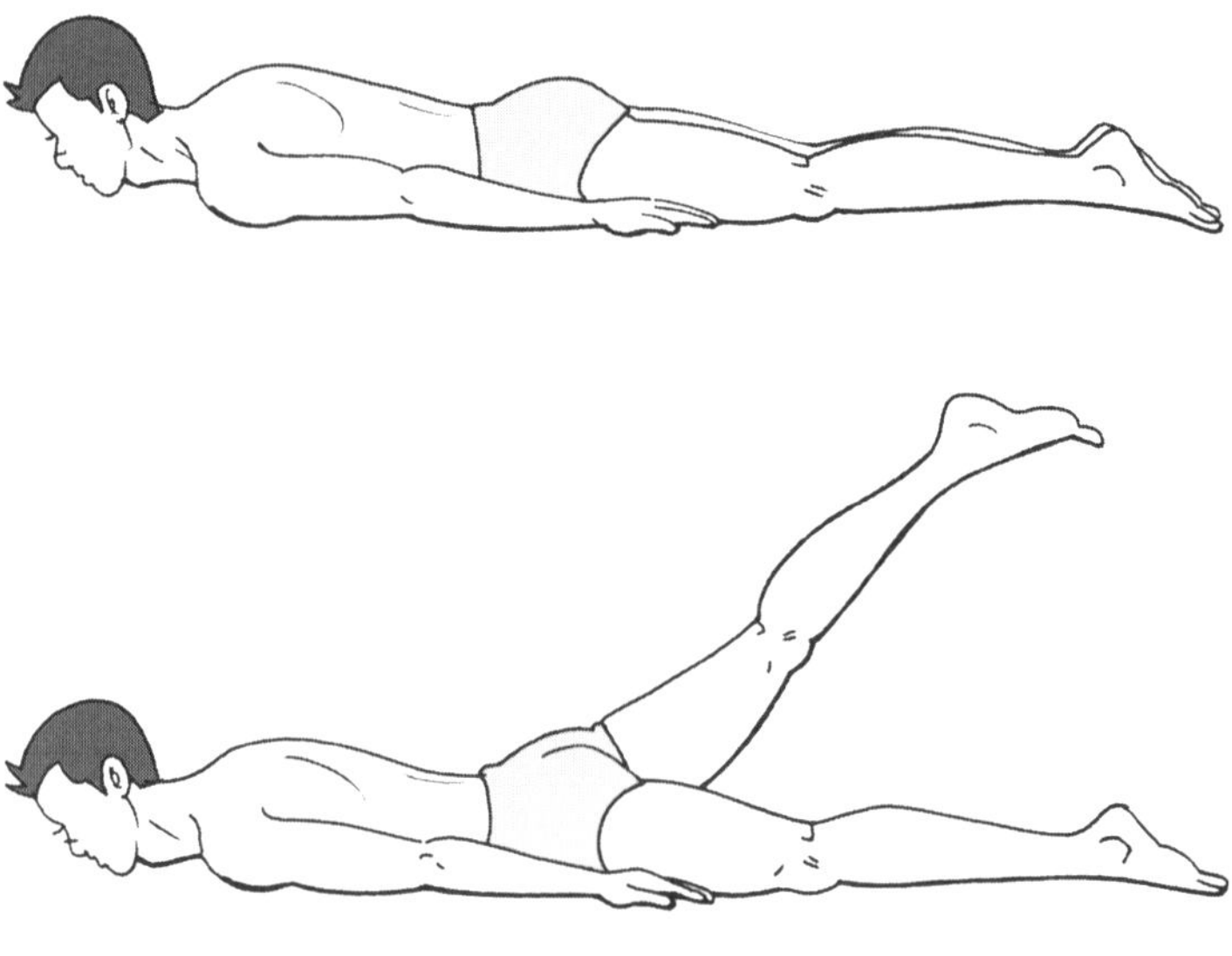

②

不完全なばったの体位

【ききめ】

「完全なばったの体位」のところで述べます。

【注意】

(1) 体操に必要な筋肉の緊張は避けられませんが、そのほかの部分は、すべてリラックスするというのが、ヨーガ体操の原則です。また、筋肉の緊張に無理が加えられてはならないというのも原則的な注意です。

(2) この体操は、割り合いに軽い体操ですから、何回繰り返してもよいのですが、ここでは次の「完全な体位」の序曲としましたので、一回と定めただけです。

(3) 片脚を上げるとき、反対側の脚のヒザでカラダを支えるのはトリックです。この体操のねらいは、脚の筋肉をゆっくりと緊張させてゆくところにあります。これによって、この部分に新鮮な血が流れこむのです。

完全なばったの体位

【やり方】

(1) 脚を上げるところまでは、「不完全なばったの体位」と同じ。ただ、手はテノヒラを上向きにし、ヨーガ式のにぎりこぶしをつくって、カラダの下にさしこんでもよい。

(2) イキを、じゅうぶんに吸い、全身を固くし、カラダの下に敷いた、にぎりこぶしに力を入れて、いっきに両脚をそろえて高く上げる。

全身の重量が胸と手にかかり、特に手とクビには上げた脚の重さが感じられる。

上げた脚は、まっすぐに保たねばならないが、コムラの筋肉を緊張させたり、足先

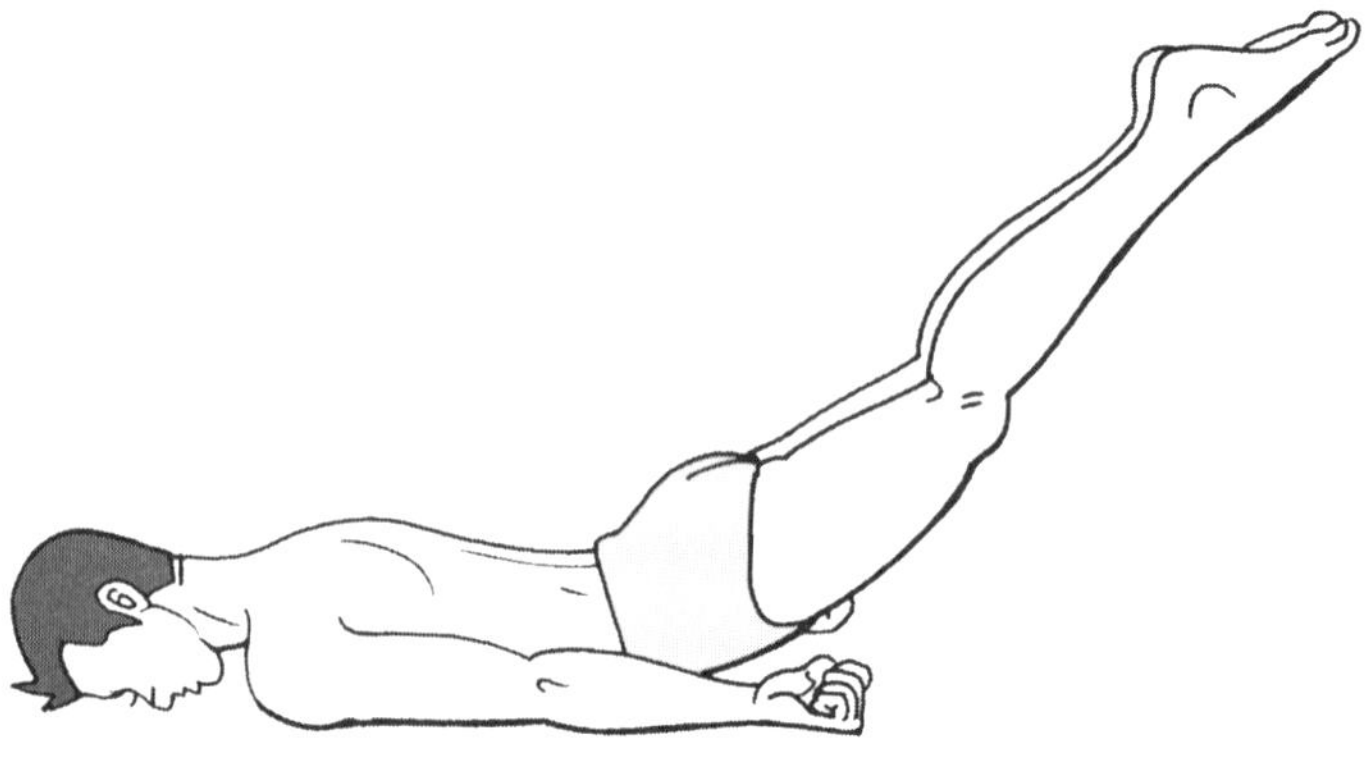

完全なばったの体位

をひどく伸ばしたりはしないこと。
(3)　仙骨の部分も脚といっしょに反り上がる。
(4)　脚をできるだけ高く上げたところで、この体位を、ここまで止めてきたイキを、そのまま止めておけるあいだ保つ。ただし無理は禁物。
(5)　イキがこれ以上、止めておけなくなったら、イキを吐きながらゆっくり脚を下ろす。
(6)　脚が床についたら、全身をリラックスさせる。動きが静まり、呼吸がはずまなくなってから、また始める。数回繰り返すとよい。

【ききめ】

(1)　この体操は、腰、腹、太モモの筋肉を強くし、頭脳に豊富な血液を供給し、顔を紅潮させます。

(2) 骨盤内の臓器は、すべて活気づき、また、腰部の痛みや不快感が消えます。

(3) 特に骨盤内の副交感神経のはたらきが強められます。

【注意】

(1) 脚を急速に動かすのは、この体操の場合だけですが、無理をしてはいけません。急速ではあっても、完全にスムーズでなければいけません。

(2) 精神集中は背中の筋肉に行ないます。

12 弓の体位

【やり方】

(1) 伏臥。ウデはカラダにそうて伸ばす。アゴは床につける。

(2) ヒザを開き、脚をヒザから曲げて、足をシリに近づける。

(3) 両手を上げて、それぞれの足首にかける（①図）。

(4) イキを吸いながら、ウデを引っ張って、やや急速に頭とヒザを同時に上げる。全身が床上に上向きのカーブをつくる（②図）。

(5) 全身の重みは腹部にかかり、ウデは弓のつるのように伸びている。アゴはじゅうぶんに前に突き出す。

　この体位ができあがったところで、開いたヒザを肩の幅ぐらいまですぼめる。

(6) 最後にでき上がった体位を初めは五秒間ぐらい保ち、週ごとに五秒ぐらいずつ増して、最後には三〇秒間にする。そのあいだは普通の呼吸。

(7) ゆっくりと最初の体位にもどり、全身を

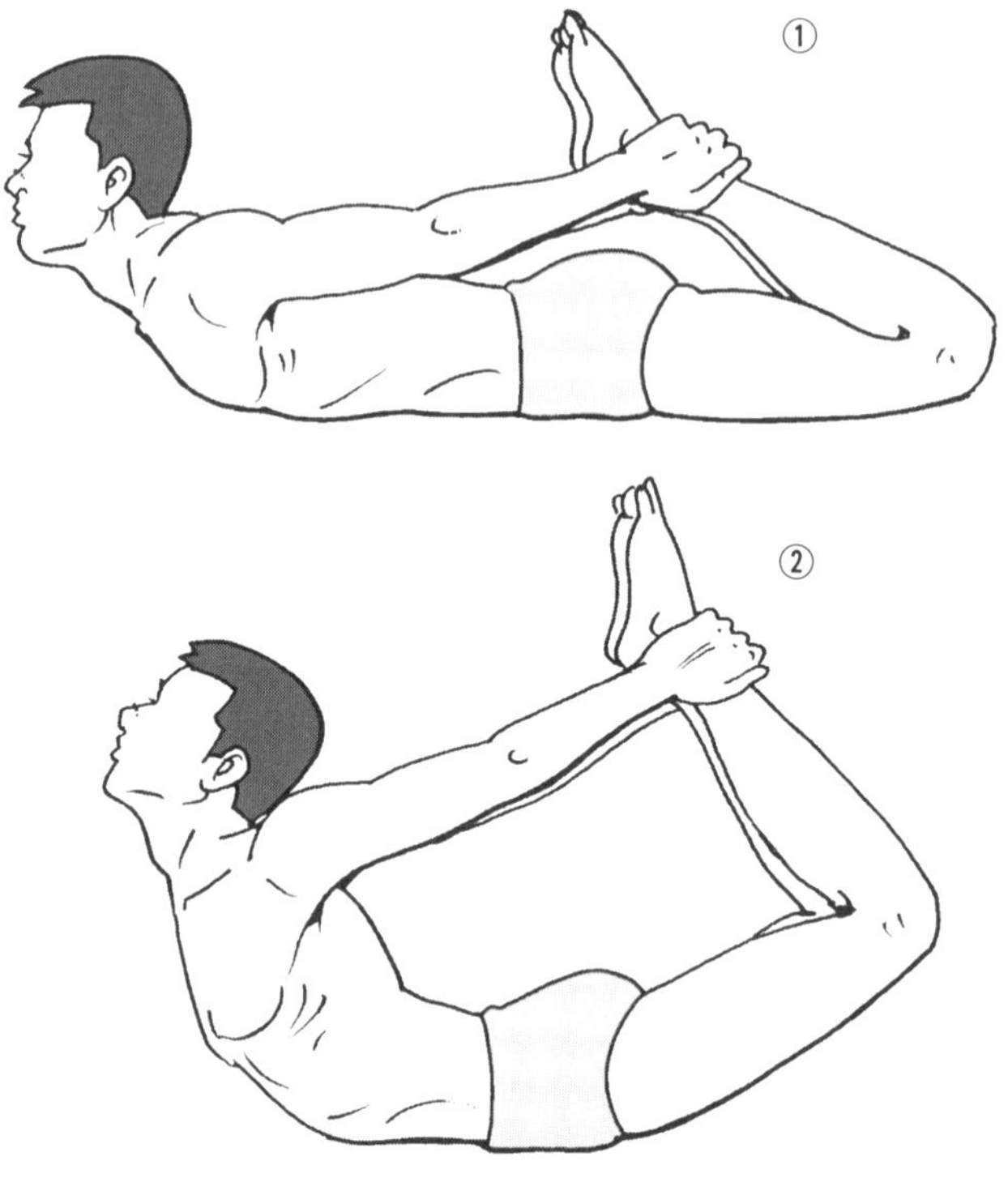

弓の体位

リラックスさせ、しばらく休んでから、また始める。二回繰り返す。

【ききめ】

(1) 腰のわるい人の苦痛を軽くします。

(2) 腹、ウデ、脚、背中の筋肉を強くします。

(3) 胸かくをひろげます。

(4) 背骨を強くし、かつ、しなやかにします。また猫背を防ぎます。

(5) シリと腰の重量を減らします。

(6) 肝臓、腎臓の血行がよくなり、消化器のはたらきも盛んになります。

(7) 副腎、膵臓、甲状腺によい影響があるので倦怠、リウマチ、糖尿病、肥満が治ります。

(8) 脂肪がとれて容姿が美しくなります。

【注意】

(1) 元の体位にかえるとき、その動作を急激にはやらないこと。

(2) 上げた両足の親指はくっつけること。

(3) この体操では、背中の筋肉が背骨のカーブをつくるのではなくて(コブラの体位の場合と比較)、手と脚がつくるのですから、ココロを背骨を伝わる緊張感におくということはありません。ココロの集中の的(ま

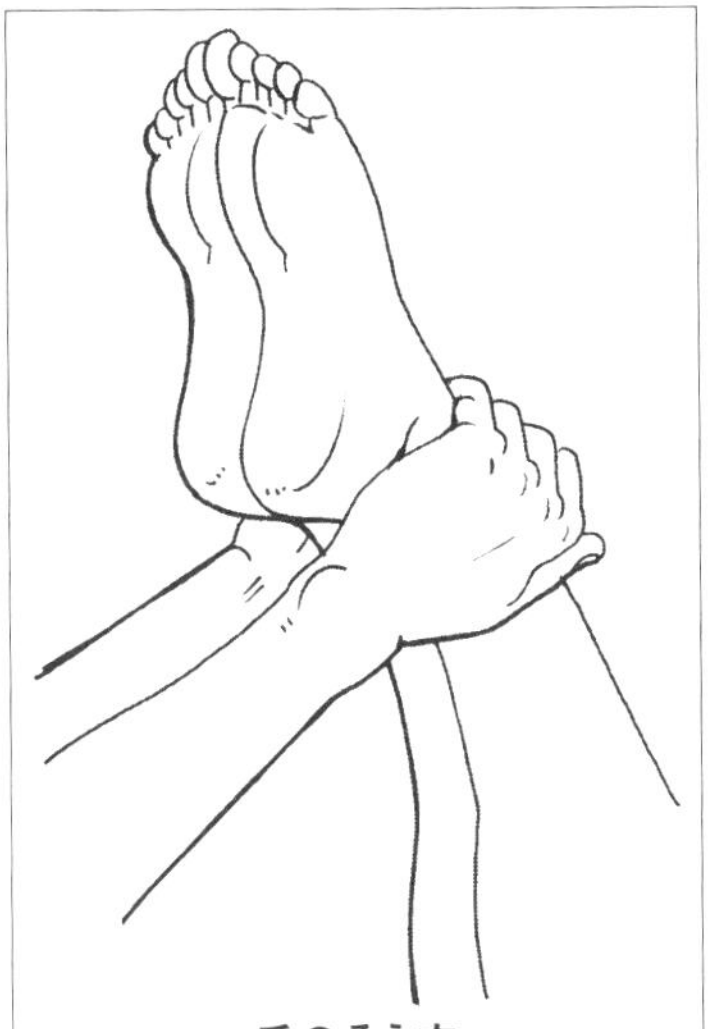

手のそえ方

と）は胸と腹にあるのです。もちろん、脚を上げるときには、背中とコムラの筋肉が強く引きしまります。

(4) 手を足首にかけるときに、親指とほかの四本の指とが分かれないこと。

(5) 全体を通じて、リラックスしていること。呼吸も止めないこと（熟練者はイキを止めてしてもよい）。

弓の体位の変化型（ゆりいす式）

【やり方】

弓の体位が完全にできあがったところで、弓なりに反った上体をゆりいすのように、ゆるがし、胸と太モモを交互に床につける。

この際、背中の筋肉は、ゆるんでいることが大切である。

ゆする回数は四回から一二回。そのあいだに休息を入れてもよい。

そのあいだの呼吸は、頭を上げるときに吸い、下ろすときに吐く。精神集中は背中の筋肉、または腹の筋に向ける。

13　立ち木の体位

【やり方】

(1) ツマサキを閉じて立つ。ウデは自然に垂らしておく。「山の体位」の(1)直立の体位と同じ（①図）。

(2) 全身の重量を左脚にかけ、右脚をヒザで折り曲げ、右足を左脚にそってすべらせ、ヒザまで上げる。

(3) それを手でつかみ、さらに引き上げて、右足のカカトを左の太モモのつけ根にあて、足のうらを太モモにそって下向きにあてがう。右ヒザは横向き。

(4) 左脚をまっすぐに立ててバランスをたしかめたあと、胸の前で合掌する（②図）。

(5) 静かにイキを吸いながら、ゆっくりと、合掌のままの手を頭上高く上げる（③図）。

(6) この体位を、深いイキをしながら、バランスの保てるかぎり、長く続ける。

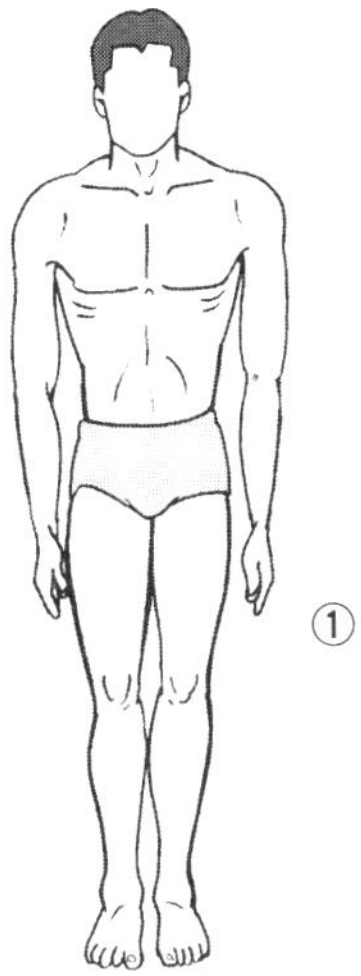

立ち木の体位

(7) イキを吐きながら、静かに手を胸の前まで下ろす。

(8) ついで、右足をゆっくりと下ろしてゆき床上につける。合掌の手をといて、体側に垂らす。

(9) 一度全身をリラックスさせたあと、左脚を折り曲げて行なう。右左交互に二回繰り返す。

【ききめ】

(1) 全身のバランスがよくなり、美しい容姿が得られます。

バランス感覚を養うことは、健康上、非常に大切です。バランスがよく保てるようになれば、全身の筋肉と神経がととのうので、体液、ホルモン等の調整がよく行なわれ、美容と健康が得られ、毒素の排泄もス

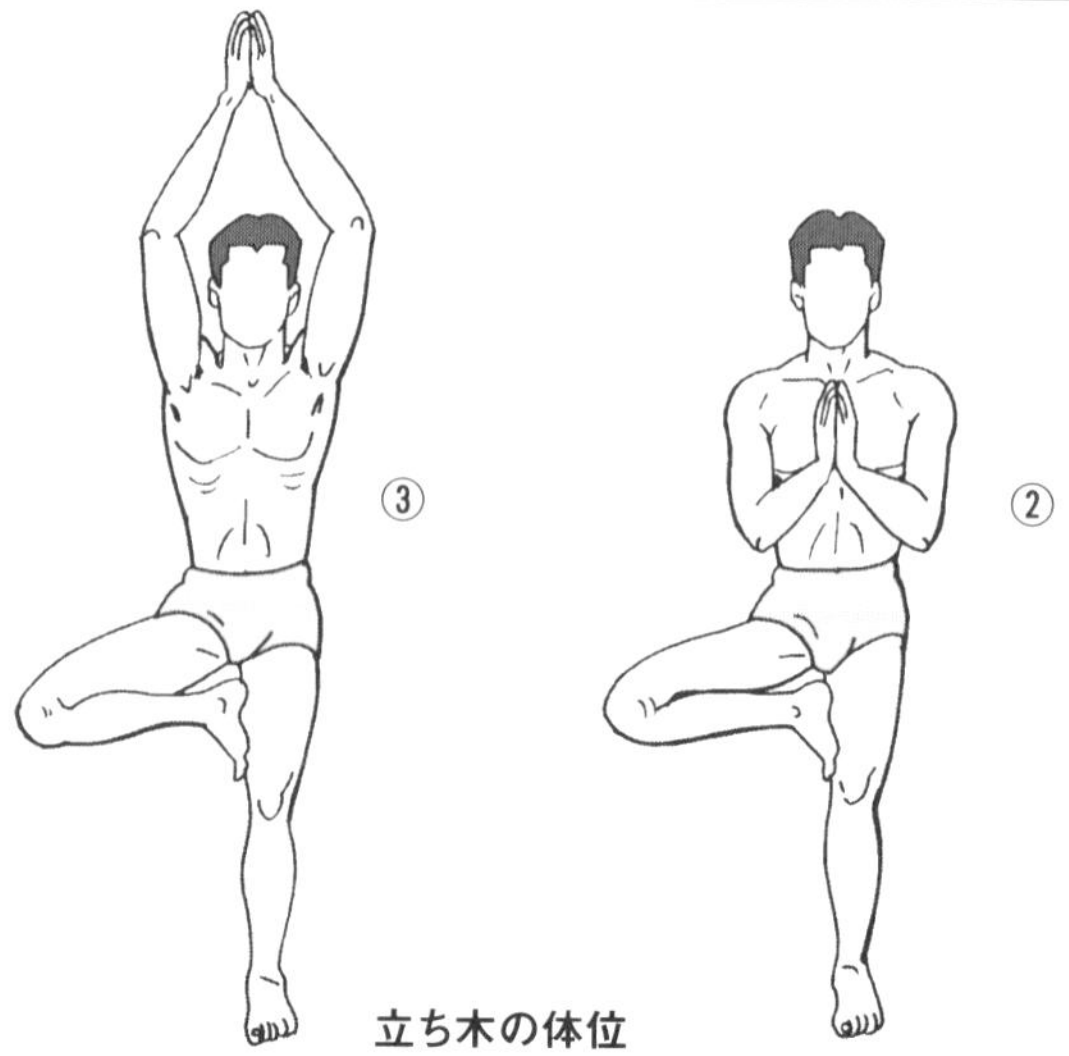

立ち木の体位

ムーズになります。

バランス感を養成する体操がヨーガ体操のなかにいくつかあるのはこのためです。

（2）この体操は脚の血液循環をよくし、脚の筋肉を強くします。特に内マタ筋を強化するので老化を防ぎ、若返りに役立ちます。

14　壮美な体位

【やり方】

（1）ツマサキをそろえて直立する（①図）。

（2）ゆっくりと左手を顔の上に上げ、ヒジを伸ばす（②図）。

（3）右脚を曲げて、足をシリに近づける。体重を左脚に托す。

（4）右手で右足の甲をつかむ（③図）。

（5）腰から上の上体を後ろへ反らすと同時に、

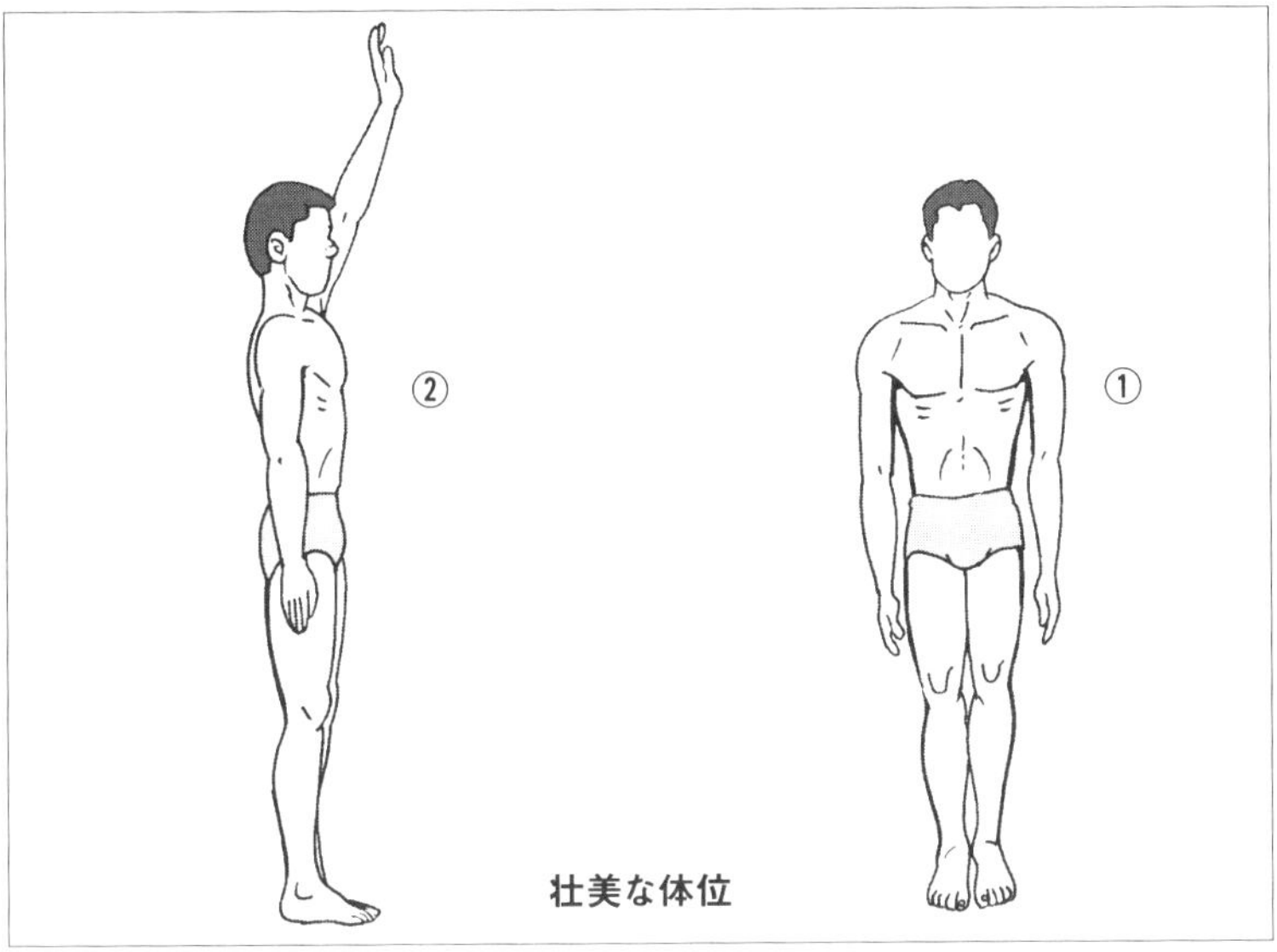

壮美な体位

右足をさらに引き上げ、バランスが保てる限り、右足をつかんでいる右手を背中へ引き寄せ、頭を後ろへ落とす（④図）。

(6) この体位を初めは五秒間保つ。週ごとに五秒ずつ増やして三〇秒間にする。

(7) 静かに上体をまっすぐに立てると同時に、頭上に上げた手を下ろし、曲げた脚を手から離し、足を床上に下ろして、元の形にもどす。右左二回ずつ繰り返す。

【ききめ】

(1) バランス感覚を養い、容姿を美しくします。

(2) 背中と太モモのこりを軽くします。

(3) 背中に気持ちのよいマッサージを施すことになります。

(4) 胸かくをひろげます。

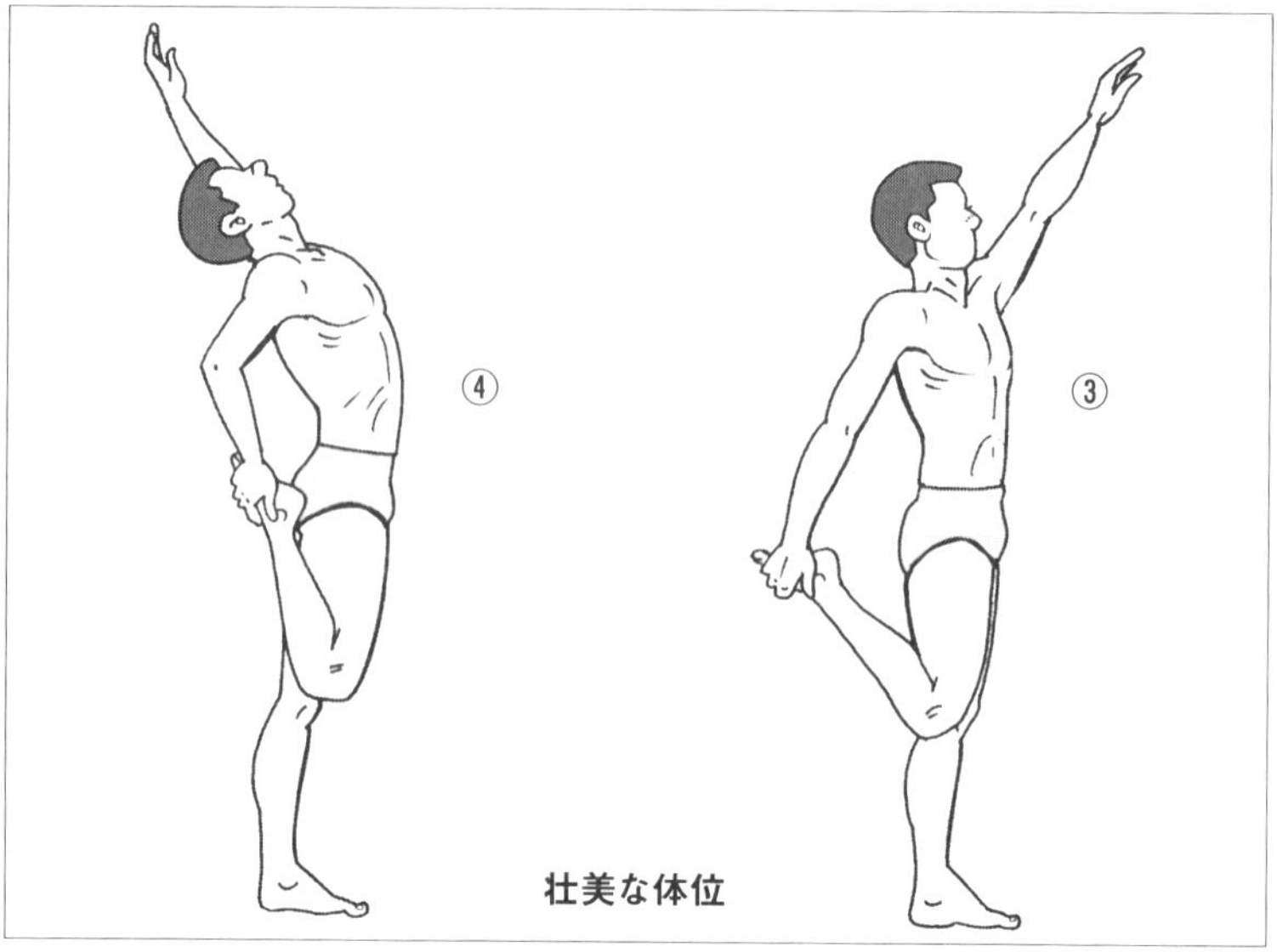

壮美な体位

【注意】

(1) バランスをとるのがむずかしいうちはウデと脚の伸ばし方をゆるくしておき、慣れるにつれて、しっかりと伸ばすようにします。

(2) バランスをとるには、強度の精神集中が必要です。

(3) 眼は閉じないこと。

壮美な体位の変化型

【やり方】

(1)〜(4) 前記と同じ。

(5) 上体を前へ傾ける。左ウデを前方に水平に突き出すと同時に、右ウデは右足をつかんだまま後ろへ伸ばし、左ウデと一直線にする。

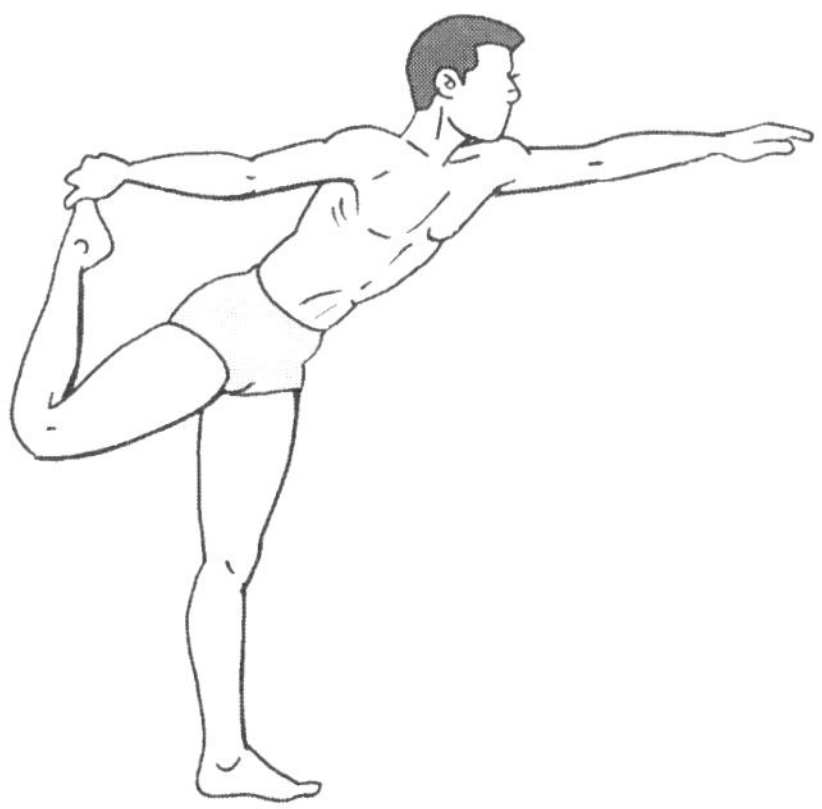
壮美な体位の変化型

15　わしの体位

【やり方】

(1)　ツマサキをそろえて直立する（①図）。

(2)　左脚は床上に直立。右の脚を左脚の前に回わし、右の太モモを左脚の太モモと交差させる。それからさらに右脚を左脚にからませて、右足のクルブシが左脚の内側にふれ、その足先が前方に向くようにする（②図）。

(3)　この体位を保ちながら、両ウデを上げて胸の前でからませて、バランスをとる。ウデをからませるには、立っている脚のほうのウデを上にする。両方のテノヒラは向い合わせにして顔の前に立てる（③図）。

(4)　この体位を安定させたら、ウデをからめたままで上体を前にかがめ、胸を曲げた脚（右脚）につける（④図）。

(5)　この体位を一五～二〇秒間保つ。そのあいだ、深い呼吸をする。

それから、ゆっくりと上体を起こし、ウ

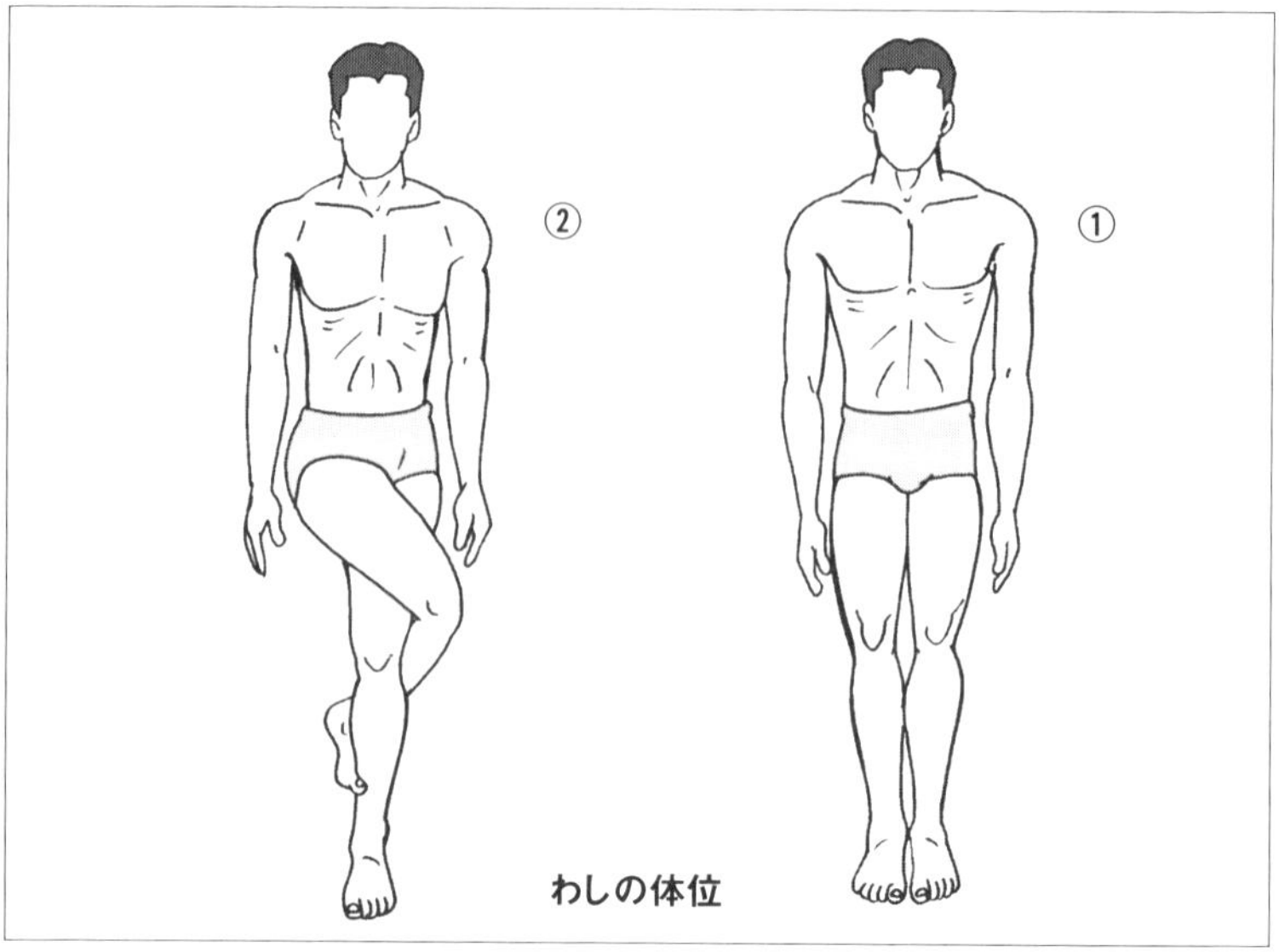

わしの体位

デと脚のからんでいるのをときはなして、元の直立体位にもどす。

(6) 今度は、右脚を直立して行なう。左右交互に二回繰り返す。

【ききめ】

(1) バランス体位に共通の効果があります。
(2) クルブシを強化します。
(3) 肩のこりがなくなります。
(4) フクラハギのけいれんを防ぎます。

【注意】

(1) 全身のバランスがとれていない人は、ふだんから体重を片脚にかけたり、カカトか足の内側や外側にかけたりします。これは靴底の減り方が片寄っていることによってわかります。

バランスのくずれた姿勢の人は、すぐに

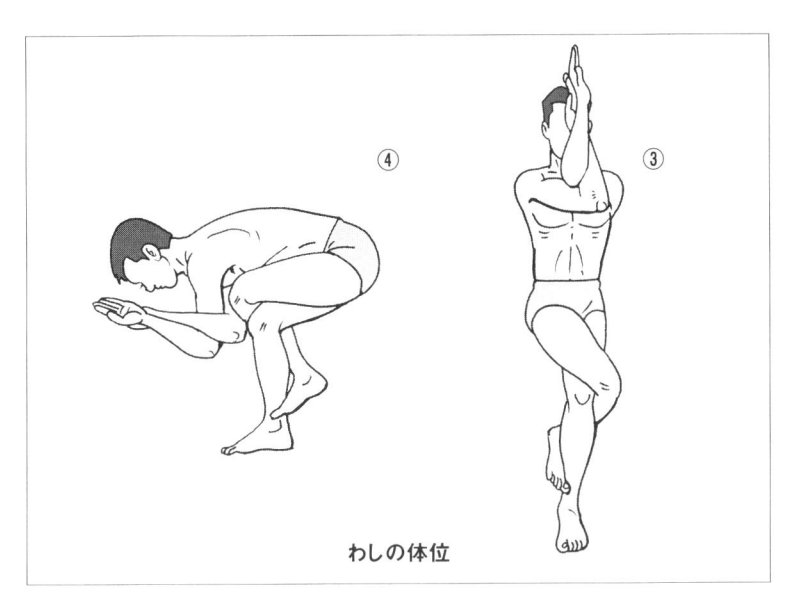

わしの体位

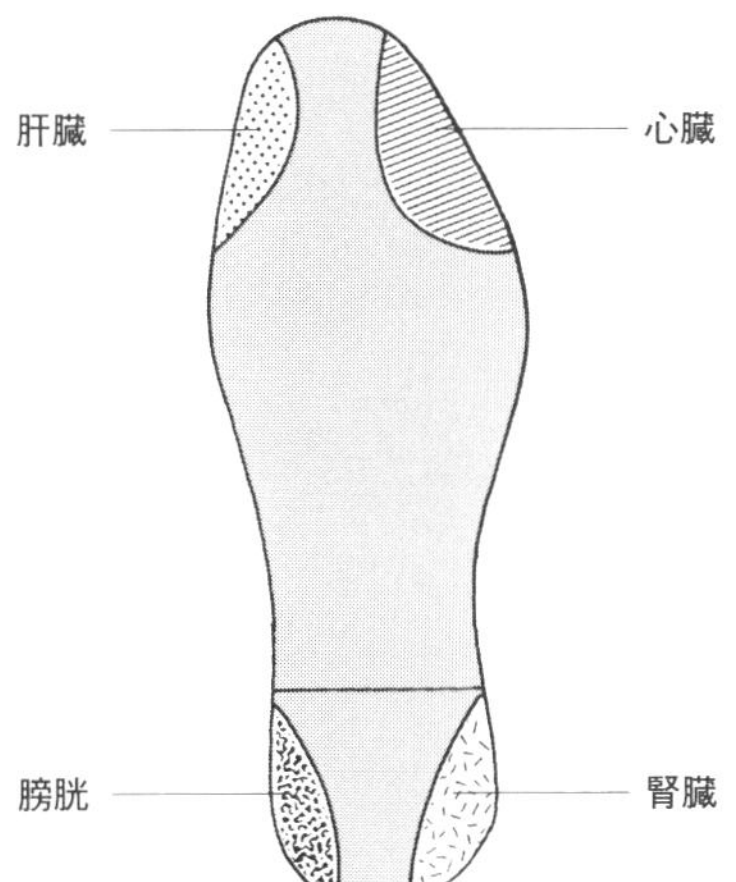

靴底の減り方と病気

疲れを感じ、気分が重く、ついには重い病気にかかる恐れがあります。

16　足先に体重をかける体位

【やり方】

(1)　ヒザを床上にそろえ足を立てる。両足のカカトの上にシリをすえてしゃがみ、右足を持ち上げて左太モモの上にのせる。

(2)　両ヒザを床から上げる。バランスがとれて上体が安定したら、手を胸の前で合わせるか腰にあてる。

(3)　立てている左足のカカトをできるだけ高く上げる。この体位を数秒保つ。呼吸は普通である。

(4)　両ヒザを床につけ、右足を太モモから床へ下ろして、元のすわった体位にもどす。

(5)　左右の脚をかえて、二回繰り返す。

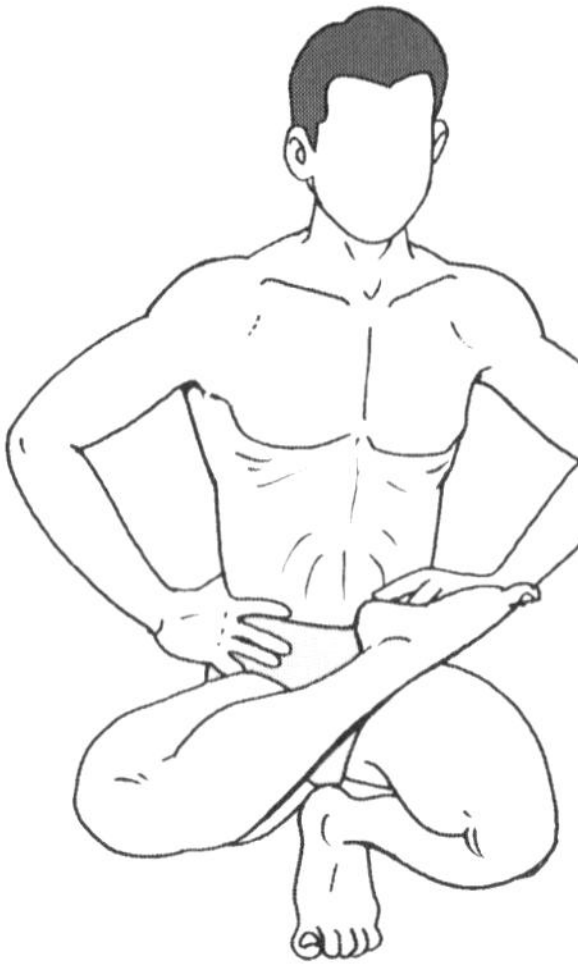
足先に体重をかける体位

【ききめ】

(1)　バランス養成の効果があります。

(2)　コムラの筋肉を強くします。

(3)　便秘によろしい。

【注意】

(1)　精神集中はコムラの筋肉に対して行ないます。

(2) 終わったら立ってリラックスします。

(3) カカトは、高く上げるようにつとめます。

17 マタを開く体位

【やり方】

(1) 脚を前に伸ばし、背骨をまっすぐに立てて床上にすわる。

(2) 手で両脚を左右にできるだけ大きく開いて床上にまっすぐに伸ばす。

(3) ウデを左右に伸ばして、テノヒラをヒザにおく。多少の痛さをこらえて、この体位を数秒間保つ。呼吸は普通。

(4) (1)の体位へもどって、少し休み、また繰り返す。二回。

【ききめ】

(1) これは「わにの体位」とともに骨盤のひずみを修正する体操です。骨盤のひずみとは仙骨と腸骨とをつなぐ仙腸関節がはずれて、片方の脚が短かくなっているとか、骨盤が開きっぱなしであったり、その反対に閉じっぱなしであったりしていることです。骨盤がくるうと、脊柱も曲がり、全身に大きな悪影響が及びます。

(2) それで、この体操は間接的には、全身の病気によい効果をもたらしますが、直接的には骨盤の開閉を自由にしますので、肥満症や内臓下垂が治ると同時に、神経質やヒステリーもよくなります。

(3) つわりや難産からも解放されます。

【注意】

(1) 精神集中は、背骨と会陰部に対して行ないます。

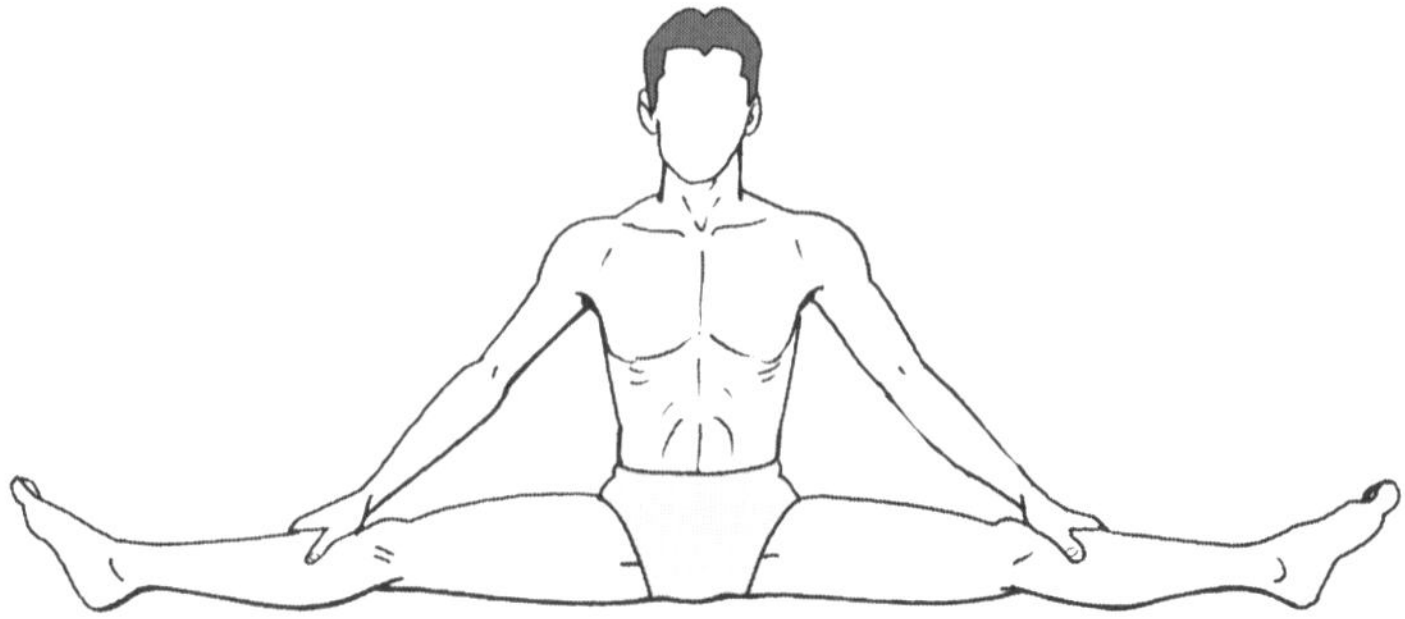

マタを開く体位

(2) 体操中に無理をしてまで筋肉の痛さをこらえる必要はありませんが、ある程度の痛さは、「良薬は口ににがし」のことわざを思い出してこらえてほしいものです。

マタを開く体位の変化型Ⅰ

【やり方】

(1) 「マタを開く体位」の最後の体位ができあがったところで、テノヒラをそろえて、自分の正面の床上におく。そのテノヒラを、イキを吐きながら、ヒタイが床につくところまで前方へ床上をすべらせてゆく。両ウデがいっぱいに伸びきって、上体がじゅうぶんに床上に伏さったところで、しばらくその体位を保つ。呼吸は普通。

(2) 静かにイキを吸いながら上体を起こす。

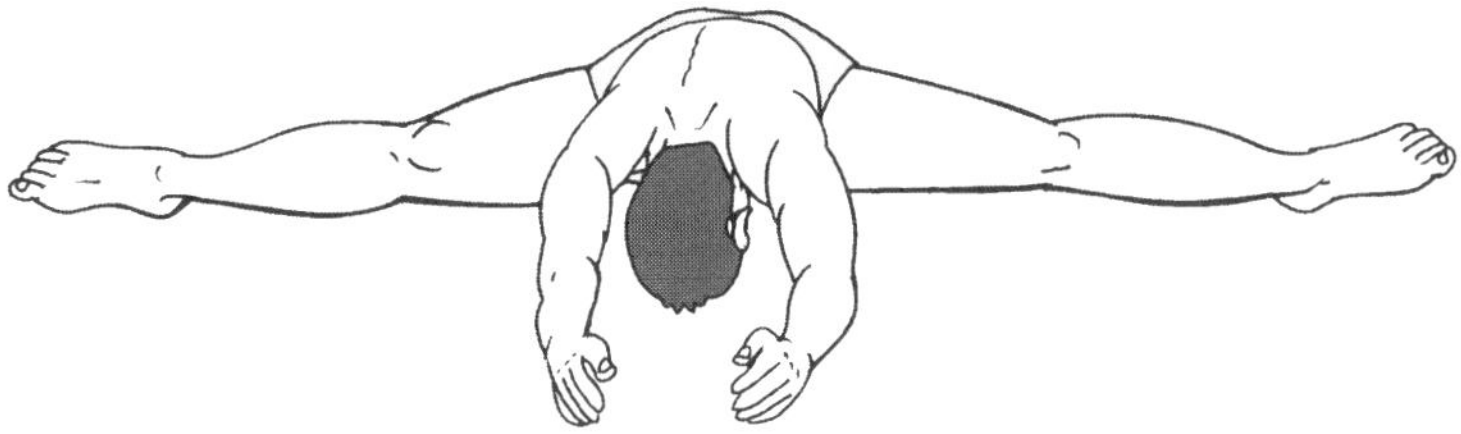

マタを開く体位の変化型Ⅰ

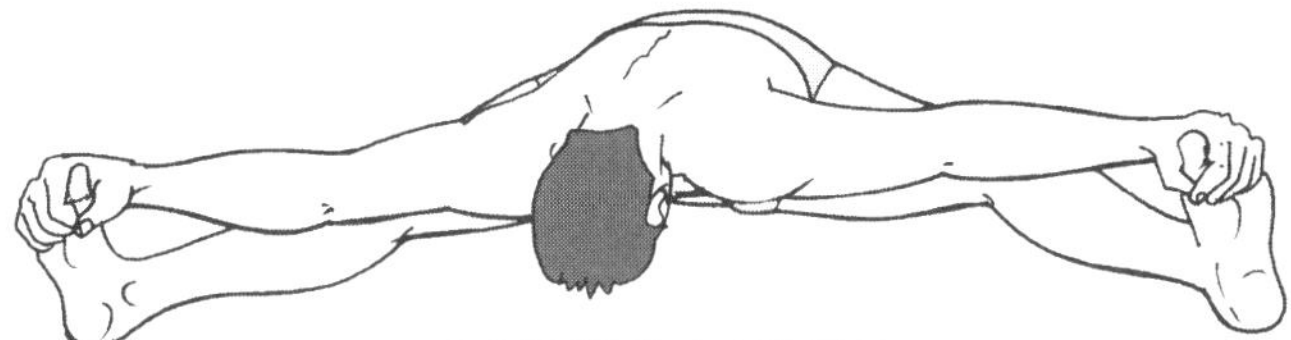

マタを開く体位の変化型Ⅱ

マタを開く体位の変化型Ⅱ

【やり方】

(1)「マタを開く体位」の最後の体位から、人差し指を左右の足の親指にかけて、イキを吐きながら、上体を前へかたむけてゆき、最後にヒタイを床につける。この体位で普通の呼吸を行ない、しばらくこらえる。

(2) イキを吸いながら上体を起こしてゆき、元の体位にもどす。

【ききめ】

(1) 以上二つの変化型は、この体操の効果をいっそう強めるためのものです。無理をせず、いそがず、だんだんに上達をするように心がけることがよいでしょう。

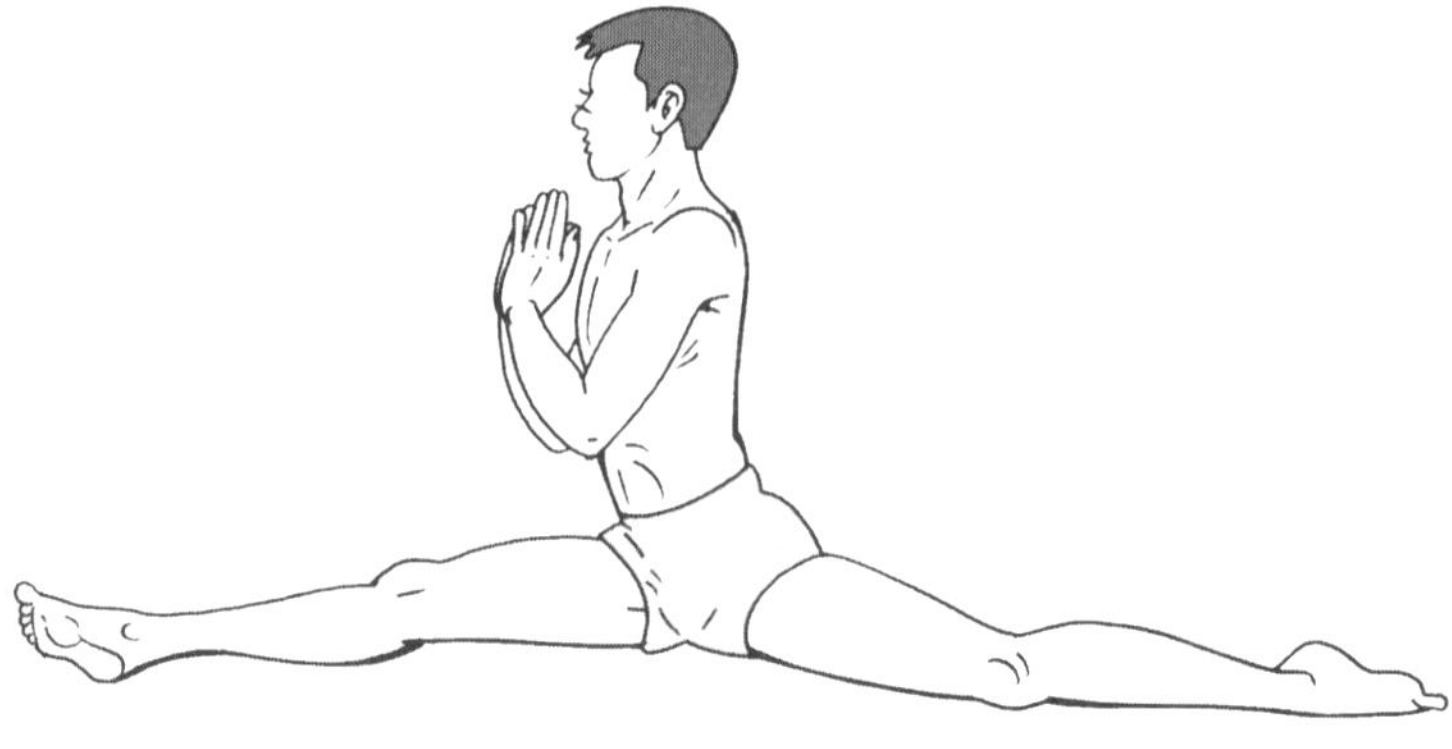

マタを開く体位の変化型Ⅲ（猿王の体位）

マタを開く体位の変化型Ⅲ（猿王の体位）

【やり方】

(1) 正坐して両手のテノヒラをカラダの左右の床上につける。それから、右脚はヒザ立ての形で前に出し、左脚のヒザを床につけて後ろに引く。

(2) まず、左脚を後ろへじゅうぶんに伸ばす。足の甲は床についている。

(3) 両手を左右の床上につけたままで、右脚を前へ伸ばしてゆく。それに応じて、シリはだんだん下がって床に近づく。シリが床にぴったりついたら成功である。

(4) この体位で、上体をまっすぐに立てて、手を上げて合掌し、しばらく静止する。呼吸は普通。神経は合掌の手の先に集中する。

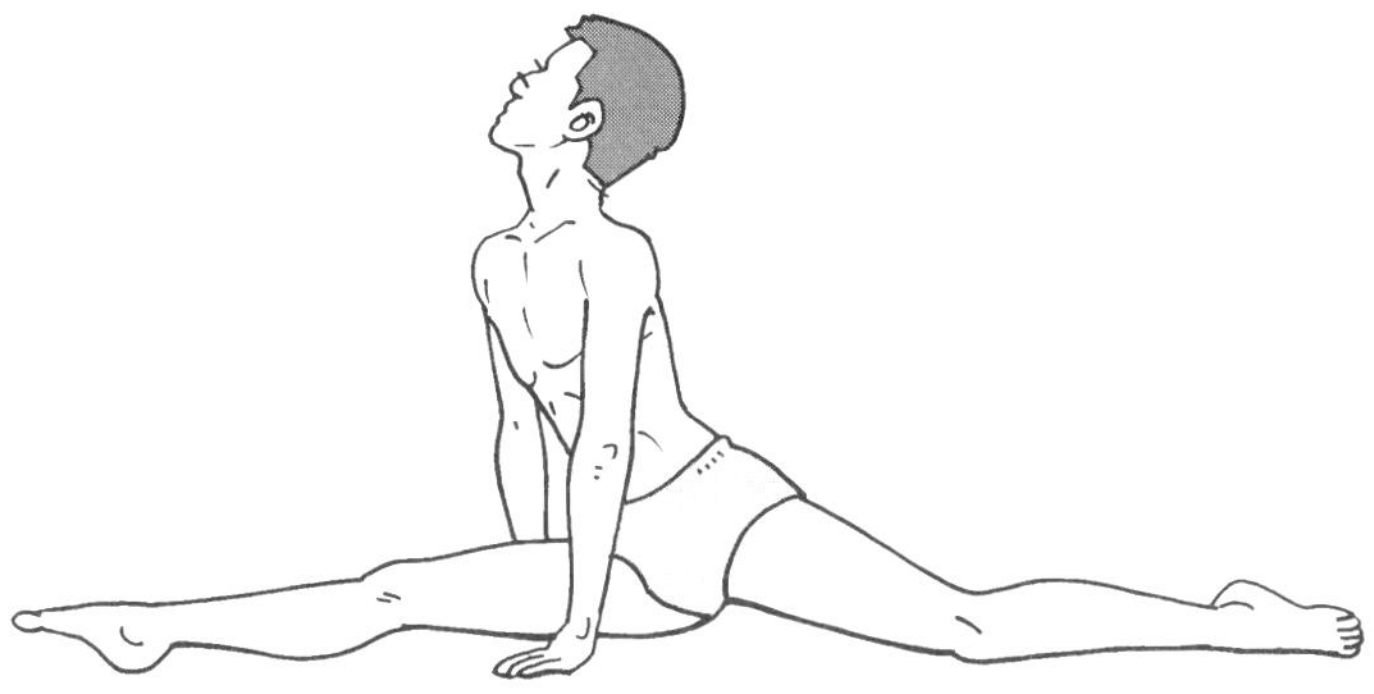

猿王の体位

左右の脚をかえて一回ずつ行なう。

【ききめ】

(1)「マタを開く体位」の体位とはちがった方向で骨盤のひずみを修正します。

【注意】

(1) この体操では両手を床につけておくことを忘れてはいけません。こうしないと、過度にマタがさけて、太モモの神経を痛める危険があるからです。

(2) 初めは脚が前後によく伸びないので、シリは床から遠く離れていますが、失望せずに続けてゆくと、最後にはシリが床に、ぴったりつくようになります。

18　孔雀の体位

【やり方】

(1)　足先きを合せて、両足を床上に立て、ヒザの間をかなり離して床にひざまずく。

(2)　上体を前に傾け、両テノヒラを、指先きが手前の方へ向くようにそろえて、両ヒザを結ぶ線上の中央に、できるだけその線から引っこめて床上に置く。

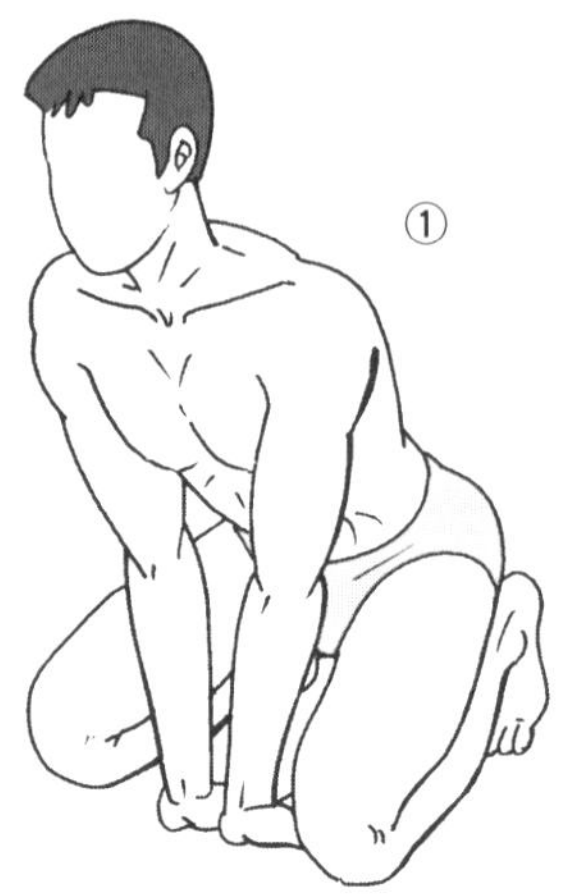

孔雀の体位

(3)　両ヒジを曲げてそろえ、そのくっつけた両ヒジをヘソのあたりに当てがう（①図）。

(4)　その両ヒジの上に上体を伏せて、全身の重みを二本のウデにかける用意をする。

(5)　脚を同時に、または片方ずつ、まっ直ぐに伸ばし、両脚をそろえて固くする。

(6)　イキを吐き、それから体重を上腕と手首とテノヒラにかけて両脚を床から浮かす。両脚を浮かすには、アゴをつき出しながら上体を前へ乗り出し、支柱の両ヒジをやや前方へ傾けて、脚と上体との重さのつり合いをはかる（②図）。

(7)　両側が浮き上がったならば、頭から足先きまでの全身をまっ直ぐに伸ばしたまま、床と平行に保持する。初歩のうちは、イキ

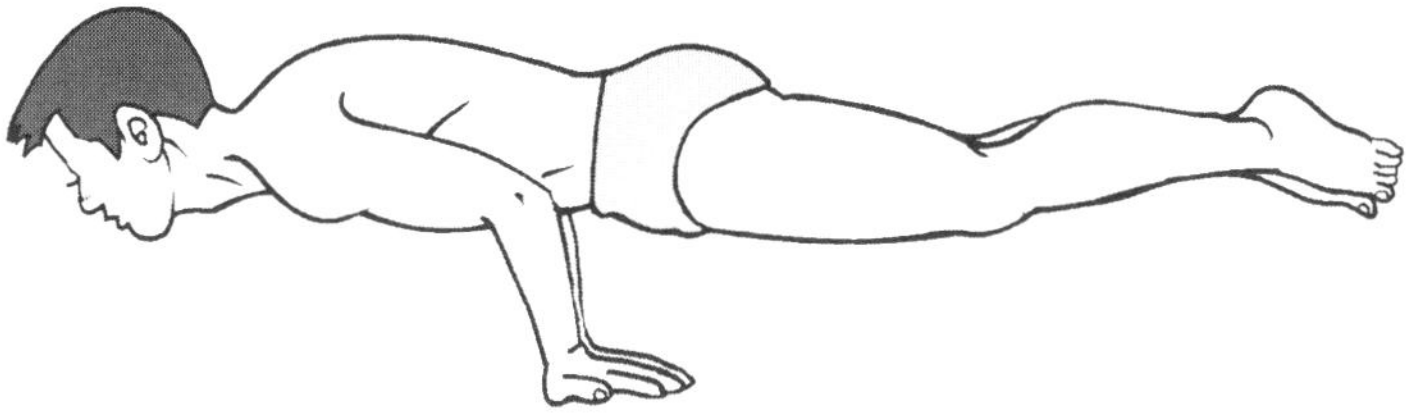

孔雀の体位

を止めていられる間だけ、この体位を保持するが、上達すると、通例の呼吸をしつつ、三〇秒から一分まで保持時間を延長する。

(8) 両ヒザを前へもどして、やり始めの姿勢に返り、それから腰を下ろして休む。

【ききめ】

(1) ヒジでもって腹部の大動脈を圧迫する結果、腹部の内臓の血液循環がよくなり、従ってその働きがすべてよくなります。その結果として、食物の消化力が強くなり、不消化な食物からでも栄養をとることができ、さらには毒物を食っても中毒しないようになります。

(2) 脾臓の肥大や不調、肝臓の疾患が治ります。

(3) 便秘や鼓腸の現象は一〇日間の実修で消

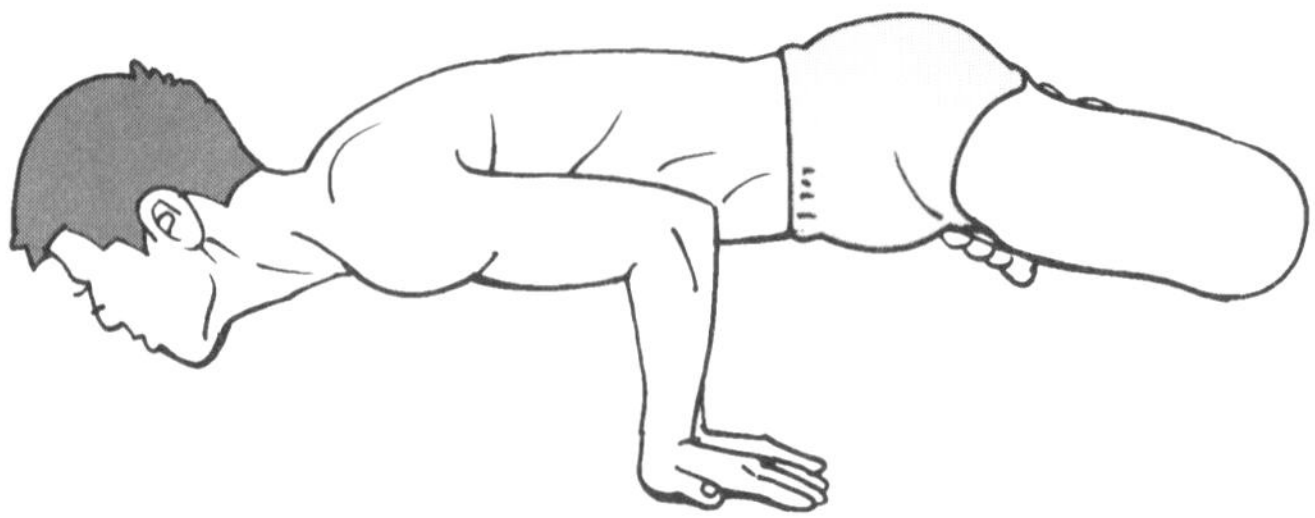

蓮華坐の孔雀体位

えます。

(4)　一気に一五分から二〇分の間、この体位を保持することができる人は、蛇やさそりの猛毒にさえ不死身《ふじみ》だといわれています。

(5)　眼にもよく、近視や遠視の人は毎日この体位を実行するとよいでしょう。

(6)　ウデと手が極度に強くなり、肺にも非常によい結果をもたらせます。

【注意】

(1)　ヒジで肋骨を圧迫しないこと。

(2)　この体位は女性には不適当とされている。

(3)　体重を上腕にかけ始める前にイキを吐いておく仕方と吸っておく仕方の両様がある。

蓮華坐の孔雀体位（孔雀体位の変化型）

【やり方】

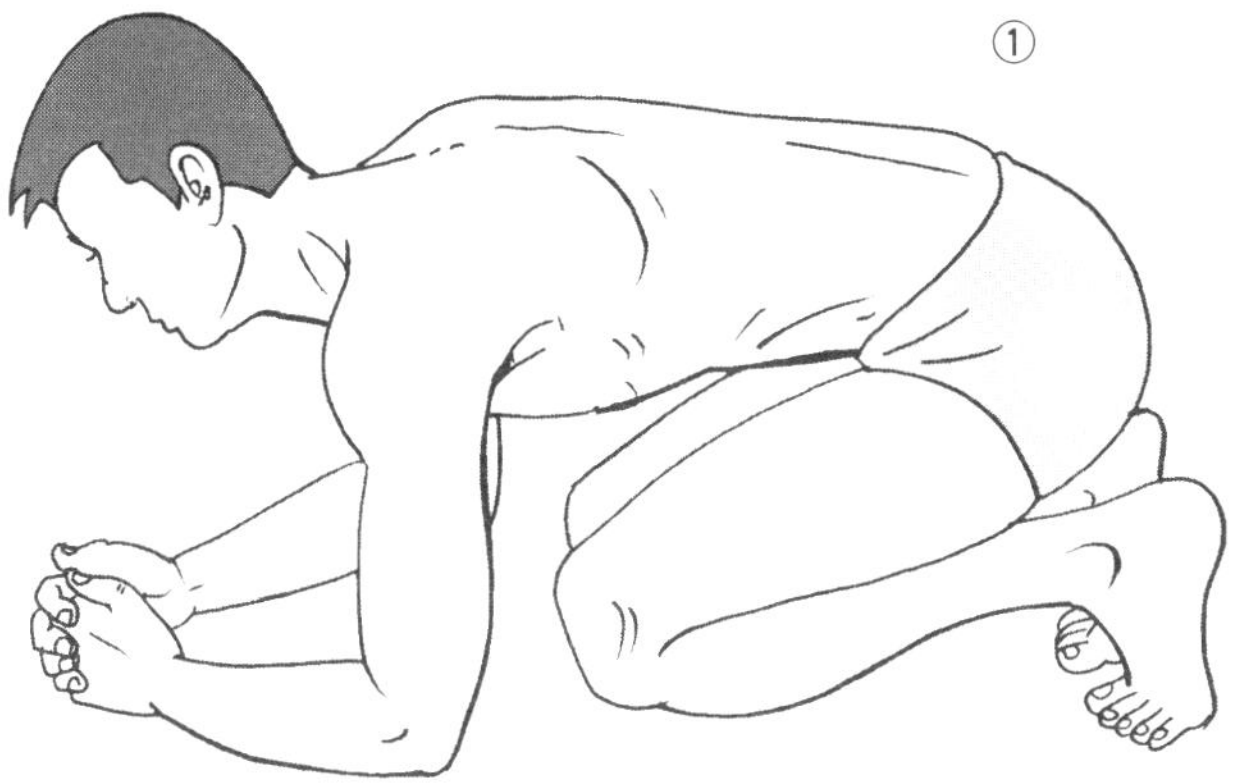

頭で立つ体位

(1)　蓮華坐(199頁参照)を組む。両ヒザで立ち上がり、テノヒラを、指先を手前へ向けて、前の床上につける。前ウデを立て、両方のテノヒラと前ウデとを接近させる。

(2)　前方へ上体をかがめて、腹部を両ヒジの上にのせ、孔雀体位の場合と同様に、バランスをとって、全体を浮かす。最後の体位を数秒間保持する。

(3)　蓮華坐に組んだ脚をそのまま床に下ろす。引き続いて(2)に返って数回繰り返すも可。

19　頭で立つ体位

【やり方】

(1)　まず床にひざまずく。シリは立てた足のカカトの上につける(①図)。

(2)　手を組み合わせて床上に立てる。ヒジは

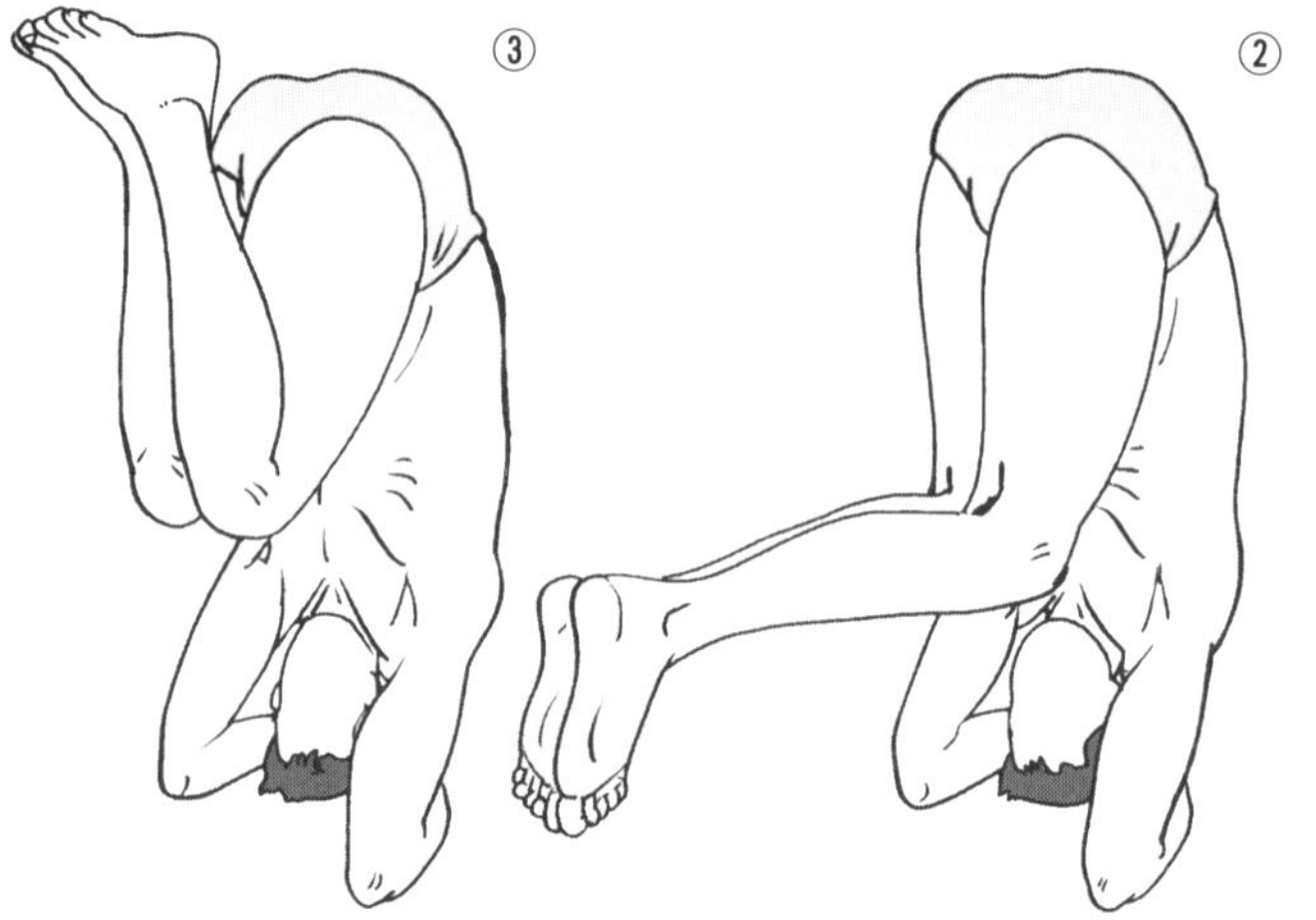

頭で立つ体位

肩の幅に開いて床におく。

(3) 頭を下げて、後頭部を、組み合わせたテノヒラにあてがう。

(4) ひざまずいた体位から、ゆっくりと上体を起こして、上体がほとんど床に直立になる。

(5) それと同時に、ヒザを伸ばして、足先を小きざみに顔へ近づけてゆく。

(6) そのうちに、頭で支えられた上体は、次第に後ろへかたむいてゆくが、ある点までくると、上体が後ろへ倒れようとする力と脚の重さとがつり合って、足が自然に、らくらくと宙に浮き上がる感じがつかめる。

(7) そのとき、ヒザを胸へ近づけ、脚を折り曲げて、足を床から浮かす(②図)。

(8) 足が宙に浮き、太モモが腹にふれた形で、

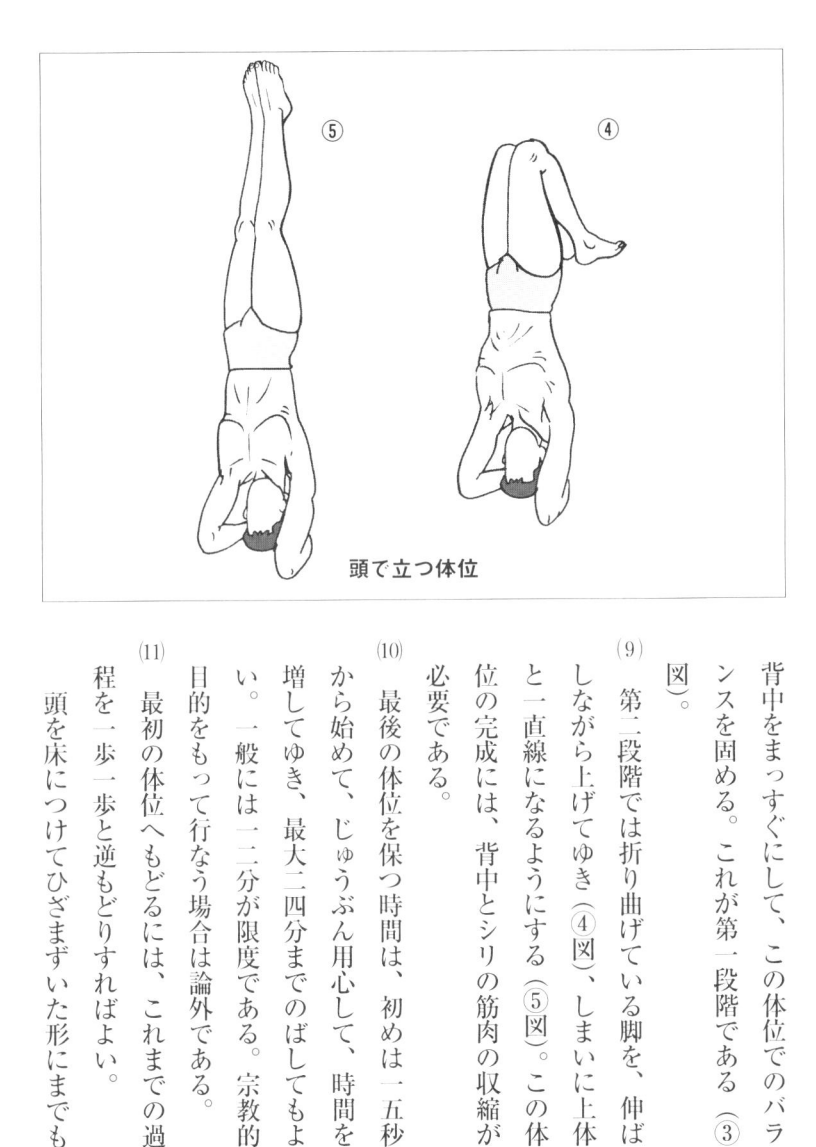

頭で立つ体位

背中をまっすぐにして、この体位でのバランスを固める。これが第一段階である（③図）。

(9) 第二段階では折り曲げている脚を、伸ばしながら上げてゆき（④図）、しまいに上体と一直線になるようにする（⑤図）。この体位の完成には、背中とシリの筋肉の収縮が必要である。

(10) 最後の体位を保つ時間は、初めは一五秒から始めて、じゅうぶん用心して、時間を増してゆき、最大二四分までのばしてもよい。一般には一二分が限度である。宗教的目的をもって行なう場合は論外である。

(11) 最初の体位へもどるには、これまでの過程を一歩一歩と逆もどりすればよい。

頭を床につけてひざまずいた形にまでも

どったら、ヒタイを、上下に重ねたコブシの上にのせて休む。その休息の時間は、少なくともそれまでに使った時間と同じ長さであることが必要だとされている。

【ききめ】

(1) この体操は頭部に多量の血液を送りますので、頭脳のほか、神経組織全体を健康にします。したがって、諸感覚器官の機能もよくなります。

その結果、いろいろな神経症が治ります。たとえば、エネルギー欠乏、頭のつまった感じと圧迫感、疲れやすく、だるい感じ、記憶減退、不眠症、神経緊張、消化不良、便秘などに効果があります。

(2) 心臓より上にある内分泌腺に新鮮な血液が供給される結果、松果腺、脳下垂体、甲状腺、副甲状腺のはたらきが正常になります。

(3) 腹部の諸内臓器官が、つね日ごろの圧迫から解放されることと、静脈の運行が促進されて静脈血の流出した器官が新鮮な血液の供給を受けることによって、すべての内臓のはたらきがよくなります。その結果、肝臓や脾臓の充血、性欲衰弱、消化不良、便秘等が治ります。

(4) そのほか、ゼンソク、心悸亢進(しんきこうしん)、ノドの充血、口臭、頭痛、静脈瘤(じょうみゃくりゅう)など多くの疾患が治ってゆきます。

【注意】

(1) この体操はすばらしい効果があるだけに、初めはかなりむずかしいといえます。体力と柔軟性と平衡感覚が必要です。

(2) この体操に熟達するには二段に分けて練習することがよいです。第一段階では、(1)から(5)までの体操を繰り返し、練習してクビの力とバランスの感覚とを養うのです。この予備段階の練習をかなり積んでから、足先を床から浮かす練習をします。この場合、足先で床をけったりしてはいけません。

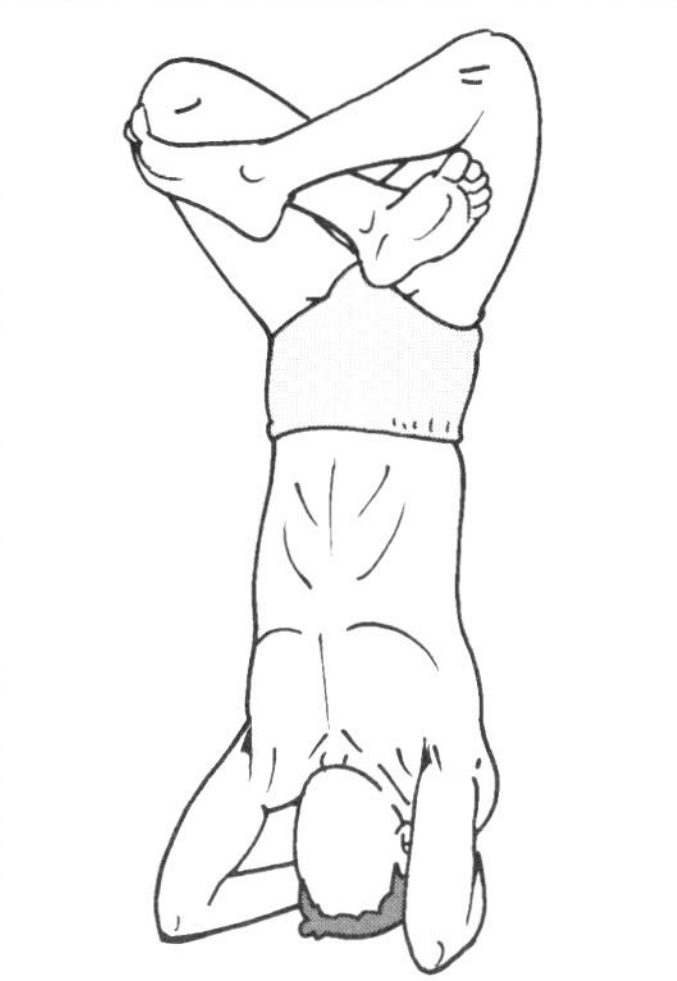

頭で立つ体位の変化型

あくまで、足がなめらかに床から離れることが大切です。

(3) この体操の練習に他人の助けをかりるのはなるべくさけたほうがよいです。

独習を必要とする人が壁などを利用するのはやむを得ませんが、横に倒れて思わぬけがをする危険があるので用心することです。なるべく、壁の角（かど）の内側で行なうのが安全です。しかし、壁にたよって練習すると、いつまでも壁がなければ行なえないようになります。

壁に足を立てかけて、逆立ちの時間の長さを自慢するのは、おろかなことであるばかりか有害です。

(4) 完全に倒立したときには、頭のてっぺんが床についていなければなりません。前頭部で立つと腹が前に張り出して、正しい姿勢が保てず、腹や背中の筋肉に過度な緊張を与えるのです。倒立しているあいだ、体重の大部分は、頭にかかるが、重さを感じないぐらいが理想的な体位です。そして、だいたいにおいてリラックスしているのです。

(5) 倒立中に両脚を組んだり、大きく左右、前後に開いたりすることもありますが、これはバランス感覚の養成や腹筋などの強化に役立ちますが、必要なことではありません。

(6) この体操は効果の大きい体操だけに多くの禁忌（さけるべきことがら）があります。

1、耳が痛み、または耳から膿（うみ）が出る人はやらないこと。

2、病気がすすんでいるとか、治って間もないときは行なってはいけない。

3、弱視の人も行なってはいけない。弱視はほかのヨーガ体操で治すこと。

4、血圧が一五〇以上の人と一〇〇以下の人は熟練者に相談すること。

5、心臓のわるい人は用心して行なうこと。

6、慢性鼻炎の重い人はかえって悪化する。

7、ひどい便秘の人も行なってはいけない。

8、はげしい運動のあとで、行なってはいけない。

20 完全弛緩の体位

インドで「死体の体位」（シャヴァ・アーサナ）と呼ばれるこの体位は、いちばんやさしい体位のように見えて、実は最もむずかしい体位なのです。この体位をマスターしたならば、その利益は、はかり知れないものがあり

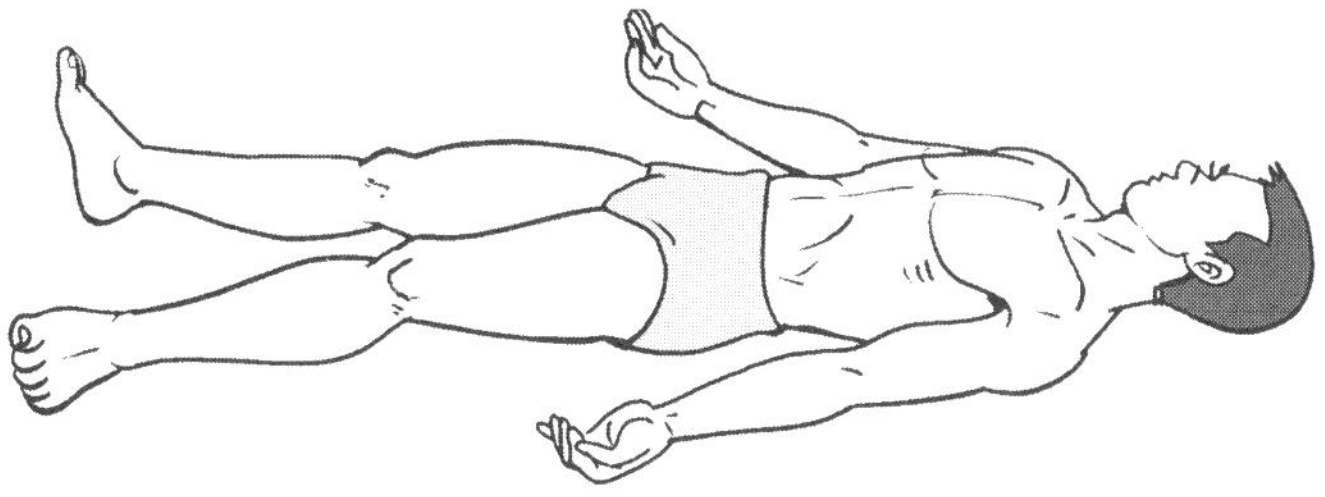

完全弛緩の体位

ます。

　この体位は、その名が示すように、心身とともに完全にリラックスした状態のことです。この状態が得られましたら、心身の健康はもちろんさとりさえ開けてきます。しかし、その状態を得ることはたいへんむずかしいといえます。

　ベッドの上で横になったり、安楽いすにふかぶかとカラダを沈めてみても、一部の筋肉は軽い緊張を残しているものでありまして精神の緊張はゆるむものではありません。

　これまで説明してきた体位体操は、すべてリラックスを会得するための手段だったのだといえないこともありませんが、そのものズバリに心身弛緩の感覚を身につける方法がこの体位法なのです。

【やり方】

(1) 筋肉弛緩の練習法

床上に手足を伸ばして仰臥します。カラダの一部分を選んで、その部分の筋肉をリラックスさせると同時に、その部分へ精神を集中して、その部分のすべての筋肉が、だんだんゆるんできて虚脱状態に落ちこみつつあると想像します。この方法を全身にわたって練習します。

この場合、練習の対象に選ぶ部分と、その選択の順位は任意ですが、標準的な順序を示しますと、

胸部→腹→手→脚→頭部

となります。しかし、もっと細分して行なってもよいし、足から始めてフクラハギ、ヒザ、太モモ、下腹、胃部、胸、クビ、下アゴ、鼻、眼、ヒタイ、頭頂というようにたどってもよいです。

そのあいだ眼は閉じておきます。一つの部位については数秒をかければよいでしょう。

この部分弛緩の練習は始めはとりとめもない感じがしますが、だんだん筋肉のゆるみを、はっきり意識することができるようになります。そして、最後には、全身を一時にリラックスさせることさえできるようになります。

以上のやり方は、ドイツのシュルツの自律訓練法の源となったものですが、筋肉弛緩の方法としてはややむずかしいものです。

これをよりやさしくするには、弛緩の前に緊張を加えればよいでしょう。すなわち、選んだカラダの部分の筋肉を、まず引きしめて固くします。この引きしまった感覚を意識し

てから、急にゆるめて、その弛緩した感じを味わうようにします。ねらいは弛緩にあるのですが、その感覚を、はっきりつかむために、前もって緊張させるのです。

たとえば、足の弛緩感覚をつかむためには、まず足先を頭のほうへ力をこめて曲げ、足とクルブシに強い緊張感を起こし、数分こらえてから、急に足を自然の状態にもどし、その部分のゆるまった感じを味わうようにします。

この練習にある程度成功すると、今度は足先から始めて頭のてっぺんまで、一気に緊張していって、全身が緊張しきったとたんに、今度は頭のてっぺんから足のうらまで弛緩させます。

このようなことが、らくにできるようになると筋肉の弛緩はお手のものとなります。しかしこれだけでは心身の完全なくつろぎは得られません。

(2) 呼吸リズム化の練習法

カラダが、じゅうぶんにリラックスしたところで、注意を呼吸に向けて、呼吸の流れにリズムを加えることをねらうことになります。

呼吸のリズム化の練習には、三つの段階があります。

【第一段階】

まず、イキの出し入れの流れを、ココロを静めて観察します。ただ、観察するだけのことで、イキの長さや量をコントロールするわけではありません。

初めのうちは、この観察に三〜四分をかけます。そして最後には一〇分まで延長します。そのあいだ、ココロは注意の焦点からそれてゆこうとしますが、強いて止めようとはしないで、いったん遊ばせておいてから、焦点である呼吸のほうへ引きもどします。

こういう練習を続けてゆくうちに、だんだんココロは、長いあいだ注意の的（まと）から離れなくなります。もちろん、この練習はなまやさしいものではありません。全心全霊をかけた、長い期間の練習が必要です。仏教で「数息観（すそくかん）」という行法が大事な行法の一つであることをみても理解できましょう。

【第二段階】

第一段階の練習を一週間ほど続けると、普通に行なっている呼吸は不規則で、平均した長さになっていないことに気づきます。

そこで出し入れのイキを同じ長さにそろえる練習を始めます。イキの量を増やすとか、長くするとかいう努力は無用です。めあては、呼吸のリズム化にあるのです。

練習は、毎日二五分ぐらい行ないます。初めのうちはイキ苦しさを感じるかも知れませんが、間もなくそういう感じは消えるでしょう。

【第三段階】

一か月あまり、真面目に練習すると、リズミカルな呼吸が非常にらくに行なえるようになります。そうなったところで、イキの量を増やしてゆく努力を始めます。

少しずつ程度を高めて、より深い吸息、それに相応したより深い呼息の練習を行ないます。呼吸はゆっくりと、なめらかに行なわれなければなりません。

精神集中の的（まと）はイキの動きです。

【ききめ】

(1) 第一段階の筋肉の弛緩だけでカラダはととのえられます（調身）。

(2) 第二段階の呼吸のリズム化によって、始めて神経の改善に成功します（調息）。

(3) この体位体操は、呼吸法と瞑想法への予備部門として、きわめて重要な意義をもっています。

【注意】

(1) イキのリズム化の練習は、決してやさしいものではありません。それは精神集中がむずかしいからです。この練習には大きな忍耐が必要で、上達を急いではいけません。第一段階がマスターできるまでは、第二段階に進まないことです。第二段階から第三段階へ移る場合も同様です。

(2) リズミカルな呼吸をのばしてゆくには、特に用心する必要があります。初めのうちは、どうしても多少の精神的緊張がまざりこみますが、これは望ましくありません。すべてが気らくで心地よくないといけません。頭の弱い人は一回に一〇分以上続けることはよくありません。健康な人には時間の制限はありません。この方法に熟達すれば、わずか一分でも身心の完全な弛緩を得ることができます。

これを修得した人は、精神的ストレスに対しては不死身（ふじみ）ですし、肉体的疲労からは急速に脱出できます。したがって、すべての病気から解放されることになります。

21　ライオンの体位

【やり方】

(1) ヒザをそろえて床につけ、足を立てて、カカトの上にシリをすえる。

(2) 両手のテノヒラを太モモの上におく。

(3) 手の指をしっかり開き、その手をゆっくりと、太モモの上を前へすべらせてゆき、指先を床にふれる。

(4) 上体を前にのり出し、シリをカカトから少し浮かし、両ウデを伸ばす。

(5) そこでアゴを胸へ引き寄せ、肩からウデ、指先へと力をこめてゆくと同時に、口を大きくあけ、舌を口外に出して、アゴのほうへ最大限に伸ばす。眼はカッと見開いて、眉間（みけん）、または鼻頭を見つめる。この体位を保つあいだは、主として口で呼吸をする。体位を保つ時間は、普通は一〇秒間、最大限三分間をこえてはいけない。

(6) 舌を引っこめ、シリをカカトの上に下ろして、全身をリラックスさせる。

(7) この体操を二回繰り返す。

【ききめ】

(1) ウナジ、ノド、顔の筋肉をゆるめます。

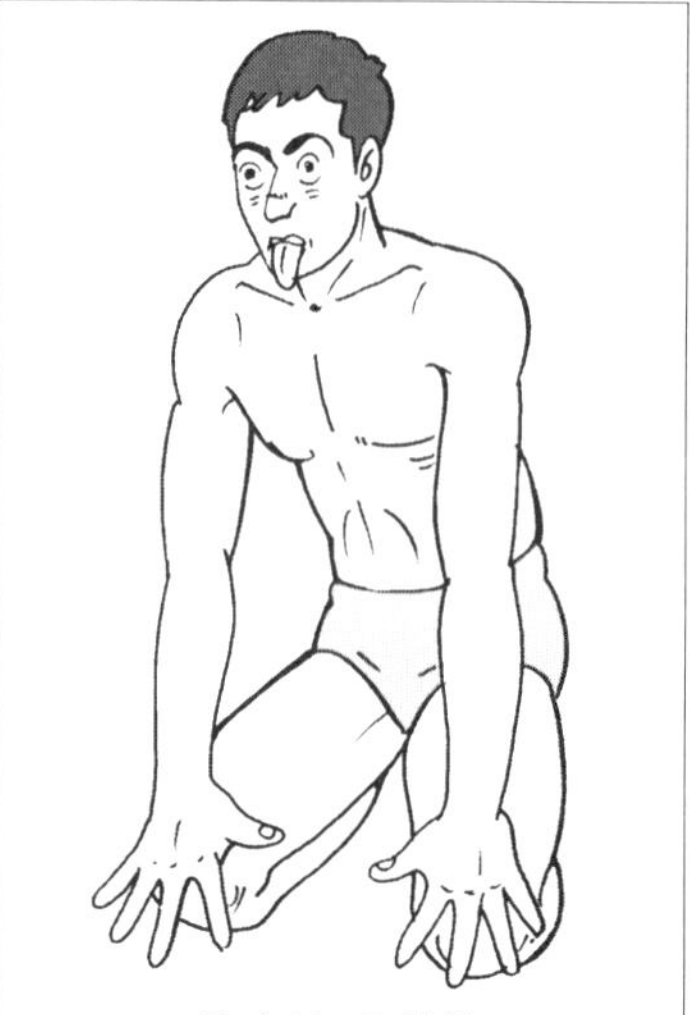

ライオンの体位

(2) 顔のしわをのばし、ヒフをなめらかにします。

(3) 血色をよくします。

(4) かぜの初期で、ノドが痛く、声がしわがれた段階だと、一日に二～三回繰り返してこの体操を行ないますと奇妙に治ります。ノドの血液循環をよくするのと、一時的にノドの貧血状態を起こすことによって細菌の栄養を奪うことがその原因と思われます。

(5) この体位は、このあとに述べるバシダ体操への準備として役立ちます。

【注意】

(1) ヨーガ体操のなかで、この体操だけは、最後の体位を保つあいだ、全身を緊張し、固くするのです。

(2) この体操は一日のプログラムの最後に行ないます。もちろん、そのあとで「完全弛緩の体位」を行なう必要があります。

(3) インドでは、この体位は瞑想の方法としても行なわれているのです。

D　バンダ体操とムドラー体操

この二種類の体操は、ハタ・ヨーガにとっては、非常に重要な部分をなしていますが、それは宗教的、つまりスピリチュアルな面でのことであって、健康を主な目的とする人にとっては、それほど重要だとはいえません。

ですから、ここでは片鱗だけを紹介することにします。なお、ヨーガ体操に熟達して、バンダやムドラーもやらなくてはものたりないと思う人は、拙著『ヨーガ根本教典』（平河出版社）などについて研究し、またすぐれた先輩に指導をうけることをおすすめします。

1　バンダ体操

(1)　ムーラ・バンダ

これは肛門を引きしめる方法で、主として、力をこめて肛門のカツヤク筋をしめる練習です。この練習には、会陰（えいん）部をカカトで圧迫することが必要です。それで、このバンダは、あとに述べる「達人坐」（シッダ・アーサナ）と密接な関係をもっています。

カツヤク筋には、内外の二つがあって、直腸の末端にある環状の筋肉でできています。外のほうのカツヤク筋がいわゆる肛門です。

肛門を強くしめようとすると、いきおい骨盤全体がしまりますので、バンダ体操は、骨盤全体を引きしめることができます。

【ききめ】

肛門に配置されている末しょう神経を介して自律神経のシステムに刺激を与えます。

【注意】

この体操の練習には、細心の注意が必要です。やりそこなうと、ひどい便秘になり、消化組織全体にわるい結果がでます。性器もこの引きしめの影響範囲にあるので、下手をするとその方面に故障が起こることもあります。きわめて慎重に、月日をかけて一歩一歩と強化してゆくように心がけることが望ましいといえます。

(2) ジァーランダラ・バンダ

ジァーランダラ・バンダ（ノドの引きしめ）

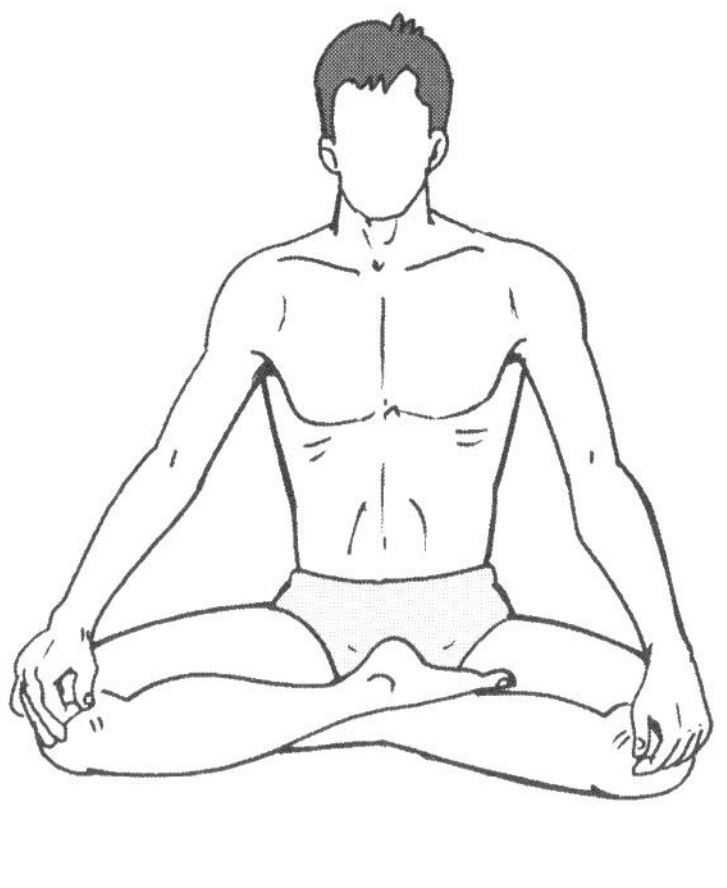

ムーラ・バンダ

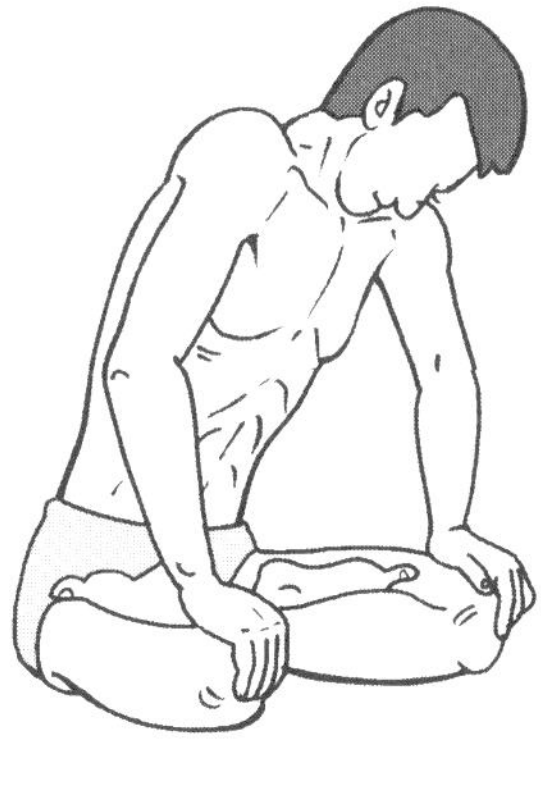

ジァーランダラ・バンダ

とは、アゴをきびしく胸に押しつけることです。アゴを押しあてる場所は、通例ノド元のくぼみ（胸骨の頂点で、左右の鎖骨の中間にできたくぼみ）ですが、それよりも下のほうの胸骨の上にあてる人もいます。このバンダは、ほかの体操と結びつけて行なう場合が多いのです。

このバンダは、背骨を引き上げる結果、脊髄を引き上げ、伸ばす作用があるので、脳によい影響を与えます。インドの古典では、このバンダは、クビのところを通っている多くの気道（生命のエネルギーの流れる管）をせきとめるはたらきがあり、老化を防ぐ効果があるとされています。

たしかにこの引きしめは、頸椎骨を伸ばし胸椎骨を引き上げることになり、全身に活気を与えます。これとは反対の姿勢を示す「アゴを出す」ということばは、世間で無気力や勝負を投げたことを表現しています。

(3) ウディーヤナ・バンダ

これは、横かく膜の体操です。

この体操の準備体位には、(イ)ヒザと足先を床につけ、シリをカカトにすえた体位、(ロ)四つんばい（両ヒザと、両手を床につけた形）の体位、(ハ)立っている体位などがありますが、ここではこの体操の実質を修得しやすい(ハ)のやり方を紹介します。

【やり方】

(1) 両脚を肩の幅に開いて立つ。

(2) 上体を少しかがめ、ヒザを軽く曲げ、手を太モモか、ヒザにあてる。

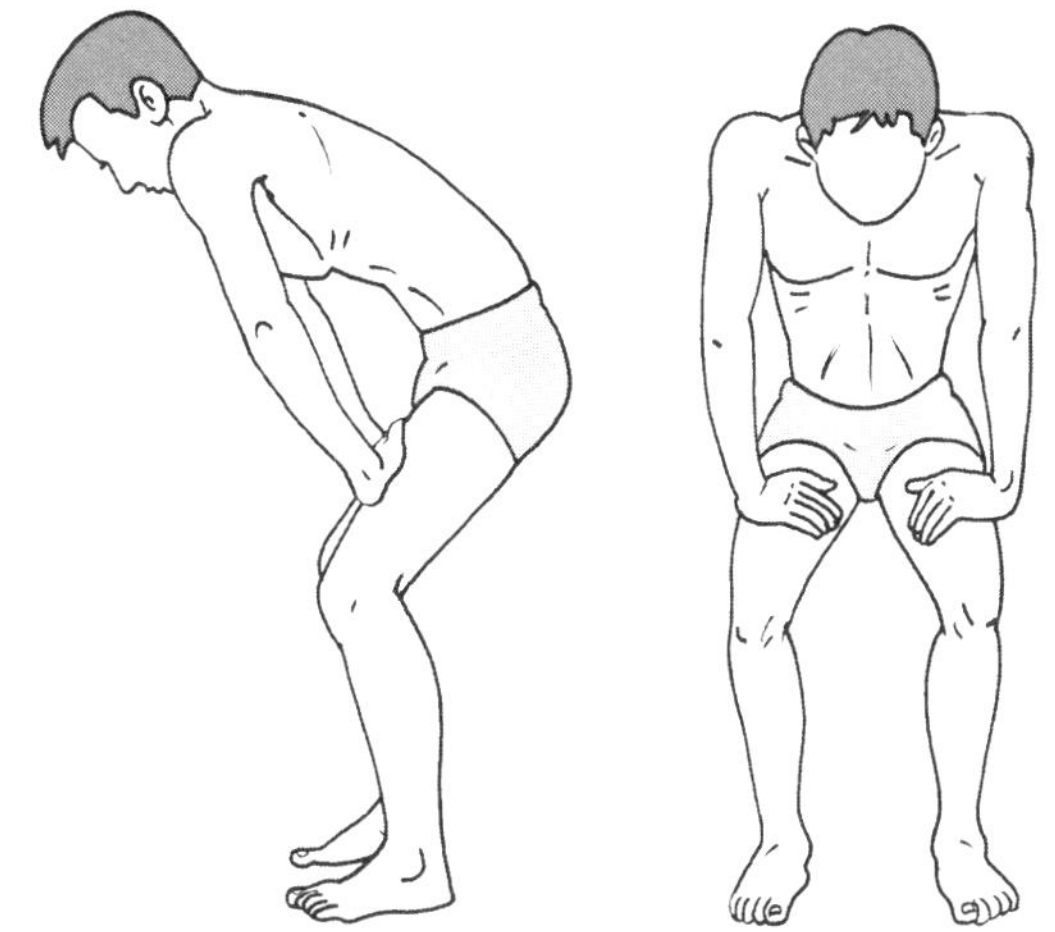

ウディーヤナ・バンダ

(3) ゆっくりと深くイキを吸う。

(4) 吸い終わって、今度は急速に力強くイキを吐き、肺のなかの空気を吐けるだけ吐き出してしまう。

(5) 吐き出しきったところで、テノヒラを、しっかりと脚に押しつけ、ヒジを張り、アゴをしっかりとノド元のくぼみに押しつけ、肩に力を入れて、腹を背中のほうへ引きつけ、さらに腹の内臓を上に引き上げる。それで、胃の部分も深く引っこんで、そこに空洞ができる。この体位を、らくにイキを止めていられるあいだ保つ。初めは五秒から始めて、だんだん長くする。

(6) いよいよイキを吸う段になって、いきなりイキを吸うのはまずい。まず手や肩の力は抜くが、ノドの引きしめ（バンダ）だけは、そのままにしておいて、イキを吸い始めるまでに腹の引きしめをゆるめておく。それからゆっくりとイキを吸う。このとき上体はややまっすぐになる。

(7) イキを、じゅうぶんに吸い、上体と脚をまっすぐに立て、ウデを垂らしたところで、この体操の一ラウンドを終わる。

しばらく普通の呼吸をしてから二回目にとりかかるわけであるが、一度には、五回ぐらいの繰り返しで止めておかなければならない。

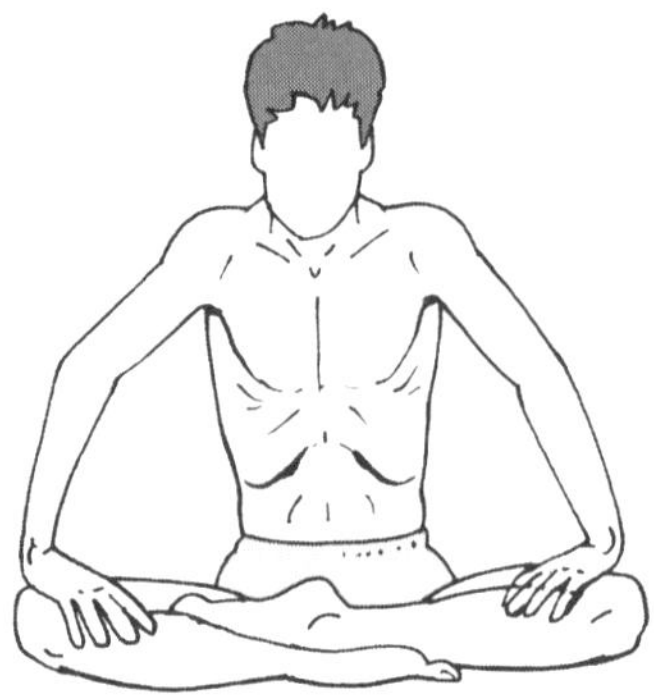

ウディーヤナ・バンダ

【注意】

(1) この体操を行なうのは、胃袋とボウコウがからっぽのときでないといけません。

(2) 循環器と内臓に重い障害のある人は行なってはいけません。

【ききめ】

(1) 便秘、消化不良、肝臓疾患などに対していちじるしい効果があります。

(2) 胴(どう)を細くします。

(3) この体操の精神への効果は、非常に大きいものです。

このバンダの名称は、おおとりが大空にかけ上がることを意味する語からきていて、プラーナ（生命のエネルギー）が背中の気道（スシュムナー）を通ってかけ上がることを意味しています。

2　ムドラー体操

ハタ・ヨーガには、ムドラーと呼ばれる体操が二〇ほどあります。この体操は霊的な力の発現を主な目的としています。

以下それについて説明しましょう。

ハタ・ヨーガでは、人間のもつ、いろいろな素質の根元は、脊柱の中心を通じている、眼には見えない気道（スシュムナー）の六か所にあるチャクラと呼ばれるセンターに内在していると考えられています。

このセンターに内在する素質から、人格を形成するいろいろな精神的なはたらきが発現し、そのなかには、性的本能のような低い段階のはたらきから、人類愛や、さらには過去、現在、未来の三世にわたるすべてのことを知るような超能力のはたらきまでがふくまれているというのです。

しかし、普通人にあっては、その根元であるチャクラが三つの結節で閉塞（へいそく）されているうえに、チャクラとチャクラをつなぐ気道であるスシュムナーが、いわばへどろでつまっているので、どんな人間にも神にひとしい偉大な素質が潜在しているにもかかわらず、それが発現されないでいるというのです。

そこで、この気道につまったへどろをさらい流し、チャクラをふさいでいる結節を突き破ることが必要で、それが成功すれば、人間が本来もっているすばらしい才能が発現し、最終的には神人合一の体験をさえ得ることができるというわけです。

ではどうしたら、へどろや結節を取り除いて、そこにうずもれている資質を発現することができるのか？　というと、背骨の下端に眠っているクンダリーニー（あるいはクンダリニー）という女神を目覚めさせて、スシュムナー気道のなかをまっしぐらに頭のほうへ登っていってもらうのがよい方法なのです。

それによってへどろが取り除かれ、結節が突き破られますから、生命のエネルギーであるプラーナがとどこおりなく流れることができ、それでチャクラに潜在していた諸能力が賦活（ふかつ）されて発現するという段取りです。そこで、かのクンダリーニーという女神を覚醒させる方法がムドラーと呼ばれる体操なわけです。

ムドラーということばは、「印」（しるし）を意味します。

真言宗などで、手でいろいろな形をつくることを「印を結ぶ」といいますが、ムドラーとはこの印を意味します。ですから、ムドラーは、シンボル（象徴）のことだといったらよいでしょう。シンボルと潜在意識とのあいだには、密接な関係があることは、心理学者によって指摘されています。シンボルは潜在意識の表現であると同時に、シンボルは潜在意識に対して強い呼びかけの力をもっているのです。

そういう点でムドラーは、たいへん興味ある体操ではありますが、本書の内容としては、

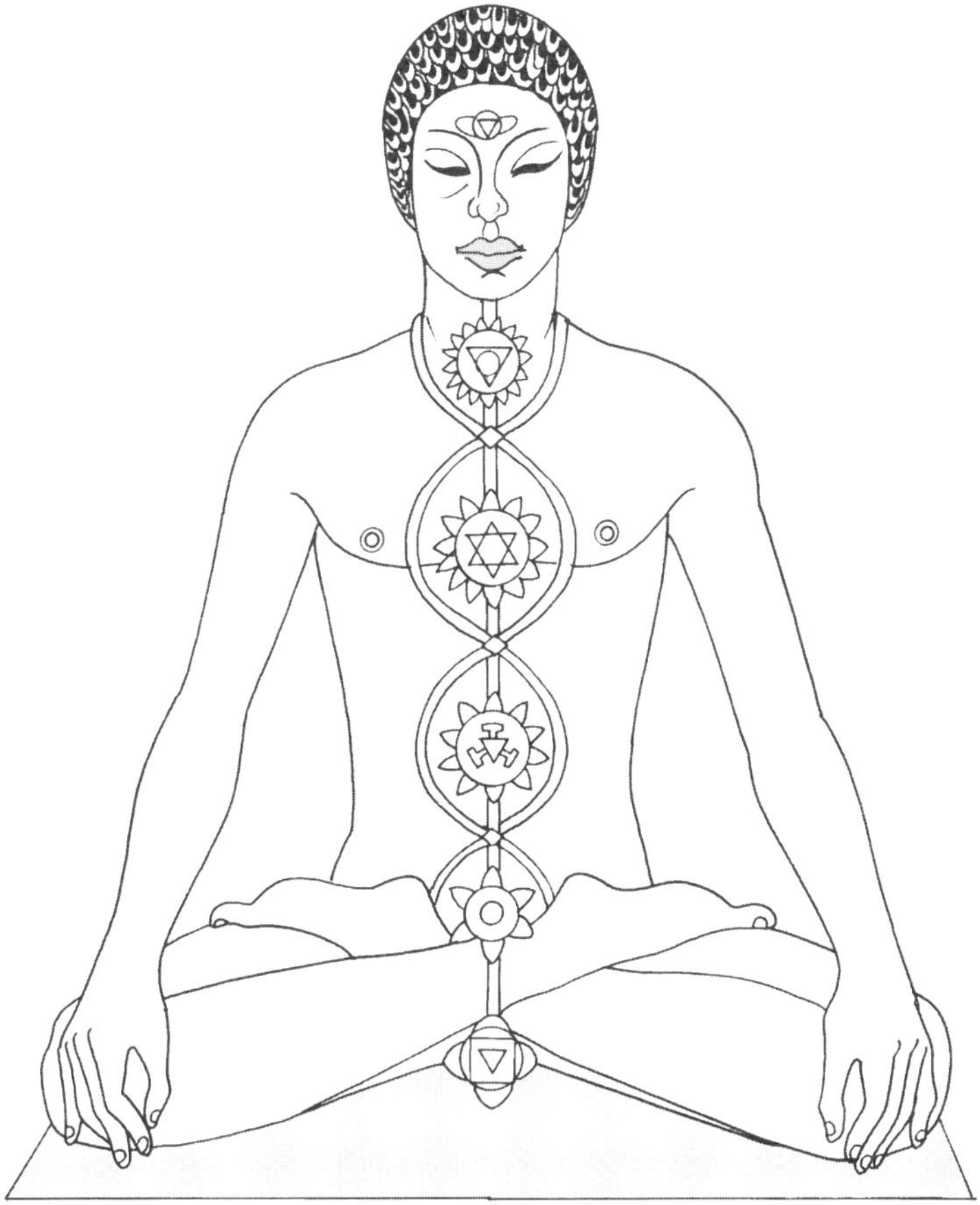

チャクラの図

それほど必要ではないでしょう。それに、ムドラーとバンダとは親類関係にあって、上記の三つのバンダは、すべてムドラーのなかにかぞえこまれていますし、よく知られているヨーガ・ムドラーや「逆転の体位」などのように普通の体位体操と外見上では区別のつかないものもあります。そのほかに独特のムドラーもありますが、なかにはかなりの危険が伴なうものもあるので、一般の人にはおすすめできません。

要するに、ムドラーの特色は、

(イ) クンダリーという神的動力(シャクティ)を発動させることを目的とする。

(ロ) バンダとともに、イキの出、または入りを一定時間止めておく。

(ハ) ココロを一点に集中する。

という三点にあります。ですから、この三つの特長をそなえたならば、どんな体操でもムドラーに転化できるのだ、といえないことはないのです。

ヨーガの各部門に習熟した人は、体操の一つ一つをムドラー式に行なうことによって、いっそう大きな利益をおさめることができるわけです。

ここでは、ムドラーの第一にあげられているマハー・ムドラー（大ムドラー）のやり方を紹介して、読者の理解に役立てようと思います。

(1) マハー・ムドラー

【やり方】

(1) 床上に両脚を前に伸ばしてすわる。

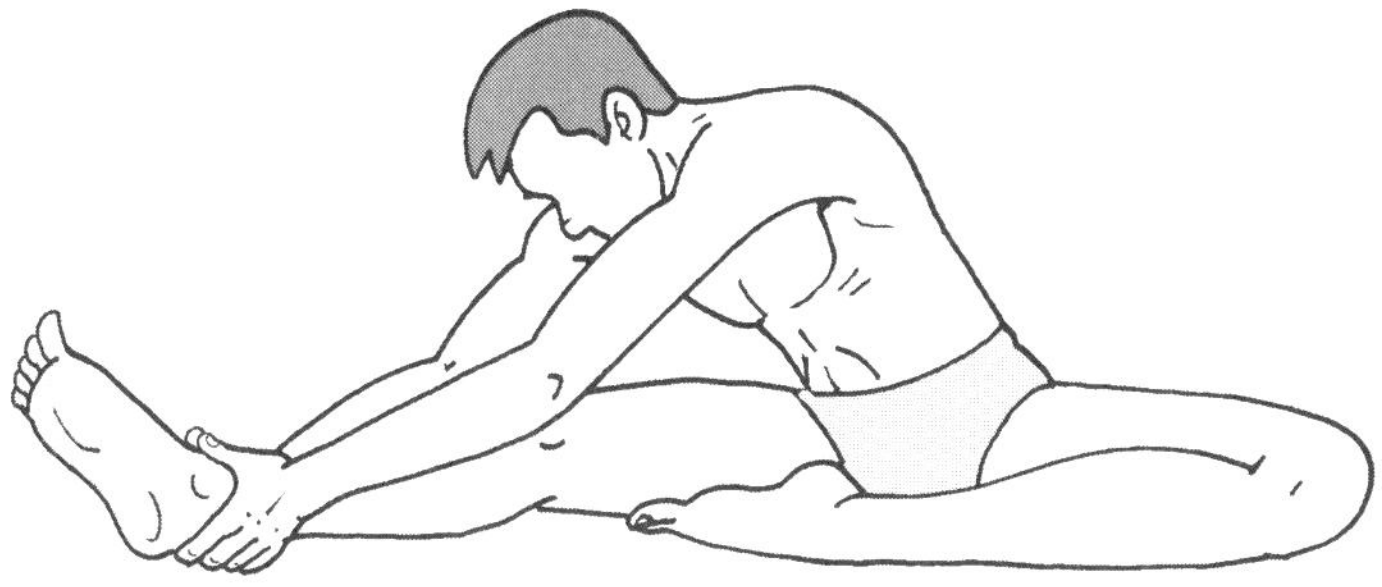

マハー・ムドラー

(2) 左脚をヒザから曲げて、その足のカカトを会陰部につける。

(3) 両手で右足の中央、または親指をつかみ、ゆっくりとイキを吐きながら上体を前へかがめてゆき、ヒタイをヒザにつける（両手が右足にとどかないうちは、手のとどくところで右脚をつかむ）。

(4) この体位のままでイキを吸う。

(5) 吸い終わってイキを止めておく。このときノドと腹と肛門の三か所の引きしめ（バンダ）を行なう。

(6) 眼は閉じて、ココロを眉間（みけん）に集中する。

(7) 少し苦しくなったら、イキを静かに吐きながら上体を起こし、手を足から離して元の体位にもどる。しばらく休んでイキをととのえてから、今度は右脚を曲げて同じ体操を行なう。これを繰り返して何回行なってもよいが、左右交互に行なうことを忘れてはならない。

【きめ】

(1) 肉体的には、便秘や消化不良を治します。経典に記(しる)されたところによりますと、結核、レプラ、痔疾、疝痛等もなくなり、また食物の消化力は非常に強くなり、どんなものでも消化できるようになります。

ですから恐ろしい毒物でも消化してしまうといわれています。カラダ全体にバイタリティーがみなぎり、老化することもなく、死さえも征服できるといわれています。

(2) 人間のいろいろな精神的弱点(煩悩＝ぼんのう)が影をひそめ、精神的ないしは超自然的な力が開発されてくるといわれています。

【注意】

(1) ムドラーは神秘的な意味をもった体操だけに、初歩の人が試みてはいけません。ほかの体操や呼吸法などを、ある程度、習熟してから始めるようにしてください。

(2) この体位は、形は体位体操のなかの「脚に顔をつける体位」と同様であっても、それに保息(吸ったイキを出さない)と、バンダを加えたところがちがっています。

(3) 両手で足をつかんでから、上体を前へ伏せてゆく前に、五回短い呼吸を繰り返してから、深くイキを吸い、そして身体を脚の上へ倒してゆく、というやり方もあります。

(4) この最終の体位中に、ココロのなかでは、背骨の下端に眠っていたクンダリーが眼をさまして、背中の気道をヒタイのうしろにある大神の聖所に向ってまっしぐらに登ってゆく姿を想像して描くのです。これを続けてゆくと、いろいろなビジョンが見えるようになる、ということです。

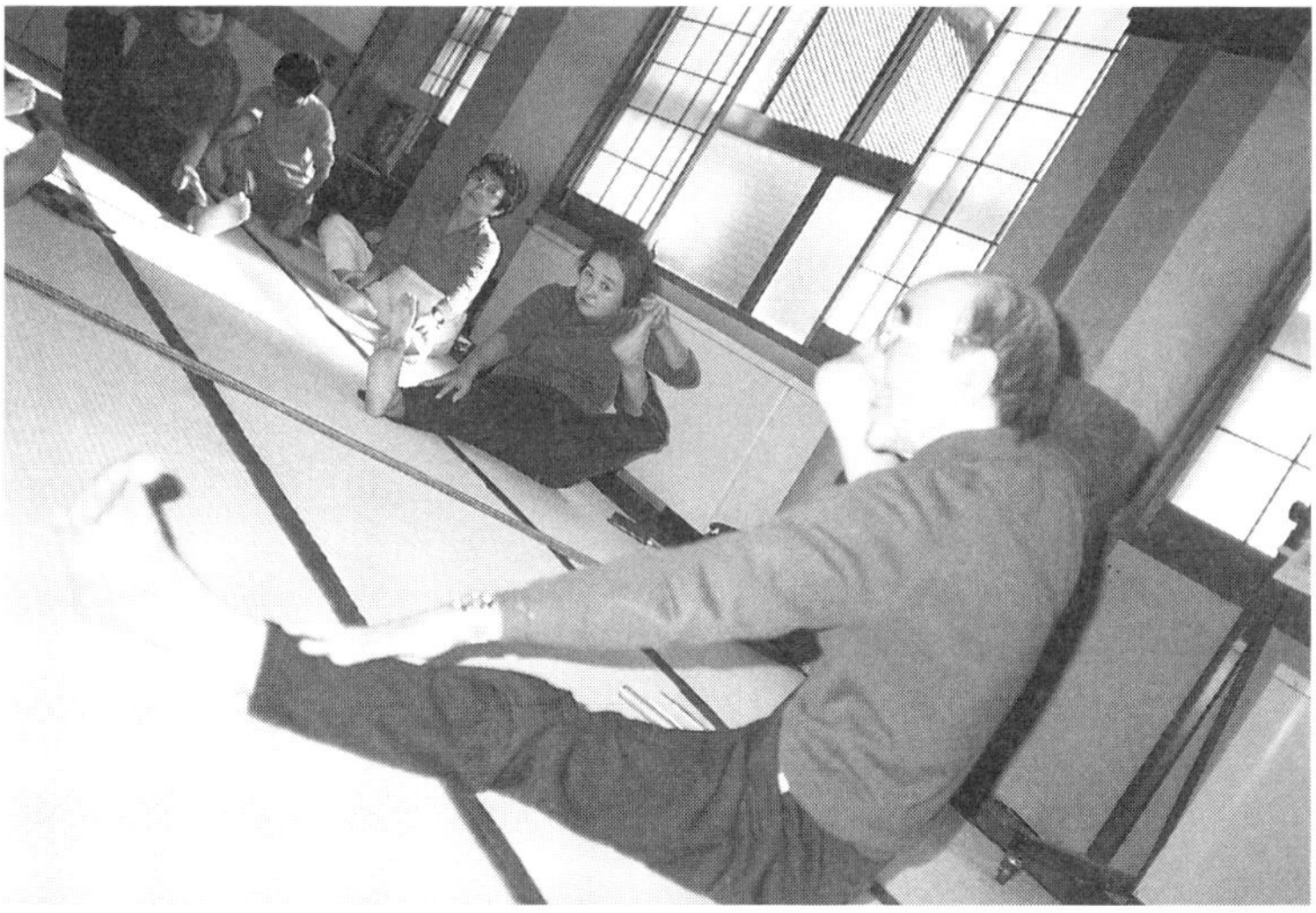

ヨーガの呼吸法

先に述べましたように（43頁以下参照）、ヨーガは、(イ)体操、(ロ)呼吸法、(ハ)瞑想法の三部門から成り立っています。

この三つの部門は、互いに深いつながりをもっていて、各部門は、単独では、ヨーガ実行のすぐれた効果をもたらしません。それに事実上これらの部門を切り離すことはできません。

要するに、これらの三部門は、ココロを調練する手段なのです。しかし、ココロの調練という究極目的からいいますと、瞑想がヨーガの本命で、体操（調身）と呼吸法（調息）は、その予備部門だといえます。

これまで述べてきた体操は、カラダをととのえ、健康を高めるのが、その主な目的ですが、そのあいだに呼吸と瞑想のやり方が次第に修得でき、呼吸とココロがととのってきます。

こうして、呼吸法と瞑想法の実修にはいる準備が、知らず知らずのうちに積み重ねられてゆくのです。

体操の修練のあいだに、ある程度、呼吸の準備がととのったところで、初めて本格的な呼吸法の修練にとりかかります。呼吸法の実習は、ココロの調整にとって体操よりも、密接なつながりがあります。

ココロと呼吸のあいだには、密接なつなが

りがあることは、だれでも知っています。ココロが動揺すると呼吸がみだれ、呼吸がみだれていては、ココロが平静になりません。これは自律神経が、ココロと呼吸のあいだをとりもっているからです。

　体操の場合でも、もちろん自律神経のはたらきを強め、ととのえることが一つのねらいなのですが、これを直接のねらいとするのが呼吸法なのです。

　それはなぜかといいますと、呼吸は、いつもは自律神経によって自動的に行なわれていますが、これを、意識的にある程度支配することもできるからです。呼吸を意識的にコントロールすることによって、呼吸器に関係する自律神経の興奮を調整するのが呼吸法のねらいなのです。

　呼吸に関与する自律神経の調整は、やがて神経中枢に、よい影響を及ぼします。それは情緒の平衡と全身の自律神経の調和をもたらします。

　ですから呼吸法の実習は、精神と肉体の健康に非常に大きな関係をもっています。それだけに、呼吸法の実習には、じゅうぶんな注意が必要で、熟達した先輩の指導が必要なのです。

　インドでヨーガの先生に呼吸法の伝授を乞うと「一か月ほど、おれの所で修行してからでないと教えられない」といわれます。

　それは特別な呼吸法についての条件だと思われますが、とにかく、呼吸法だけの実習を軽率に行なってはならないということだけは心得ていなければなりません。

ハタ・ヨーガ流の解釈によりますと、プラーナ・アーヤーマ（調気法）とは、プラーナ（気）、すなわち人間の心身両面の生命のエネルギーを吸息によって、外界から取り入れ、そのプラーナを体内に張りめぐらされている七万二、〇〇〇のナーディー（気道）を通じてとどこおりなく流し、そして老廃したプラーナを、呼息によって排せつする操作なのです。

今日の医学的実験の結果から見ても、ヨーガの呼吸法は、酸素の吸収を能率的に行なう方法なのです。

呼吸法を実習するには、どんな坐法によってもかまいません。場合によっては、いすにこしかけた姿勢でもかまいません。ただし、背骨をつねに、まっすぐに保つことを忘れてはいけません。

呼吸法を実習するには、特に空腹のときを選ぶ必要があります。少なくとも食後三時間以上は、たっていなければなりません。

また始める前に身を清め、口をすすぎ、鼻孔を洗うという心がけが大切です。もちろん、心を落ちつけ、カラダをくつろがせることも呼吸法実習に欠くことのできない条件です。

ヨーガの呼吸法には、多くの種類がありますが、今はそのうちの一部だけを紹介することにし、その予備練習である「完全呼吸法」から説明してゆきましょう。

A　完全呼吸法

この呼吸法は、まだヨーガの本式の呼吸法ではありません。

しかしながら、これまで呼吸の仕方についてなんの心得ももたなかった人とか、呼吸のことなど全然、念頭になかったような人が、いきなりヨーガ流の呼吸実習にとりかかるのは、むずかしいだけでなく、危険でさえあるのです。

実際、こうした一般人の呼吸は、いいようもないみじめな状態にあります。その呼吸は短かく、不ぞろいであって、静かで、深く、長くてリズミカルな呼吸からはおよそ縁遠いものです。

ある本によりますと、ヨーロッパ人のなかには、一分間に三〇回の呼吸をする人もいるということですが、日本人の平均呼吸数は、一分間に一八回ということですから、これも随分とせわしい呼吸だというほかありません。

このような呼吸を行なっていては、毎日の生活のなかで、さぞかし腹を立てたり、びくびくしたりしどおしでしょう。ですから、病気に犯されやすく、結局のところ長生きはできないということになります。

今日の文明社会で、最も死亡率の高い病気の原因の五〇パーセント以上を占めているのは、精神公害だといわれていますが、この心理的病原に犯されないためには、第一に呼吸をととのえ、長く、深く、リズミカルな調子のものにしなければならないのです。

【やり方】

(1) すわり方は随意。背骨はまっすぐに立てておく。

(2) ココロをヘソにおいて、腹をゆっくりと、しかし力をこめて引っこめながら、イキを、

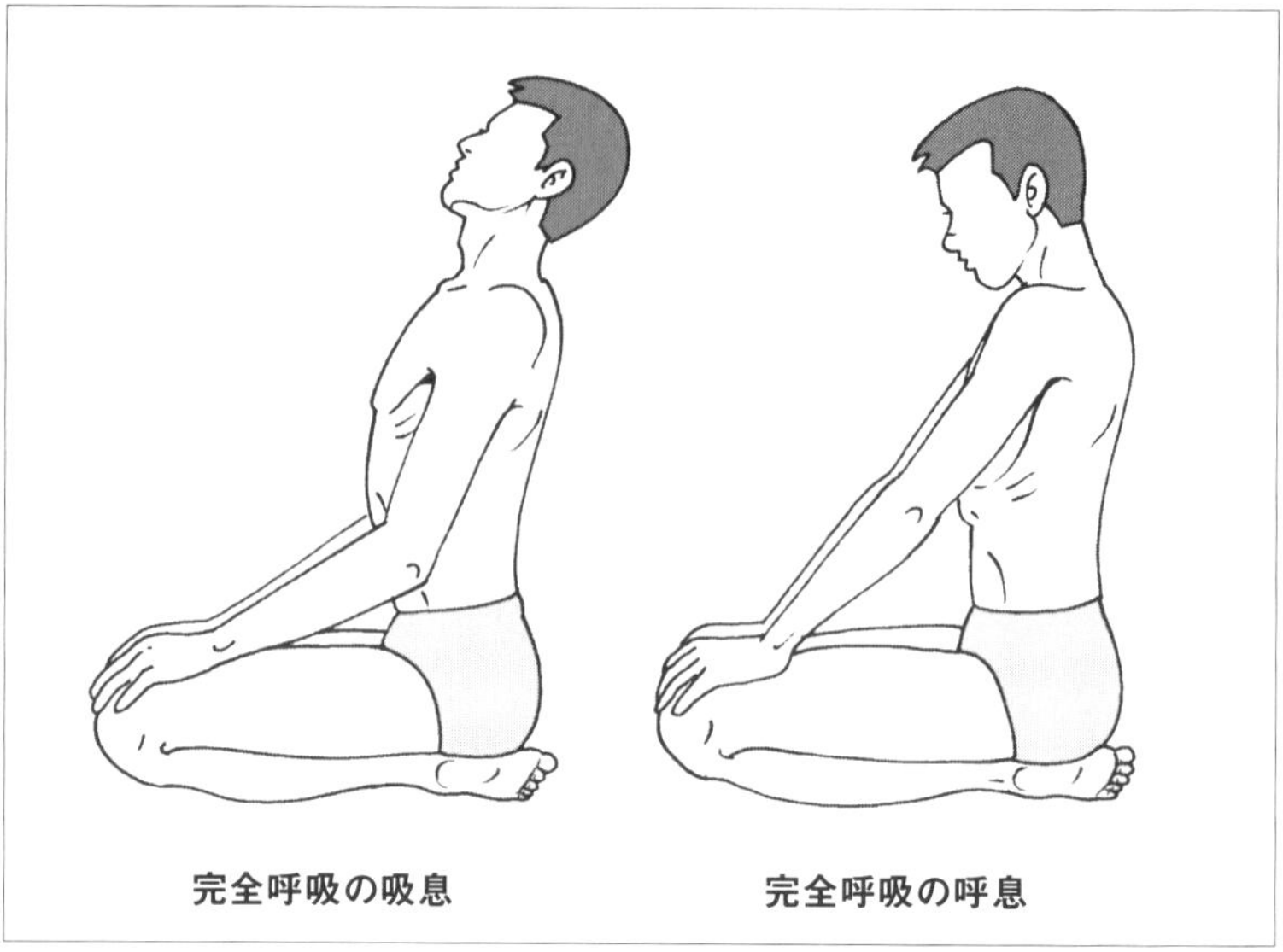

じゅうぶんに吐き出す。イキを出すにつれて下腹から始めて腹全体がくぼんで、ヘソは背骨にくっつかんばかりになる。もちろん腹は固くなる。

(3) イキを出し終わったところで、ちょっとイキを止めてから、今まで固くなっていた腹の力をゆるめる。そうすると、自然に鼻から流れこんだ空気によって横かく膜が少しゆるむ結果、腹は少しふくれる。決して力を入れて腹をふくらますわけではない。

(4) 腹がふくれたところで、力を入れて胸かくをひろげてイキを胸の底のほうから満たしてゆき、最後にアゴを上げ、肩を張って胸の上部にもイキを満たす。

イキが胸に満ちてゆくにつれて、腹は自然に少しばかり引っこむ。ココロを向ける

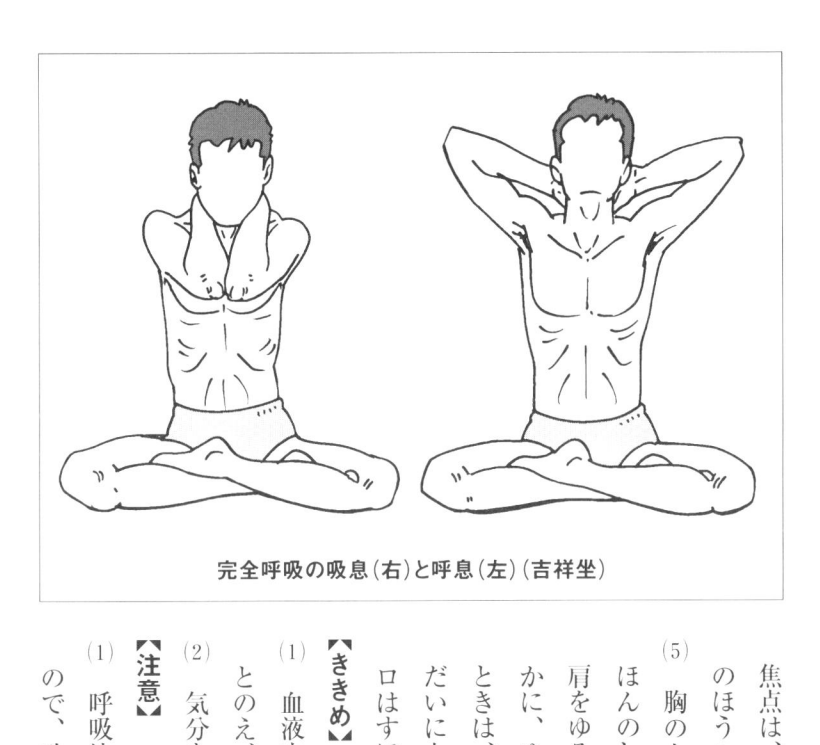

完全呼吸の吸息（右）と呼息（左）（吉祥坐）

焦点は、ふくらんでゆく部分に伴なって上のほうへ移動する。

(5) 胸の上部までイキを満たし終わったら、ほんのしばらくイキを止めて、アゴを下げ、肩をゆるめて、体勢をととのえてから、静かに、ゆっくりとイキを吐く。イキを吐くときは、腹のほうからすぼまり始めて、しだいに上部のほうもすぼまってゆく。ココロはすぼんでゆく部分にそって移動する。

【ききめ】

(1) 血液中の酸素を増やし、心臓の運動をととのえ、血圧を下げ、消化を促進させます。

(2) 気分を明るくし、活気が出てきます。

【注意】

(1) 呼吸法の実修効果は、すぐに表われますので、功をいそいで無理をすることは禁物です。

呼吸の長さも無理に伸ばしてはいけません。また初めから回数を多くしてはいけません。呼吸の長さも、一度に行なう回数も、日時をかけて、だんだんと増やしてゆくようにすべきです。

あまり性急に無理な実習を行なうと、一時的ですが、盲目になることがあります。

(2) 完全呼吸法は、腹式でも胸式でもありません。西洋式の深呼吸でもなければ、中国式の腹式呼吸や丹田呼吸ともちがいます。強いていえば、肺底中心の呼吸ということがいえます。

(3) この呼吸法の練習は、寝て行なっても、立って行なってもかまいません。

(4) 習い始めのときは、イキがうまく肺底のほうから満ちてゆかずに、肺の上だけにしかはいらないことがあります。それは、これまでの呼吸が肺の入口のところでだけなされていたからです。それはそれでかまいませんから、無理をせずに練習を続けてゆけば、だんだんと上手に行なえるようになります。つまり、浅い呼吸が深くなるのです。

B クンバカ呼吸法

これがヨーガの本格的な呼吸法です。「クンバカ」というのは、イキの出し入れを止めることです。「プラーナ・アーヤーマ（調気法）」ということが、そもそもイキを止めることを意味しているのです。

イキを止めることには、イキを吸ってから

出さないでいる場合と、イキを吐き終わってからイキを吸わないでいる場合の二つがあります。

これから解説するのは、吸ったイキを出さないでいる（保息）場合の方法です。

これを「スクハ・プールヴァカ（らくな呼吸法）」といいます。「らくな呼吸法」とはいっても、これまで呼吸の練習をしたことがない人には、決してやさしい呼吸のし方ではありません。

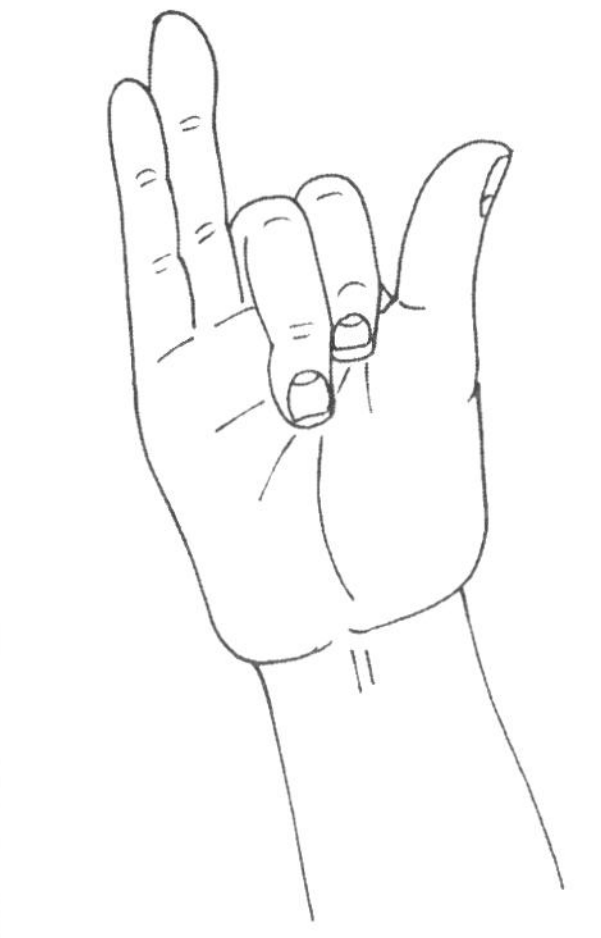

手の形

ですから、この呼吸法の練習にはいるまでに「完全呼吸法」の練習を相当の期間続けて、呼吸器を慣らしておく必要があります。

【やり方】

(1) あとで述べる（194頁以下）すわり方のどれかにしたがってすわる。頭とクビと胴体を一直線に立てておく。

(2) ヘソを引っこめて、肺のなかの汚れた空気をじゅうぶんに吐き出す。

(3) 吐き終わったら、右のテノヒラを鼻にあてがい、親指で右の鼻孔をふさいで、左の鼻孔からイキをゆっくりと、なめらかに吸って、腹から肺底、中央、肺せんへとイキを満たしてゆく。

(4) イキを、じゅうぶんに吸い終わったところで、顔の前にきている右手の小指と薬指とで左の鼻孔をおさえる。残っている人差し指と中指は、ヒタイにつけるか、折り曲げておく。

(5) 両鼻孔ともふさがってしまったところで、ノドを胸に引きつけて（ノドのバンダ）呼吸を止めておく。この保息（イキを体内に

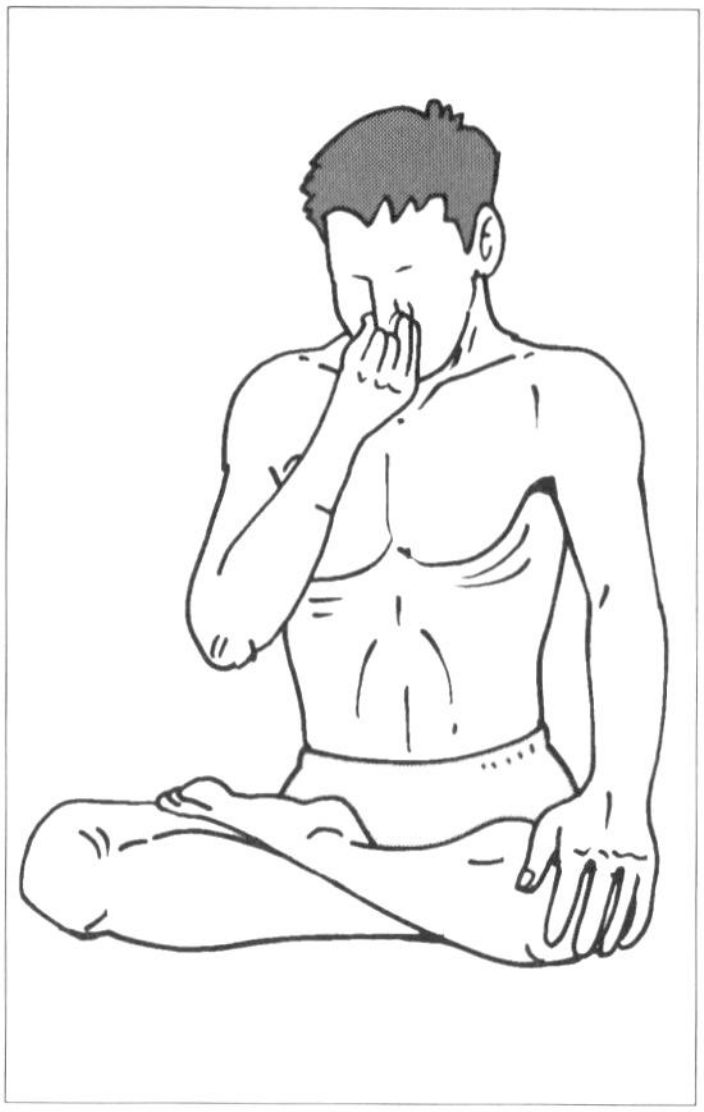

止めておくこと）を、苦しくならない程度持続する。決して無理に長びかせるのではない。

(6) 保息が苦しくなりかけたら、親指を右の鼻孔からはずして、そこからイキをゆっくりと静かに吐く。

(7) 右鼻からイキを、じゅうぶんに吐き終わったら、同じ鼻からイキを吸いこんだあと親指で再び閉じて、保息にはいり、やがて、左の鼻の二本の指をはずして、体内にたまっていたイキをゆっくり吐く。

(8) このように、左右の鼻孔を交互に使って呼息（レーチャカ）―吸息（プーラカ）―保息（クンバカ）の三段の呼吸を繰り返す。

(9) 上記の三段の呼吸のなかで、保息は、ヨーガ呼吸法の本命であって、この保息の時

間を少しずつ長くする練習を積む必要がある。

三つの段階の時間の長さは、吸息の長さを1とすれば、保息が4、呼息が2の割り合いが理想である。しかし、呼吸法の練習に慣れないうちは、無理にこの理想値に合わせる必要はない。初めのうちは、呼息1—吸息1—保息1の割り合いで練習し、それに慣れてから、呼息2—吸息1—保息2の割り合いにし、最後に2—1—4の割り合いにする。

この比率の基礎単位になるのは吸息であるから吸息の長さが、全呼吸の長さを決定することになる。かりに吸息に四秒をかけるとすると、保息一六秒、呼息八秒となって、計二八秒で一呼吸をすることになる。

インドのヨーギー（ヨーガ行者）は、通例、呼息四〇秒、吸息二〇秒、保息八〇秒、合計一四〇秒を一回の呼吸の長さとする。

しかし、これは長いあいだの練習の結果得られた数字であるから、初心者がこれをまねようとするのはたいへん危険である。無理をしたために失明したなどという話もある。性急はヨーガの敵である。

(10) イキを吐ききったあと、しばらくイキを止めておいてから、イキを吸い始める。

(11) 呼吸法の実習は、初心のうちは、朝夕の二度、空腹時を選んで行なうのがよい。インドのヨーギーは一日に四度、すなわち、朝、正午、午後四時、夜半に行なう。一度の呼吸回数は、一定していなければならない。

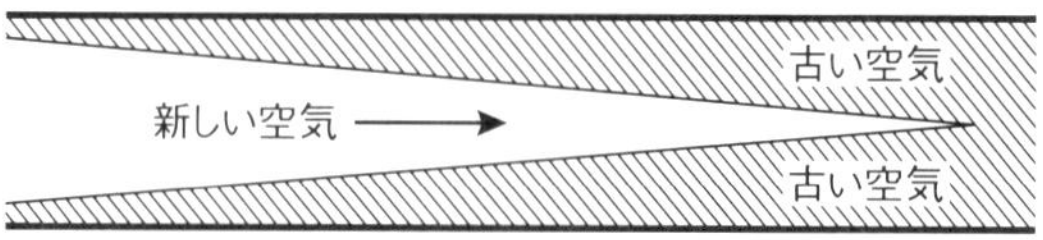

新しい空気がはいってゆく状態

一度に行なう呼吸回数についていえば、初心者は、一〇呼吸から始めて、日ごとに五呼吸ずつ増やしていって一週間で四〇呼吸が、らくにできるようになったら、その後は、もう増やさなくてもよい。

呼吸の長さも、初めのうちは短くてよい。練習を続けてゆくうちに、次第に長いイキがらくに何度でも続けてできるようになる。三〜四か月もすれば中級の長さに達し、さらに三〜四か月練習を積めば、上級の長さに達することができる。

【ききめ】

(1) この呼吸法は「完全呼吸法」に、クンバカを加えたものですから、肉体に及ぼす効果は、さらに大きいといえます。クンバカによって肺臓のなかの酸素の吸収率がよくなるので、その影響は全身的であるといえます。

ですから神経組織のはたらきは活発になり、血液は清められ、その循環は盛んになります。呼吸器は、急速に発達し、短時日のうちに胸囲は驚くほど大きくなり、肺活量も非常に増大します。

(2) 精神的には、特に精神集中の力が増します。

【注意】

(1) 呼吸中は眼は閉じておくこと。

(2) 全身がリラックスしていて、ごく自然で泰然としていること。

(3) ココロの激動、感情の興奮は禁物。

(4) クンバカ中は、ココロのなかで、自分が選んだ神の御名を繰り返すとか、聖音「オーム」を心のなかで唱えたり、心臓の鼓動をかぞえたりするとかして、心を静め、時間の長さをはかるとよいでしょう。

(5) この呼吸は、両方の鼻孔を開いたままで行なってもよいのですが、片方ずつの呼吸には、特別な意味があるのです。

インド流の解釈によれば、吸いこんだプラーナ（気）の流れる気道（ナーディー）が二本あって、左側の気道を「イダー（月の道）」といい、右側の気道を「ピンガラ（日の道）」といいます。この両気道を交互に使うことが正しい方法とされています。

そういう説明は、ともかくとして、片鼻ずつの呼吸法には、いろいろな利点があります。第一には、両鼻の空気の通じ方の良否がわかるということです。両方がそろっていないとココロが平衡を保つことができず、仏教でいう「昏沈（気持ちが沈みこむ）」、「散乱（気が散る）」のどちらかへ傾きやすいのです。それで片方ずつの呼吸によって通気の良否を知り、通じないほうの鼻は、あとで話す「浄化呼吸法（カパーラバーティ）」（１７９頁）によって治しておく必要があるのです。
なお、交互呼吸は、両方同時の呼吸よりも呼吸関係の筋肉を強くします。

C　音を立てる呼吸法（ウジャーイー）

この呼吸法の特色は、呼吸の際に、ノドにかすかな音がする点にあります。初めは、その音が、どんなものか、なかなか納得できませんが、わたしたちが平素、吐息（といき）をついたり、かすかにいびきをかいたりするときに聞こえる音に似たものです。この音を意識的に出すときの呼吸がウジャーイー呼吸なのです。

【やり方】

(1)　好みの坐法ですわり、背骨をまっすぐに保つ。手はヒザにおく。

(2)　腹をしぼって、じゅうぶんにイキを出してから、両鼻孔から、ゆっくりとイキを吸う。吸息の際に、少しうつむき加減になり、ノドを半分閉じて、むせび泣くような柔かい摩擦音を立てる。ただし、この音は、むせび泣きの音とはちがって、平らかに連続した音である。
このとき腹はふくれ出さないで、やや引きしまった状態にある。つまり、深くはあるが胸でする呼吸なのである。また、顔や鼻に力がはいってゆがんだりするのはまちがっている。腹を終始ゆるませないことが、この呼吸法のこつである。

(3)　イキを吸い終わったら、ノドを完全に閉じアゴをしっかりと胸につけ（ジャーランダラ・バンダ）、さらに、両鼻孔を指で閉じ

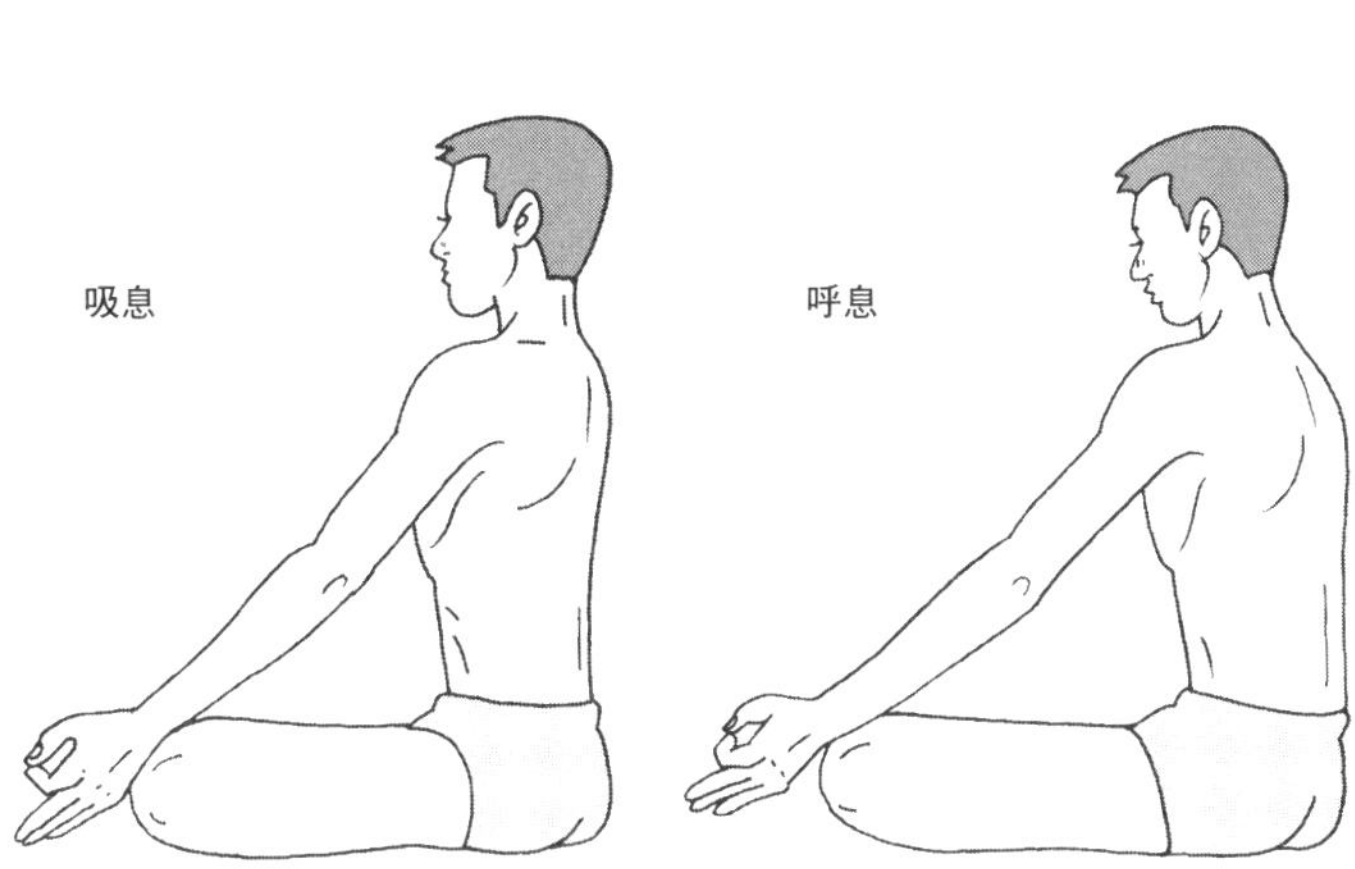

音を立てる呼吸法

てクンバカ（保息）を完全にする。保息中も腹は引きしまっていることが必要なのである。

保息中は注意を吸息のイキが初めに感じられた鼻腔（びこう）の部分に向けている。

吸息と保息の時間の比率は一対四、または一対二である。

(4) 保息が終わったら、アゴの引きつけをゆるめ、ノドを半分開けて、胸の筋肉をややリラックスさせ、イキをゆっくりと出す。呼息のあいだもノドは半開きにしたままであるから、低い摩擦音は聞こえ続ける。

この間、胸は次第に弛緩してゆくのに反比例して、腹の収縮は、ますます強くなってゆく。

呼息は吸息の二倍というのが標準だが、

初めからこれにとらわれる必要はない。呼息を長くやりすぎて、いそいでイキを吸い始めなければならぬようなのはかえってよくない。

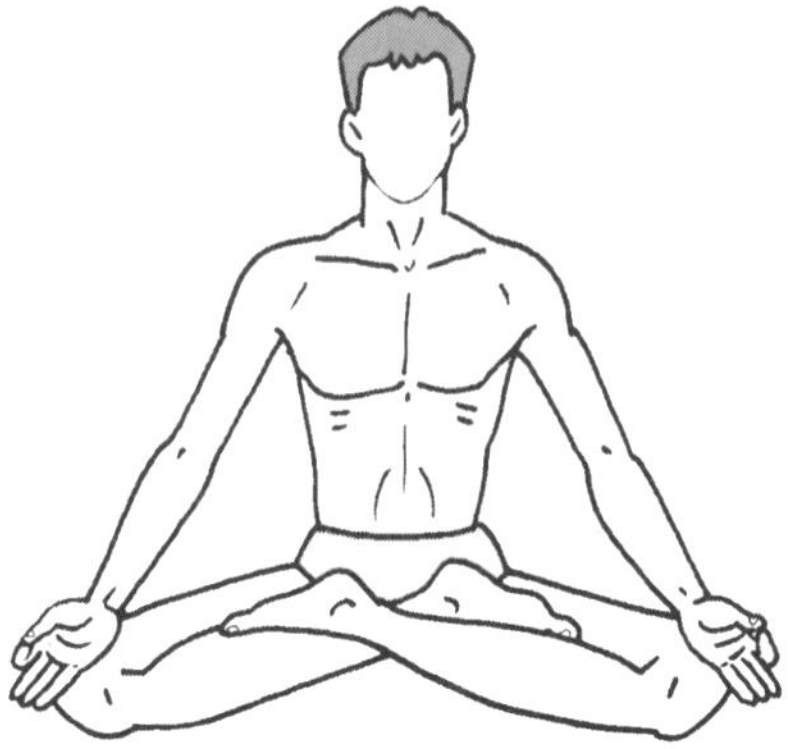
音を立てる呼吸法

【ききめ】

(1) この呼吸法は、酸素の摂取をよくし、血圧を高めます。ですから、酸素摂取量の不足から生ずるすべての病気や低血圧には非常に効果があります。肺病、心臓病、水腫、内分泌腺、特に甲状腺の不活発を治します。

(2) 神経組織によい影響を及ぼし、頭脳のはたらきを明敏にします。

【注意】

(1) 高血圧の人、甲状腺の興奮しやすい人は、この呼吸法は避けてください。

(2) 呼吸法の実習は、非常にシャープなはたらきがありますので、その効果も大きいのですが、やり損なうと害も大きいといえます。

たとえば、摩擦音を生ずる部分が、鼻孔の前の部分の嗅覚部あたりですと、脳のはたらきがみだれるとか、吸息と保息を過度に長くすると肺をいためるし、呼息を長くし過ぎると心臓をいためるといった危険があります。ですから、呼吸法の実習には、特別に慎重でなくてはなりません。

(3) ウジャーイー呼吸法は、ヨーガ呼吸法のなかでも、特に胸式の呼吸であることを忘れてはなりません。

肋骨（ろっこつ）が高く上がって、胸かくの壁が、しっかりと張り出していなければ、この呼吸を完全に行なうことはできないのです。

(4) この呼吸法は、片鼻ずつ使ってもできます。また、立ったり、歩きながらでも行なえます。歩きながら行なう場合は、保息をはぶいて、呼息と吸息だけにしなくてはなりません。

D 浄化呼吸法（カパーラバーティ）

この呼吸法は、インドの伝統では、プラーナーヤーマ（調気法）の一つではなく、六つの浄化法（『ヨーガ根本教典』201頁以下参照）の一つにかぞえられています。呼吸法とはいっても、その使用目的はプラーナーヤーマ系の呼吸法のそれとはちがっているのです。

カパーラバーティというのは、「カパーラ」（頭がい骨、日本語の「かはらけ」の語原）の「バーティ」（光り、輝やき）という字で、「頭がい骨を光らせる方法」というほどのことを意味してます。

先頃亡くなったインドの有名なヨーガ学者、クワラヤナンダ氏によれば、頭がい骨のなかにおさまっている鼻の通路を清める方法とい

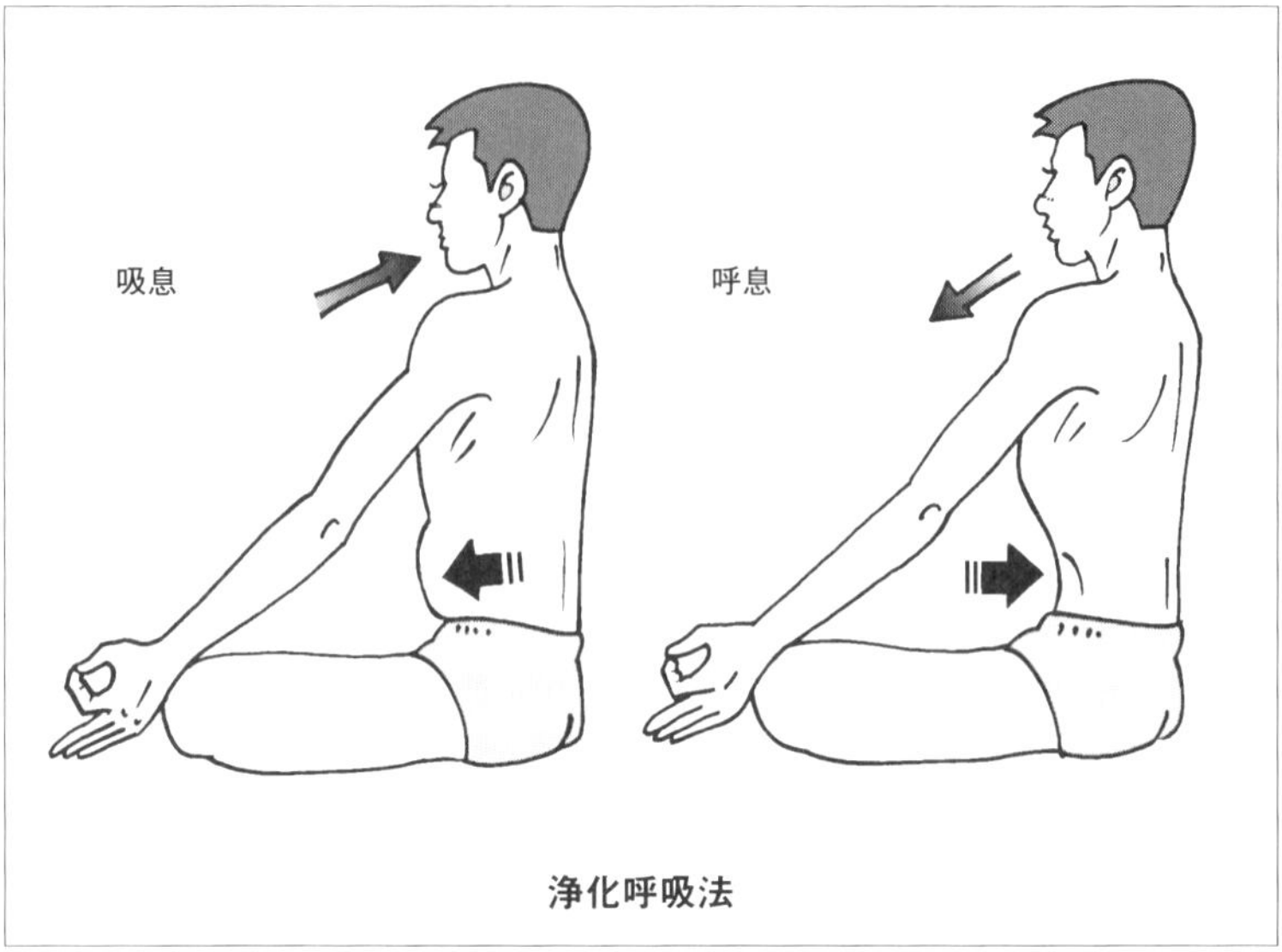

浄化呼吸法

うことです。鼻づまりを通す方法だといってよいでしょう。

先にクンバカ呼吸法のところで述べたように（170頁参照）、呼吸法を実習するには、両方の鼻の通じをよくしておくことが必要なのです。

【やり方】

(1) すわり方は、あとで紹介する「蓮華坐」（パドマ・アーサナ）が適している。その理由はこの呼吸法を長い時間はげしく行なうと、全身の細胞に猛烈なバイブレーション（振動）が起きてきて、脚組みがくずれる恐れがあるからである。

その点、蓮華坐の脚組みはがっしりしていて、たやすくほどけたりはしない。脚組みがくずれると、上体が倒れる危険もある。

通常蓮華坐にはノドと肛門のバンダ（しめつけ）がつきものだが、この場合は、背骨を、まっすぐに保つことと脚組み（結跏）を固くすることを心がければよい。

(2) ハタ・ヨーガ経典に「かじ屋の使うふいごのように、すばやく交代する呼吸がカパーラバーティといわれる」とあるように、非常に短いイキの出し入れを何回か繰り返す。

まず、腹筋を急速に収縮して、イキを瞬間的に強く吐く。それに続いて、間髪を入れず、自然な浅い短かいイキを吸う。吸うイキは、吐くイキの三倍ぐらいの長さだが、すぐさま、またも強く短かい呼息にとってかわられる。この短かい呼息と吸息の急速な交代をリズミカルに繰り返す。

(3) 短かい呼息と吸息の交代を一定の回数だけ繰り返してから、しばらく普段の呼吸をして休み、再び次のラウンドにかかる。

【解説】

浄化呼吸法のやり方は、一見、簡単ですが、そのこつを会得するには説明が必要ですので次に述べておきます。

(1) この呼吸法で主役になるのは、腹筋と横かく膜です。胸の筋肉、つまり肋骨に関係のある筋肉は、この瞬間呼吸の交代が続けられているあいだ、収縮したままなのです。

(2) この呼吸法の呼息と吸息の関係は、次のようになります。まず呼息にあたっては、腹筋を急激に収縮して、腹を内へ引っこめますと腹部の内臓が上へ押し上げられて横かく膜を押し上げ、その結果、肺から一定量の空気が押し出されます。しかし、間もなく呼吸中枢の指令によって横かく膜は収縮して下がり、外気を引き入れます。このとき腹筋は、リラックスして、下がってきた横かく膜を受け入れます。これが吸息です。

呼息と吸息とのあいだには、するどいコントラストがあり、呼息は、急速ではげしく、吸息は、なめらかで静かです。ここでは呼息が主役であり、吸息は、ワキ役で、空気は自然に、らくに肺へはいってきますので、力を入れて吸いこむ必要はありません。吸息の時間は、呼息の時間の、だいたい三倍ぐらいです。

(3) 一呼吸のスピードは、初めは一秒間に一呼吸、次第に早めて一秒間に二呼吸まで早めます。一分間に一二〇呼吸が通例の健康人には適当です。一分間に二〇〇回以上行ないますと効果がなくなります。呼息の強烈さが大切なので、これを犠牲にして、スピードをあげることは意味がありません。

(4) 呼吸の回数は、初めは一一呼吸で一ラウンドとします。これを週ごとに一一ずつ増やして、しまいに一ラウンドにつき、一二一呼吸までに増やします。

一般には、一度に三ラウンドを行ない、一日に朝夕二度行ないます。

各ラウンド間の休息は、一般的には、三〇秒から一分のあいだです。

(5) 健康が目的の人は、呼息に精神を集中して、多量の二酸化炭素が排出され、その代わりに多量の酸素が摂取されることを想像します。この呼吸法は、霊性の開発に深いつながりがありますが、今は述べるいとまがありませんので省略します。

【ききめ】

(1) この呼吸法は、鼻づまりを通じ、呼吸器官を強くし、血液を清め、全身の細胞を若返らせ、注意の集中力を大きくします。また、消化力を強めます。

(2) 特にイキの長さを増大させます。

E ふいご式呼吸法(ブハストリカ)

この呼吸法は、その名のように「ふいご」のような音を立てる呼吸です。

したがって、この呼吸法の前半は、「浄化呼吸法」と、まったく同じであります。ところが、この呼吸法のほうは、プラーナーヤーマ(調気法)の一種なのです。それはどうしてかといえば、この呼吸法の後半は、クンバカ(保息)になっているからです。

【やり方】

(1) 前半は「浄化呼吸法(カパーラバーティ)」とまったく同じ。

(2) 一定数の短い呼吸を繰り返したあと、両鼻からできるだけ深いイキを吸う。この場合、腹筋はしまったまま、ノドは開いていて音はしない。ゆっくりと胸かくをひろげることによって空気がはいってくる。吸息には少なくとも八秒かける。

(3) 吸息に次いで、クンバカ(保息)をする。そのときノドを閉じ、ジァーランダラ・バンダ(ノドのバンダ)を行ない、さらに指で両鼻の孔をふさぐのは、ウジャーイー(音のする呼吸法)の場合と同じ。

(4) 息を吐く際の手続きはウジャーイーのときとはちがって、ノドはしめないで、スムーズにイキを吐く、これで一ラウンドを終わる。

(5) しばらく、いつもの呼吸をして休息してから、次のラウンドにとりかかる。通例は三ラウンドでよい。

【注意】

(1) この呼吸法は、かなり強烈なものですから初心者は、慎重に始めなければいけません。注意事項としては、(イ)強さの程度、(ロ)早さの程度、(ハ)一ラウンドの呼吸数、(ニ)一回の修練におけるラウンドの数、(ホ)一日に行なう回数などを漸進的に強化してゆくことです。

(2) 肺や心臓に故障のある人は、独修で始めないで、かならず熟練者に相談しなければいけません。

(3) 実習中にめまいがするようなら、ただちに中止すべきです。

【ききめ】

(1) 肉体的効果は、「浄化呼吸法」とだいたい同じですが、それよりも、ききめは強力です。特に、ぜんそくに効果があります。

この呼吸法をだんだんに強化していって、全身が暖まり汗ばむほどになると、体力が非常におう盛になります。

(2) この呼吸法は、イキを長くするのに効果があります。したがって超能力の開発に深いつながりがあります。ただし、超能力開発のための修練には、先の五つの注意事項のすべてにおいて、普通の場合より、はるかに強化する必要があるのです。

【変型】

（1）片鼻ずつで交互に呼吸する型。

（2）ウジャーイーのようにノドを軽くしめて呼吸を行なう型。

F　イキをすする呼吸法（スィートカーリー）

この呼吸法は、吸息の際にスィー（シーではない）という音がするところから、その名を得たのです。

【やり方】

（1）すわり方は任意。

（2）上下の歯を近づけ、そのあいだから舌の先を少し出し、舌の先と上歯のあいだのせまいすきまからイキを吸う。いわば、スィーッスィーと音を立ててイキをすすりこむのである。

（3）吸い終わったら、苦しくならない程度に保息する。

（4）やがて静かにイキを鼻から出す。

（5）初心者は、一度に三呼吸を行なう程度にとどめ、週ごとに一呼吸ずつ加えてゆき、一度に一〇～一二呼吸するところまでもってゆく。毎日、朝、昼、夕の三度行なう。

【ききめ】

この呼吸法も、血液浄化、消化力強化、活力増進に役立ちますが、飢餓感をゆるめ、ねむけをさます効果があります。特にカラダを冷やす力がありますので、暑いときや熱のあるときに、この呼吸法を用いるとよいでしょう。

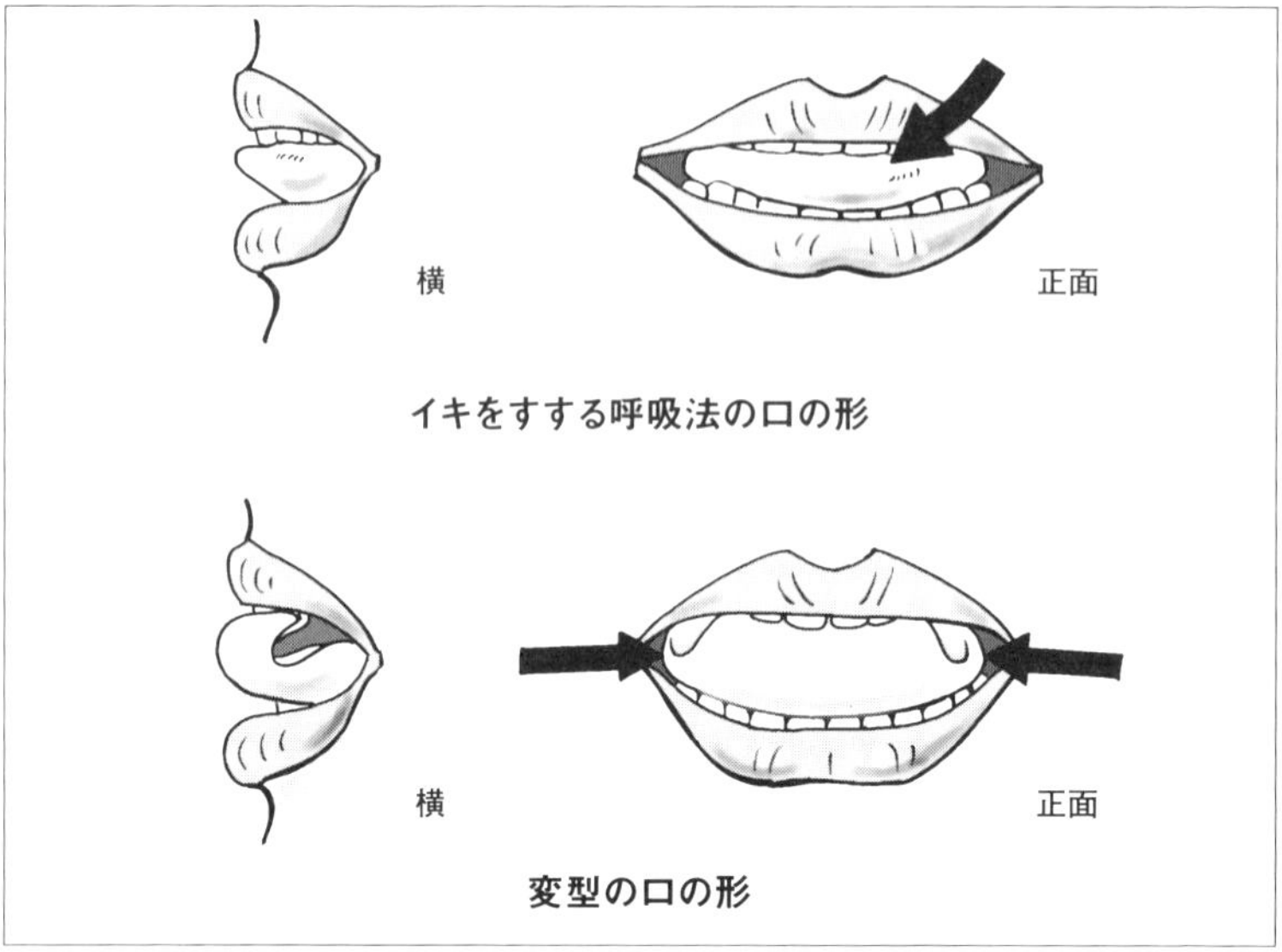

【変型】

吸うときの口の形がちがう型があります。それは、舌の先を上歯の根元につけ、舌の中央部の裏側を歯から外へ出し、舌の両側からイキを吸う方法です。

G 冷却呼吸法(シータリー)

【やり方】

(1) この呼吸法でも、イキは口で吸い、鼻で吐く。

(2) 口の形は、舌を管のように巻いて、唇の外へ出し、その管を通じて、ゆっくりイキを吸う。この際も、すするような音がする。

(3) じゅうぶんにイキを吸ったら、保息し、やがて鼻孔を通じて静かにイキを出す。

【ききめ】

この呼吸法も、カラダを冷やす力がありますので、熱病や炎症に効果があります。

また、空気、食物、水の欠乏に耐える力を与えます。

血液中の毒素を排出するのに役立ち、この呼吸法に慣れていると、毒虫にかまれても害を受けない、といわれています。

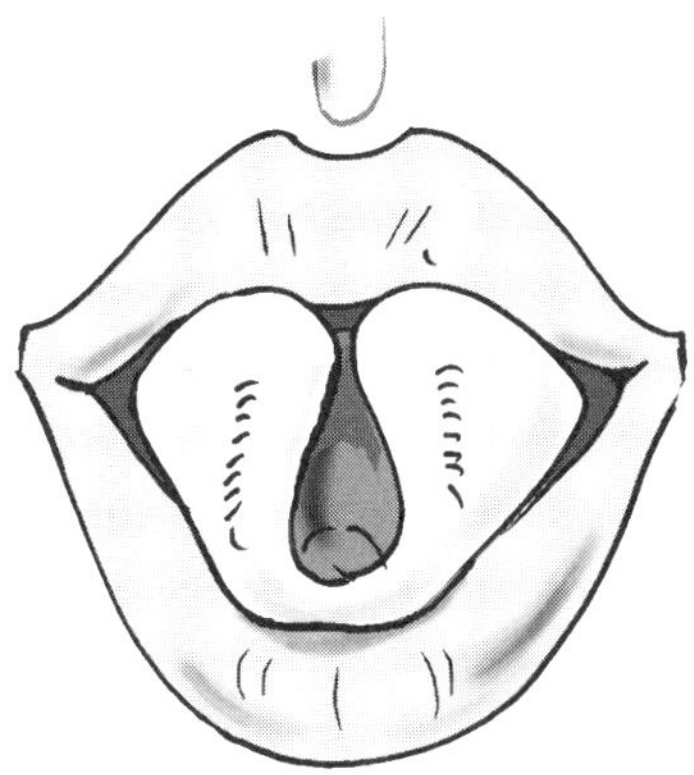

冷却呼吸法

ヨーガの瞑想法

いよいよ瞑想法の説明にとりかかるときがきました。ヨーガ道の主旨からいえば、瞑想こそが本命なのであって、これまで紹介してきた体操や呼吸法は、瞑想をたやすく、そして完全に行ない得るための準備であったのです。

先にわたしは、ヨーガは宗教であるといいましたが、その宗教的な目的を実現するための最後の切り札は、瞑想の実習にあります。しかし、瞑想はそういう高遠な目的をもった人にだけ有用なのではありません。瞑想の練習は、だれにとっても有益であるばかりでなく、必要でさえあるのです。

なぜかといいますと、瞑想（静坐といってもよい）は、心身一体という真理をふまえた行法だからです。もちろん、ヨーガの組織のどの部分をとっても、体操にせよ、呼吸法にせよ、すべて心身一如の原理に基づいているのですが、なかでも瞑想法は、まっこうからこの原理の実現にいどんでいるのです。

もともと人間は、心身一体の存在です。ココロとカラダの分離というのは、死ぬことにほかなりません。

カラダだけの人間もいないし、ココロだけの人間もいません。

ココロとカラダが、もともと別々にあって、この両者が結びついて人間というものができたのではありません。このことを忘れると、生きた人間というものがわからなくなります。

そうはいっても、ココロとカラダは、同じものではありません。ココロは、カラダではないし、カラダはココロと見なすことはできません。ココロとカラダは、はっきりと区別することができるし、しなければならないのです。

しかし、区別することと分離することは別です。ココロとカラダは、区別することはできるが、分離することはできないのです。ココロとカラダは不可分離に結びついているのです。

では、ココロとカラダを結びつけて分離できないようにしているものは何でしょうか。両者の間に介在して、いわば接着剤の役目を果しているものはいろいろとありますが、そのなかで、いちばん重要なものは神経組織です。

神経は、単なるココロでもカラダでもなくて、しかも両者の一面をそなえております。

精神、神経、身体の三位一体的な結びつきのうえに人間という全一的存在ができあがっているのです。

もっとも、この三位一体の結合というのは、人間構造のきわめて簡単な略図にすぎないのであって、今日の科学が明らかにしたところでも、ココロとカラダの中間には、神経のほかに、内分泌、酵素などさまざまなものがあります。

さらに、ココロには潜在、顕在の意識にわたって多くの種類や段階があるし、今後、科学の発達につれて、エーテル体とか、アストラル体とかいわれてきたものの正体も明らかになってきましょう。それは、とにかく、ココロとカラダは、これら多くの中間地帯を通じて、複雑微妙に影響し合っています。

ココロの動きは多少とも、かならずカラダに影響するし、カラダの状態の変化は、やがて大なり小なりココロに結果を及ぼさずにはおきません。

この心身一体という真理の基礎のうえに、瞑想は立っております。瞑想は、ココロとカラダを平等に扱うし方で、完全な心身一如の状態を実現しようとします。これが実現できてこそ、人間の完全な健康が得られるわけですし、そうしたし方でなければ、ココロの安定もカラダの健康も得られないのです。


総じてヨーガの行法は、心身一体の全人間的な健康をねらい、そして、それを実現することができるのですが、その秘訣は、ココロやカラダの調整と強化にかたよらないで、その中間に介在する神経の調整と強化を、大切にする点にあるのです。

この中間要素の調整、強化ということは、全人格的な健康をきずくうえに、特に重大な意義をもっています。神経や内分泌などの中間要素の強化と調整は、ココロとカラダの両方へよい影響を与えるだけでなく、ココロとカラダをあわせた全人格の調和と強化をきたすのです。

頭でっかち型でも動物本能型でもなくて、明敏で温和、ねばりがあって、ものおじをしない、落ちついた人柄、これがヨーガの目ざす理想像なのです。

　ここまでくると、単に人間の健康などというものではありません。人生の最高の幸福ともいうべきものです。しかも、ヨーガは、人間の最高のしあわせを保証するだけでなく、人間の幸福の限界を超えた、いわば神的な幸福にさえみちびいてくれます。

　人間は、本来、人間的であるより以上の素質をそなえているのです。一人ひとりの人間の内奥には、神的なものがかくれています。人間は、神の殿堂であるといってもよいし、人間の真実の自我、すなわちたましいは宇宙最高の神そのものだといってもよいでしょう。

　その神的なものを、個々人の心身を通じて、現実生活のなかに実現するのがヨーガの最高目的だということができます。そして、この目的に近づく最短距離の道筋が瞑想なのです。

　ですから、われわれは初歩のうちから、ヨーガ実習のなかへ瞑想を加えておくことを忘れてはなりません。

　ところで瞑想に成功するための根本条件は、カラダとココロを通じて全面的なくつろぎの状態が持続されるということです。

　そのどこかにこりがあっては、瞑想の絶大な恩恵にあずかることはできません。道元禅師は中国で天童如浄禅師がいねむりしている弟子をしかって、「参禅は身心脱落であるべきだ」と叫ばれたのを聞いて悟りを開いたといわれていますが、身心脱落とは、まさに絶対的なくつろぎの境地だと解してよいでしょう。

　曹洞禅の心髄といわれる「祇管打坐（しか

んたざ）」ということも、ただすわればよいというのではないでしょう。長くすわっていれば、そのうちに悟れるというような安易な解釈は許されるわけがありません。

この打坐には、たいへんむずかしい条件があるのです。それは『普勧坐禅儀』（道元禅師著）などのなかに説かれているような厳格な正身端坐のかまえを保ちながら、心身の完全なくつろぎを達成するという条件です。この条件が満たされなければ、どんなに長い年月、ひたすらすわりにすわっても、それは無意味なひまつぶしに過ぎません。

ところが、くつろぎを得ることは容易ではないのです。くつろぎを得るには、カラダとココロの両面からの工夫が必要ですが、それよりも先に神経のやわらぎ（和）を求めなければなりません。

神経のやわらぎということを理解するには、バランスとリズムという二つの生命原理を知る必要があります。神経組織、なかんずく心身一体の機構のかぎである自律神経は、交互に対抗的にはたらく交感、副交感の二つに分かれていて、この両神経組織が調和してはたらくときに健康は保証されるのです。

ところで、バランスは静的なものではありません。バランスは、互いに相反する動きやはたらきのダイナミックなつり合いのうえに成り立っているのです。生体のもつバランスとは、生命のリズミカルな流れそのものにほかなりません。生命はバイブレーションなのです。

生命のなだらかな流れの現われである全身

的なくつろぎは、バランスとリズムの二つの条件が満たされなければ生まれてこないのです。

　ところが、瞑想のときのくつろぎはリズミカルなバランスのなかで緊張と対抗しなければなりません。瞑想におけるくつろぎは、一方では上体をまっすぐに立て続ける緊張に対抗すると同時に、他方では自分のなかに呼吸や心臓鼓動のリズムにともなう緊張と弛緩のバランスを包んでおります。

　瞑想のときのくつろぎは緊張を背景とし、そして緊張を内にふくむ総合的な態勢なのです。

　さて、先に述べたように、生きている人間が、身心一体の全一的で全機的な存在であるのに対応して、静坐瞑想のほうも全体として単一な方法であり、道なのです。

　しかし、身心一如の態勢のうえに成立する生命の単一性が、カラダ、ココロ、神経、その他の要素の複雑微妙なからみ合いと相依関係とをふまえているように、瞑想の道もいくつかの要素の相関的結合のうえに成り立っています。

　そこで、この道を分析的な立場から考えて見ると、静坐瞑想の方法は、だいたい(1)すわり方（調身法）、(2)呼吸の仕方（調息法）、(3)ココロのあやつり方（調心法）の三つにわけることができます。

A　すわり方（調身法）

I　すわり方の条件

(1)　瞑想は、すわって行なう

瞑想の本質からいえば、行住坐臥のなかの、どの体位（姿勢）でもよいけれども、瞑想の目的を達成するのには、すわる体位がいちばん適しています。熟達者は別として、一般には、すわって瞑想するのがよいのです。

(2)　静かな環境をえらぶ

瞑想の実習には、少なくとも初歩のうちは、静かな環境を選ぶ必要があります。空気が濁っていて雑音のやかましい場所では、特別な生まれつきの人か、非常に修練を積んだ人でないと、瞑想の境地にはいることはできません。

しかし、今日そういう閑静で空気のきれいな環境に住んでいる人は、きわめてまれですから、一般の人びとにすすめられることは、一日のうち早朝の時間を瞑想にあてることです。それができない人は、夜おそい時間を瞑想にあてるしかないでしょう。

都会の空気の汚れは救いようもありませんが、ヨーガの実習を積み重ねてゆけば、ある程度は、都会の空気に対して不死身（ふじみ）になれるし、またそうした場合に、瞑想をやらなければ、なおさら救いようがないともいえましょう。

ときどきは、山中や人里離れた禅堂などで瞑想するのもわるくはありませんが、瞑想は毎日行なわないと意味がないので、自宅研修を第一としなければなりません。

しかし、瞑想の修練に熟達するにつれて、こういう配慮の必要はうすれ、最後には随時随所で、行住坐臥をえらばず、瞑想の境地にひたることができるようになります。

このほかに、環境条件としては、風通しがわるかったり、その反対に風の吹きさらしであったり、ひどく暑かったり、寒かったりする場所もさける必要があります。

ついでながらいいそえますと、アルコール気が残っていたり、満腹であったりしては瞑想はできません。

(3) 坐の二原則

以上の外部的な条件がそろったところで、さらに重要な条件があげられます。条件というよりも「坐の二原則」といったほうがよいでしょう。

㈠ 上体をまっすぐに立てておくこと。
㈡ 全身がくつろいでいること。

この二つの条件は、いちおう相反しています。なぜかといいますと、背骨をまっすぐにして上体をしっかりと立てているのは、緊張の状態であり、神経がリラックスしたくつろぎの状態が弛緩です。

この正反対の状態がバランスを失わないで持続されるところに瞑想の坐の本質があるのです。緊張ばかりでも、弛緩だけでも、瞑想の心境にはいることはできないのです。

(4) 上体をまっすぐ立てる

上体をまっすぐに立てておくには、上体が前後左右のどちらか一方へかたむかないこと、背骨をまっすぐに立てることが必要です。

背骨をまっすぐに立てるには、胸をいちおう前に張り出したうえで、アゴをしっかりと引いてウナジを伸ばし立てるのがよいでしょう。

このことを心得てすわるたびに実行すれば、背骨はその自然のまっすぐな形になって、腹や胸のくぼんだ猫背や、へっぴり腰にはなりませんし、その反対に胸や腹の出た反り身にもなりません。背骨がその正常な曲がりをもちながらよく伸びていることが瞑想の坐にとって大切な条件なのです。

アゴを、じゅうぶんに引くことが正身のこつですが、引きすぎて顔があまり下向きになってはいけません。瞑想の際に、下向きだと気がめいりがちとなり、上向きだと気が散りやすいのです。

(5) くつろぎを得る

第二の条件であるくつろぎを得るには、まず安定したすわり方をしなければなりません。『ヨーガ・スートラ』にも「坐は安定していて、快適でなければならない」とあり、『普勧坐禅儀』にも「坐禅はすなわち大安楽の法門なり」とあります。

脚の組み方には、あとで述べるように、多くの種類がありますが、坐法の主眼は、いつまですわっていてもぐらつかず、安定した状態でいられることです。

坐の体位について、いちばん大切な心得は、肩の力を抜くことです。初めのうちは、背骨をまっすぐに立てると肩に力がはいってしまいます。肩に力がはいると、くつろぎを得ることはできません。

背骨をどこまでもまっすぐに立てておきな

から、肩の力を完全に抜くことこそ坐法の真髄なのです。もっとも、この真髄は、ヨーガの体操の修練によって自然に会得されるものです。

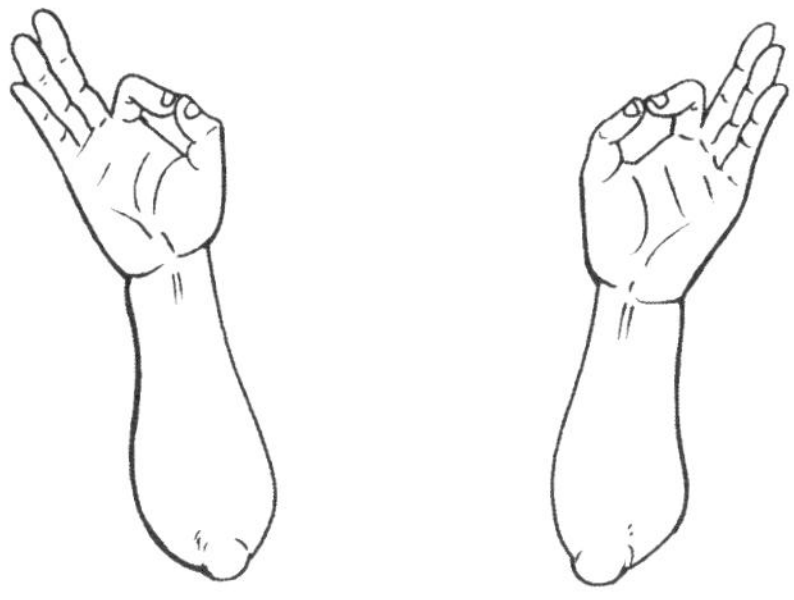

智恵の印相

脚組みの大体がきまったうえで、手の処置が問題になってきます。

ヨーガでは通例ウデをまっすぐに伸ばして、手の甲をヒザにあてます。しかし左右のテノヒラを上向きに重ねてもよいでしょう。

手の甲をヒザにあてるときには、親指と人差し指とで輪をつくり、ほかの指は伸ばしておきます（アミダさまの印相）。これをヨーガでは「智恵の印相」といいます。

手の処置については、いろいろな規定がありますが、要は、肩に力がはいらないように手のおきどころや組み方を考えればよいのです。

(6) 眼は動かさない

瞑想中の眼は、閉じていても開けていてもよいでしょう。ただし初心のうちは閉じているほうが無難です。閉じていても眼球は、上向きに、ミケン（眉間）を見つめるかっこうであったり、下向きに鼻の先を見つめるかっこうであったりします。注意の焦点のおきどころによって、眼球の方向がきまるのです。

眼を開けているときは、もちろんミケンを見つめる仕方と鼻の先で視線を結ぶ仕方とがあります。

口のなかでは、舌の表面をしっかりと上アゴに押しつけておきます（舌のバンダという）。これは舌が無意識に動くのを止めるためです。舌が動けばココロも動いてしまいます。

ところで坐法の要領が一応わかっても、カラダはなかなかこの要領どおりにはなりません。年来の不自然な姿勢が習慣づいてしまっているからです。

カラダのどこかにこりがあったり、背骨が左右に曲がっていたり、ねじれていたりしては、坐の正しい姿勢を保つことはできません。

また、健康が害されていては、くつろぎの状態を得ることはむずかしいです。

すわり方の練習そのものが、全身の調子をととのえるのにいくらか役には立ちますが、それは坐の本来の目的ではありません。

瞑想の坐（静坐）につく前に、全身の調子はととのえておくべきものなのです。ヨーガ道で体操が発達した動機の第一は、そこにあるのです。

II　すわり方の種類

仏教では、すわり方は、結跏趺坐（けっかふざ）と、半跏趺坐（はんかふざ）の二つしかありませんが、ヨーガでは、多くのすわり方があります。ということは、強いていえば、先にあげた坐の条件さえ満たされていれば、どんなすわり方ですわろうとかまわないということです。

ヨーガにおけるすわり方のちがいは、主として脚の組み方のちがいにあります。脚の組み方、つまり結跏（けっか）は、習慣、民族性、骨格などのちがいによって適当にちがっているのが当然であるといえます。

しかしながら、インドで何千年ものあいだ、数知れぬ修行者たちが実験した結果、選び出したすわり方は、大いに尊重されなければなりません。次にそのなかの主なものを紹介しましょう。

(1) 蓮華坐（パドマ・アーサナ）

だいたいは禅の全跏（ぜんか）の坐法に似ています。半跏ではありません。

禅宗流のすわり方とちがう点は、じゅうぶんに深く脚を交差する点と、シリにふとんをあてがわない点です。

【やり方】

(1) 脚の組み方は、禅宗流と一致するが、仏教のなかには、その逆の組み方を命ずる宗派もあるので、この組み方にとらわれる必要はない。むしろ、背骨や骨盤に片寄りができないように、両方の組み方をときによって交代するのがよい。

(2) 深く脚を組んで、うらを上にした足をできるだけ高く太モモの上にのせる。蓮華坐の変型で、背後に回わした手をたがいちがいに足の先に引っかけたりするのは、脚の組み方が深いからできるのである。

(3)　シリにふとんをあてがうことは、ヨーガでは普通やらない。ことに高いふとんをあてがうのは、安定感が得られないのと、腰椎骨の脱臼（だっきゅう）を起こす恐れがあるので、あまりよいことではない。

(4)　両手はテノヒラを上にしてヒザにつけるのが普通である。両方の手を上向きにして重ねる場合は、右手を左手の上にのせるが、これもこだわる必要はない。これは脚組みとも関連するので、どういう方式にするかは自分で吟味（ぎんみ）してみればよい。

(5)　眼は習い始めの頃は、閉眼、ヨーガに熟達すれば開眼でもよい。開眼でやるときは眼を痛めないように注意すること。どちらにしても、視線の焦点はみけんか鼻頭におく。

(6)　熟達者は、この坐法にバンダ（しめつけ）を加えてもよい。先に述べた両ウデを背後で交差するバンダのほかに、ノドと肛門の

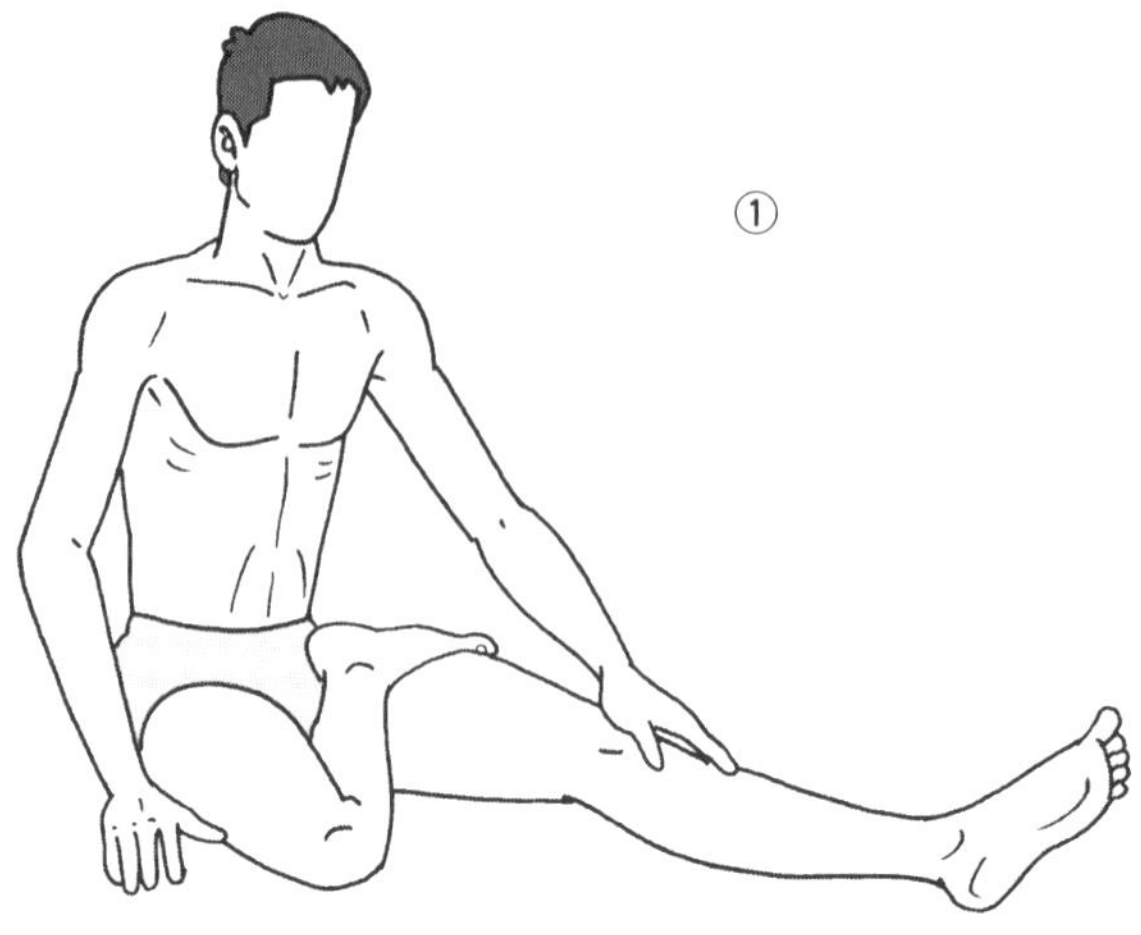

蓮華坐の脚の組み方

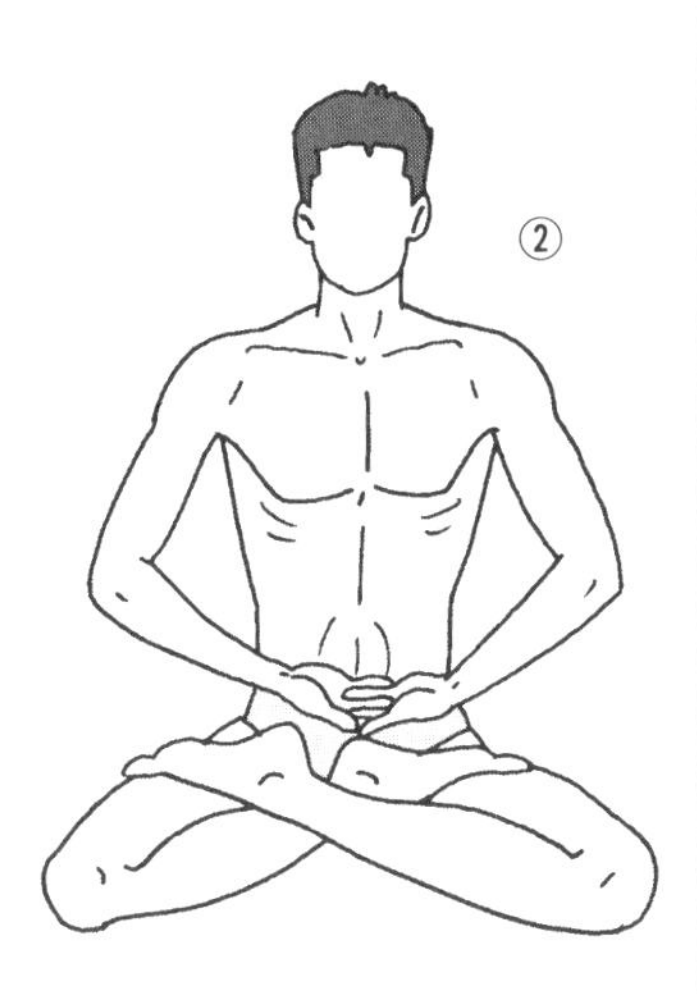

蓮華坐の脚の組み方

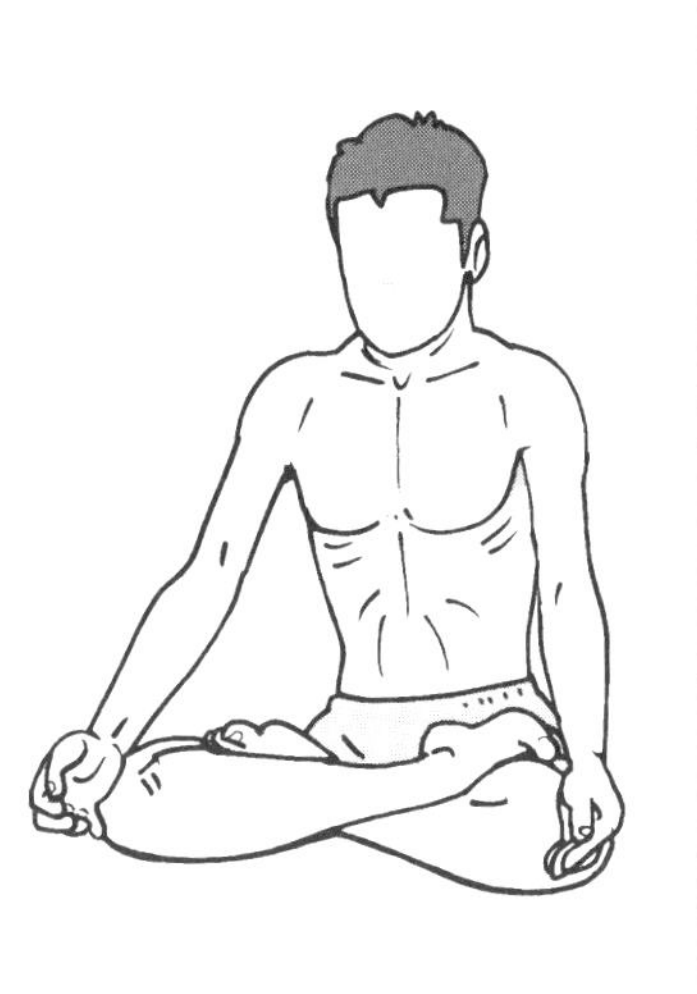
蓮華坐にノドのバンダを加えたもの

バンダをほどこしてもよい。

【ききめ】

尾てい骨と仙骨の神経が活発になります。

(2) 達人坐（シッダ・アーサナ）

【やり方】

(1) 両脚を床の上に大きく開いてすわる。左脚を曲げて、足を手前へ手で引き寄せ、そのカカトを、しっかりと会陰（肛門と生殖器の中間部）につける。左足のうらは、右の太モモの内側に密着させる。肛門をカカトで圧迫するのではない。男性の場合、性器はカカトの上にのっている。

(2) 次に右脚を曲げて、そのカカトを性器の、ちょうど真上の恥骨（ちこつ）の前にすえる。右の足のうらは、左のモモにそって伸

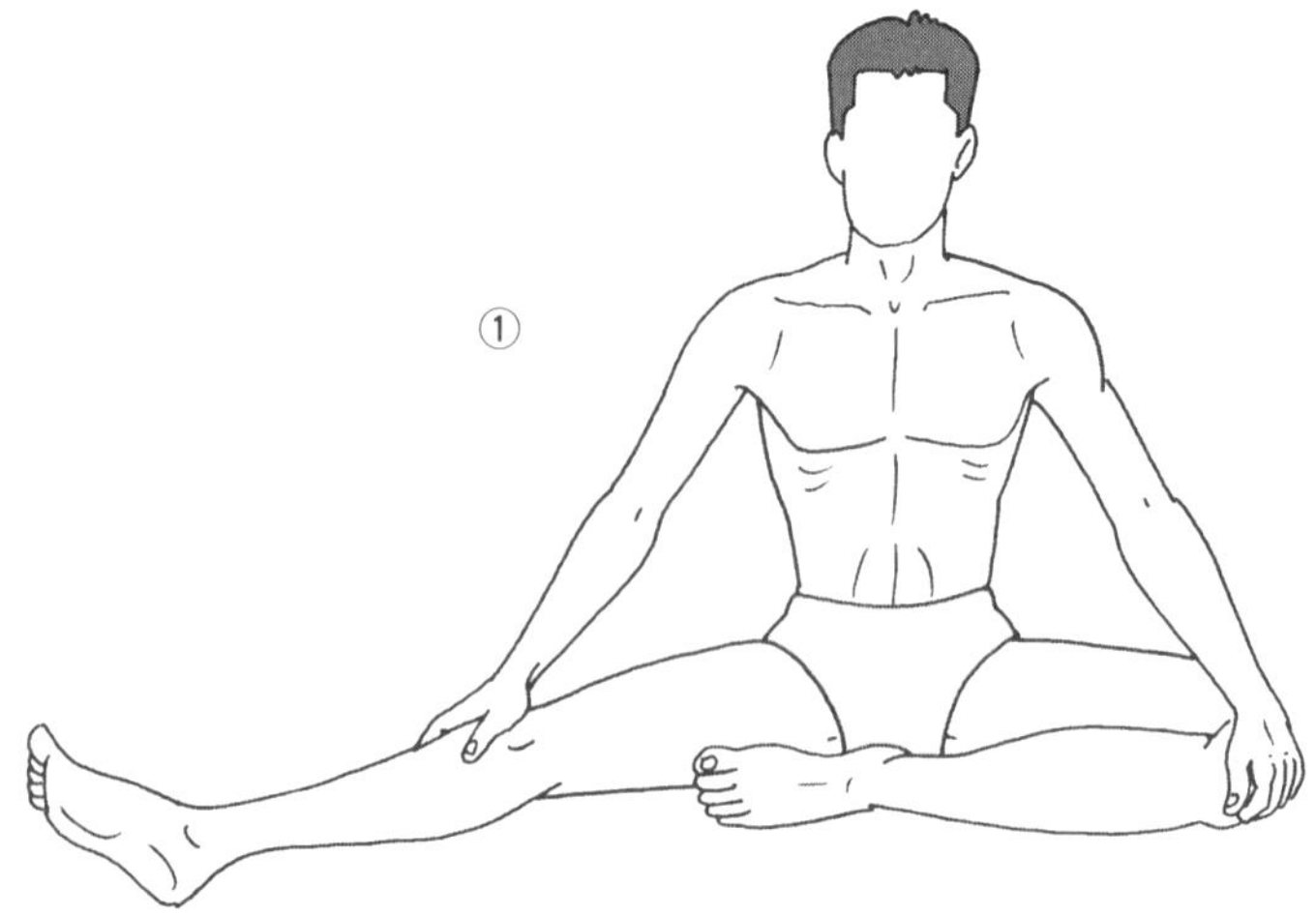

達人坐の脚の組み方

びる。その足先を左脚のモモとコムラのあいだにはさみこむ。

(3) 両方のクルブシは、性器をなかにはさんで上下に重なり合って、右足のカカトは、恥骨結合の前に直立する形になる。

(4) 手のおきどころは、先に述べたとおりである。ヒザのあたりにおくときは、親指と人差し指とで輪をつくる「智恵の印相」を保つ。

(5) アゴを引きつけて「ノドのバンダ」を保つ。

(6) ヒザは床から浮き上がらないのが理想。

【注意】

このすわり方は、初めのうちは、かなりつらいので、短時間から始めて徐々に長くしてゆくほうがよいでしょう。この坐法に慣れる

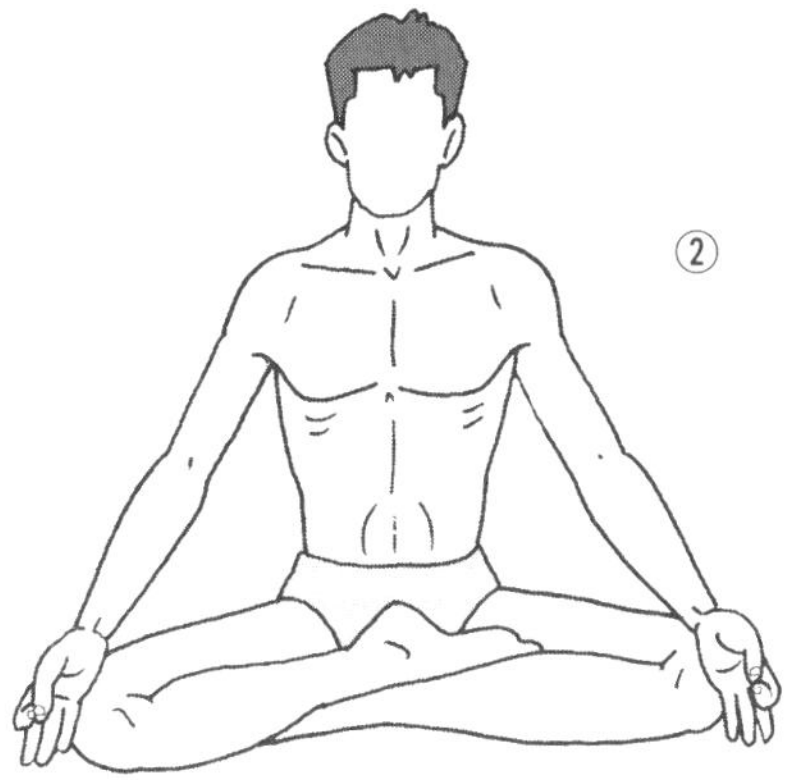

達人坐の脚の組み方

には、一年以上もかかる人もいます。

しかし、慣れてしまえば、これほど快適で、健康によい坐法はありません。ただし、一時間以上、この坐法ですわりずめでいることは望ましくありません。ときどき左右の脚をかえてもさしつかえありません。

この方式ですわる際には、性器に対する注意が大切です。性器をいためぬように心がけねばなりません。

【ききめ】

この坐法は、全身をくつろがせるのに適しています。

脚と腰を強くします。

ボウコウと尿道によい結果を与えます。

(3) 吉祥坐（スヴァスティカ・アーサナ）

【やり方】

(1) 右脚を折り曲げて、その足のカカトを左脚のソケイ部（太モモのつけ根のところ）につけ、足のうらを左脚の太モモにぴったりとあてる。

(2) 左手で右の足先を持ち上げる（カカトは

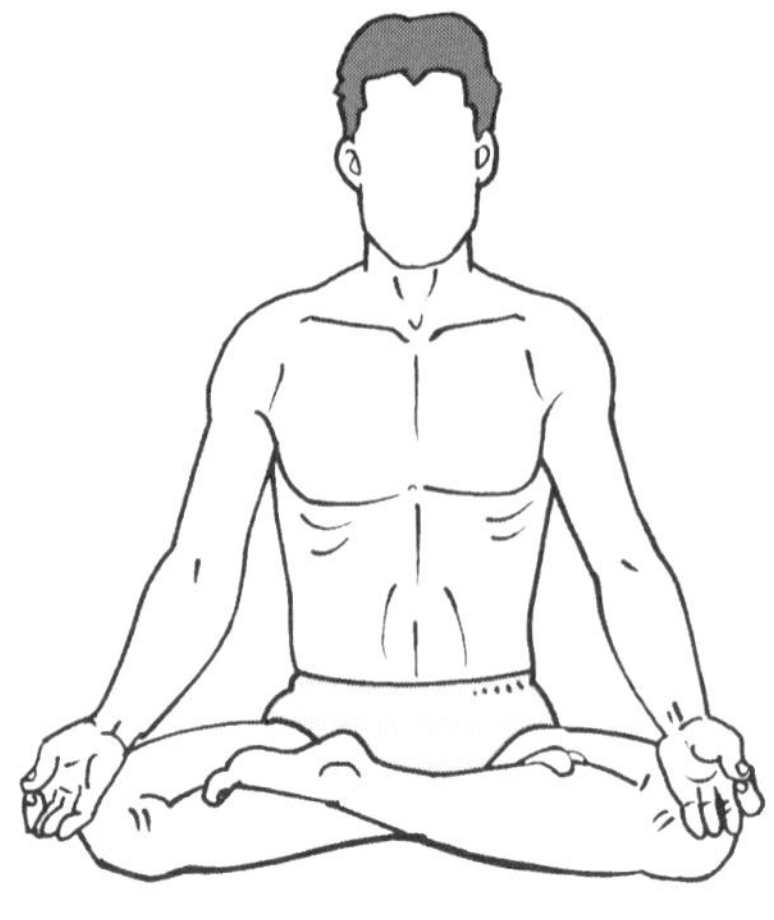
吉祥坐

左脚のソケイ部にあてがったまま）、と同時に左脚を折り曲げ、それを右手で持ち上げて、カカトをしっかりと右の脚のつけ根（マタ関節）に押しつける。

そして左の足先を、右脚のモモとコムラのあいだにはさみこむ。ただし親指だけははさみこまない。左足のうらは、いうまでもなく、右脚のモモに密着している。

(3)　できあがりの形を説明すると、右足の親指は、左脚のモモとコムラのあいだから顔を出し、左足の親指も右脚のモモとコムラの外に居残っていて、左右の脚は、そのクルブシの少し上の部分でクロスしている。

(4)　手や眼の処置は、ほかの坐法の場合と同じ。

【注意】

背中をまっすぐに立てておくことは注意するまでもないが、無理に胸を張り出したりしないこと。

この脚組みも、初めは困難です。ですからクルブシのクロスは骨にこたえます。ですからきわめ

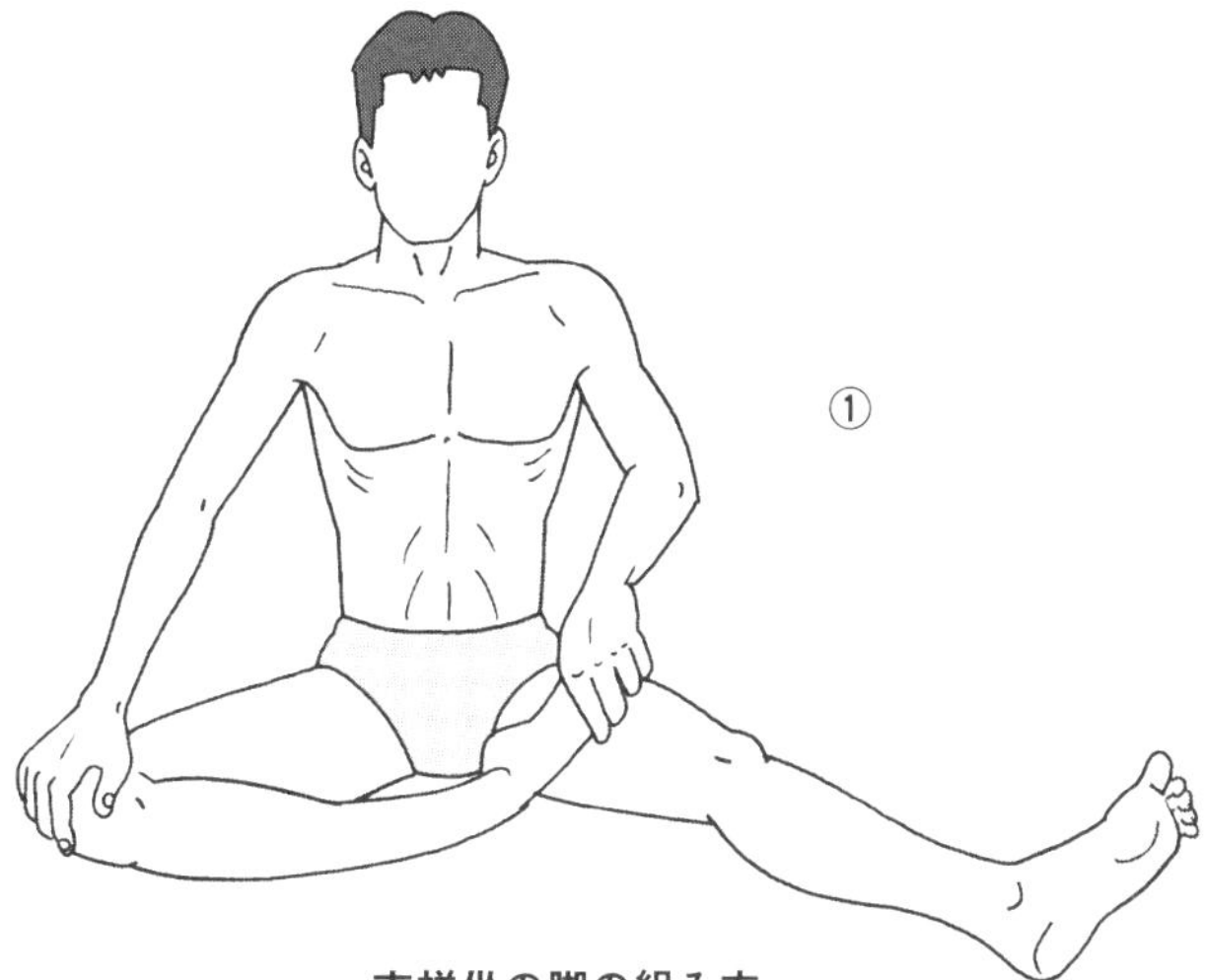

吉祥坐の脚の組み方

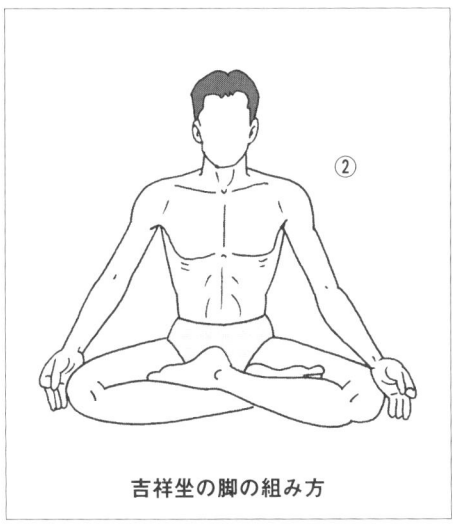

吉祥坐の脚の組み方

て徐々に慣れてゆくことが大切です。

しかし、これに慣れると、らくな坐法で、すわりもがっしりして、長時間耐えられます。

脚組みを左右交代することはさしつかえありません。

(4)　金剛坐（ヴァジラ・アーサナ）

このすわり方は、すでに簡易体操の基本体位のところで紹介しました（56頁以下参照）が、日本人の正坐、または端坐といわれる姿とほぼ同じものです。

【やり方】

(1)　ヒザを合わせて床につけ、足先をそろえて床に立てる。そして上体もまっすぐに立てる。

(2)　ゆっくりとシリをカカトの上におろす。

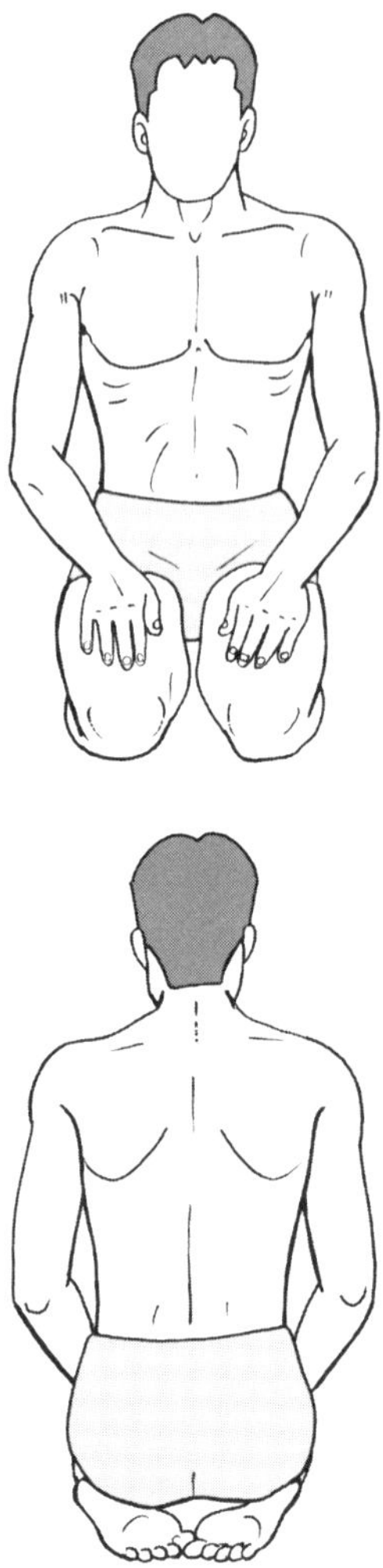
金剛坐のすわり方

手を床について支えてもよい。そして、体重をカカトの上にかける。

(3) この体位が安定したところで、立てた足を倒して足の甲（こう）を床につけ、カカトを開いて、足のうらにシリをおちつける。

ただし足の親指だけは離れないようにしておく。このとき、両手を床についてカラダを支えてもよい。

(4) 脚の形ができたら手をモモの上において、上体をまっすぐに立てなおす。

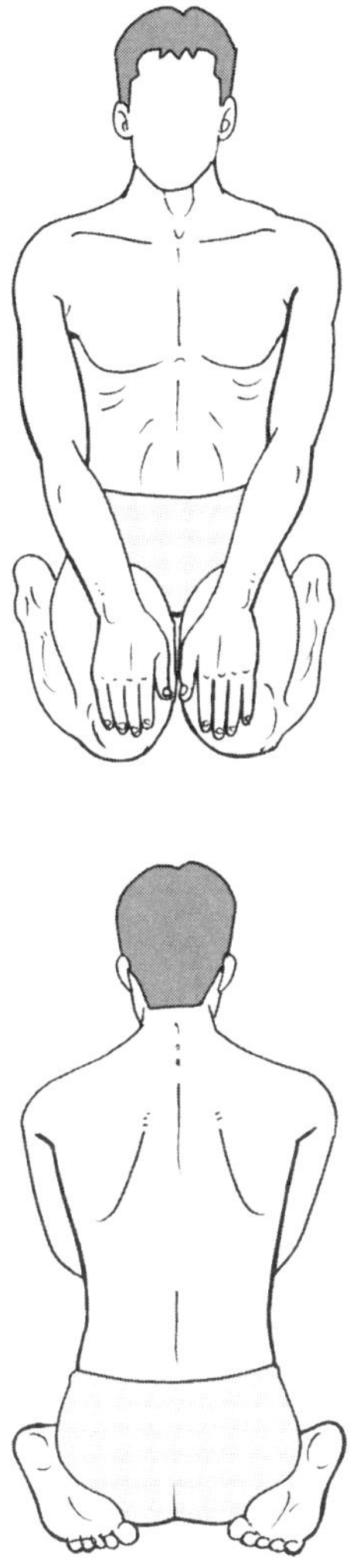

英雄坐のすわり方

【注意】

このすわり方は、欧米人なみにヒザが固くなっている人には、初めはとてもつらいものです。

ヒザの関節を慣らすのは無理をしないで、時間をかける必要があります。またやわらかい坐具を敷いて、足の甲の痛さを軽くすることも大切です。

ただし、あまり厚い坐具だと、かえって早く耐えられなくなります。最初のころのこわばりを征服して、らくにすわれるようになると、この体位は、神経と筋肉にすばらしいききめがあります。

【ききめ】

クルブシをやわらかくし、ヒザの関節を曲がりやすくします。

太モモの筋肉を伸ばします。

また脚の静脈血の還流を促進し、静脈瘤(じょうみゃくりゅう)と疲れた脚によい効果があります。さらに脚全体の緊張をゆるめ、精神を沈静させます。

【変型】

シリを足のうらにのせないで、床につけ、両足はシリの外におく。ただし、両足の親指はシリのうしろで、たがいにふれる。親指がふれなくてもよいが、その場合には「英雄坐」(ヴィーラ・アーサナ)と名称がかわる。

B 瞑想中の呼吸の仕方（調息法）

瞑想の三つの要素のなかで、呼吸は特別に生体のリズムと深いつながりをもっています。それは心臓の鼓動とともに、生命のリズムを代表しているといえます。そのうえ、呼吸は、自律神経とも密接な関係をもっていますので、呼吸をととのえることは、瞑想の最も重要な要素です。

瞑想中の呼吸は、リズミカルであると同時に、長くて静かでなければいけません。イキがはずんで、荒れていては、ココロは落ちつきません。瞑想中の呼吸は、あくまでも静かであるべきで、イキの出入りは止まっているかと疑われるほど静かなのがよく、鼻の先に軽い羽毛をかかげても、それが少しもゆれないぐらいに静かでなければならないと、昔から説かれています。

瞑想中の呼吸は、自然の傾向として、相対的に短い吸息と長い呼息とから成り立っています。比較的短い吸息のほうは自然で軽いものです。

力を入れてイキを吸いこむのではありません。イキを出しきったときに、空気が自然に軽く流れこんでくるのにまかせる、といった程度です。

これに反して、イキを出すほうは、静かに長く行なわれます。このとき腹部とか胸の下部へかけて軽い緊張があります。軽く短い吸息と長くて少々重い呼息とがリズミカルに交代してゆくうちに、カラダのくつろぎが完成し、呼吸を忘れ、カラダを忘れて、ココロがカラダの意識から解放されたときに瞑想に成功するための下ごしらえはととのったといえます。

瞑想に必要な呼吸の長さは、少なくとも一分間に六呼吸以下でなければなりません。ところが一般人の呼吸はとてもそうはゆきません。ですから瞑想中の呼吸の長さは、自然のままでは得られません。

といって、瞑想中に呼吸の長さを調整していては、ココロにくつろぎは得られません。ヨーガの道では、呼吸の練習は別に行なって、瞑想中には、呼吸のことを意識しなくても、自然に長い静かな呼吸になっているように準備するのです。

C 瞑想中の心理操作法(調心法)

瞑想の三要素のなかで、いちばん重要なのは、いうまでもなくココロの操作です。このココロの操作は、瞑想だけでなく全ヨーガの最終目的の達成に決定的な役割を果すものです。

一般に瞑想中のココロの操作は、精神統一とか無念無想とかいうことばで表わされていますが、ヨーガはこういうことばを無造作に使ったりはしません。

瞑想の心理操作に関するヨーガの解説は、すこぶる心理学的であり教育的であります。インドの哲学思想は、非常に古い時代から心理学的であったのです。ブッダの思想も心理学的色彩が濃厚です。

(1) 心理操作の段階

ヨーガの根本教典には、瞑想の心理操作の第一段階である凝念（ぎょうねん）、すなわち精神集中を「心をある場所に縛りつけておくこと」だと説明しています。場所というのは、普通はカラダのある部分のことで、ミケン、鼻の先、心臓、ヘソなどです。あるいは一輪の花や水晶の玉のようなものを使ってもさしつかえありません。

とにかく具体的なものを精神集中の対象として選ぶのが初心者にとっては便利です。

そこで注意をそこへ向け、ココロのはたらきを、そこから動かさないようにつとめるのですが、ココロはその名のように、しばらくもじっとしていません。注意はすぐにその対象から離れて外へ向いかけます。

これを引き止めて、対象から離れないようにするのが凝念ですが、初めのうちはあまり無理をして引き止めないほうがよいでしょう。

ココロが的（まと）をはなれたときには、しばらくココロを遊ばせておいてから、また、元の的のほうへ引きもどすように心がけます。このようなことを繰り返していると、だんだんココロの動きが減っていって、長い時間、その対象から離れないようになります。

そもそも瞑想の心理操作のねらいは、ココロの低い次元のはたらきを押さえて、しだいに、より高い次元のはたらきを発現してゆくことにあります。そこでヨーガの心理操作、つまり調心法は、四つの段階に分けられています。

この段階の区別は、理論上での区別であって実際上では、はっきりと分割することのできない一連のココロの流れになっています。

四つの段階というのは、ヨーガの八部門のなかの後半の四部のことで、

(イ)制感（せいかん　Sence control）
(ロ)凝念（ぎょうねん　Concentration）
(ハ)静慮（じょうりょ　Meditation）
(ニ)三昧（さんまい　Contemplation）

の四つです。

(2) 制感の方法

第一段階の制感は、生まれつき外界の対象に引かれがちな知覚意識をココロの内面のほうへ引き向けて、外界からの印象を受けつけられないようにする心理作業です。

ココロのはたらく方向を外方から内方へ向けかえる仕事だといってもよいでしょう。

この仕事は、決してなまやさしいものではありません。生物としての人間は、自己の防衛と環境への適応のために、いつも外界に向って油断なく警戒していなければならないので、ココロは、衝動的に外界からの印象に引きつけられてしまうのです。

しかし、ココロのより深く、より高い能力を開発するには、どうしても制感の手続きをはぶくわけにはゆきません。

ヨーガの経典には、「制感とは、諸感覚器官が、それぞれの対象と結びつかなくなった結果、まるで心自体の模造品のようになった状態をいう」とあります。

制感をココロの作業だけでやろうとすると、初めは非常にむずかしいものです。それで、

ヨーガ（ハタ・ヨーガ）では、いろいろな便宜的な手段を使って制感の練習をします。

たとえば、最も直接的な方法としては、両手の指で眼と耳をふさいで、視覚、聴覚のはたらきと外界との交通をしゃ断します。

しかし、これだけでは耳の内部の音が聞こえるので、ココロをそれ自身の内部へ向けるという目的は達せられません。

そこで、その閉じた耳のなかの音に注意を向けます。そうすると、その音がいろいろと変化することに気がつきます。その音は、滝や雷の音のように大きくなったり、秋虫のすだく音のようにかすかになったりします。そのうちに、鈴の音のような美しい金属性の音が聞こえてきます。

このやり方に慣れてきましたら、次に、耳をあけたままで同じ経験をするように練習します。初めはしばらく外界のいろいろな音に耳をかたむけます。それから、耳のなかのかすかな音のほうへ注意を向けることで、外からくる音を忘れようと努力します。

これに成功したら、次に、ココロのなかに想像でつくり出した音、たとえば美しい鈴の音などに注意を移して耳のなかの音を忘れるように努力します。

このことがうまくいったら、外界へ向かうココロのはたらきを抑制して、それを内部へ向けかえることは思うままになるでしょう。

そのほか、制感の手段としては、「ふいご式呼吸法」のようなはげしい呼吸を繰り返して行なったり、「オーム」のような単調な唱えごとを、いく一〇〇回となく唱えたりする方法が使われています。

いずれにせよ、制感のねらいは、普通なら ば意志とは無関係に自動的にさまざまな外界からの刺激にせわしく応じてゆく知覚作用を意志の統制下におき、より内面的なココロのはたらきに同調させるところにあります。

この意味で、制感は凝念への準備段階だといえますが、実際は今の実例でもわかりますように、制感の心理作業のなかに凝念の要素はすでに含まれているのです。

(3) 凝念の方法

第二の段階である凝念は、ココロをある一点にとどめて動かさないこと、と定義されます。この定義からわかるように、理論上からいえば、凝念(精神集中)とは、思念の対象の範囲をできるだけせばめて、きわめて単純で狭小なものに制限し、それに注意の焦点を合わせ、ココロを動かさないでいることです。

しかし、凝念というココロの操作を実際に行なう場合には、凝念の段階をその前後の段階である制感と静慮の段階から、はっきり区切ることはできません。

この三つの段階は、実際にはひと続きの心理過程をなしているのです。

凝念の実際の練習法には、いろいろなやり方があります。いちばんやりやすいのは、自分のカラダの一部に注意を集中する方法です。先に述べたような瞑想のかまえをととのえたうえで、ミケン、鼻の先、ヘソなどにココロをつなぎとめるのです。

心臓の鼓動を意識し続けるのも一つの方法です。やや凝念に慣れた人は、ある抽象的な

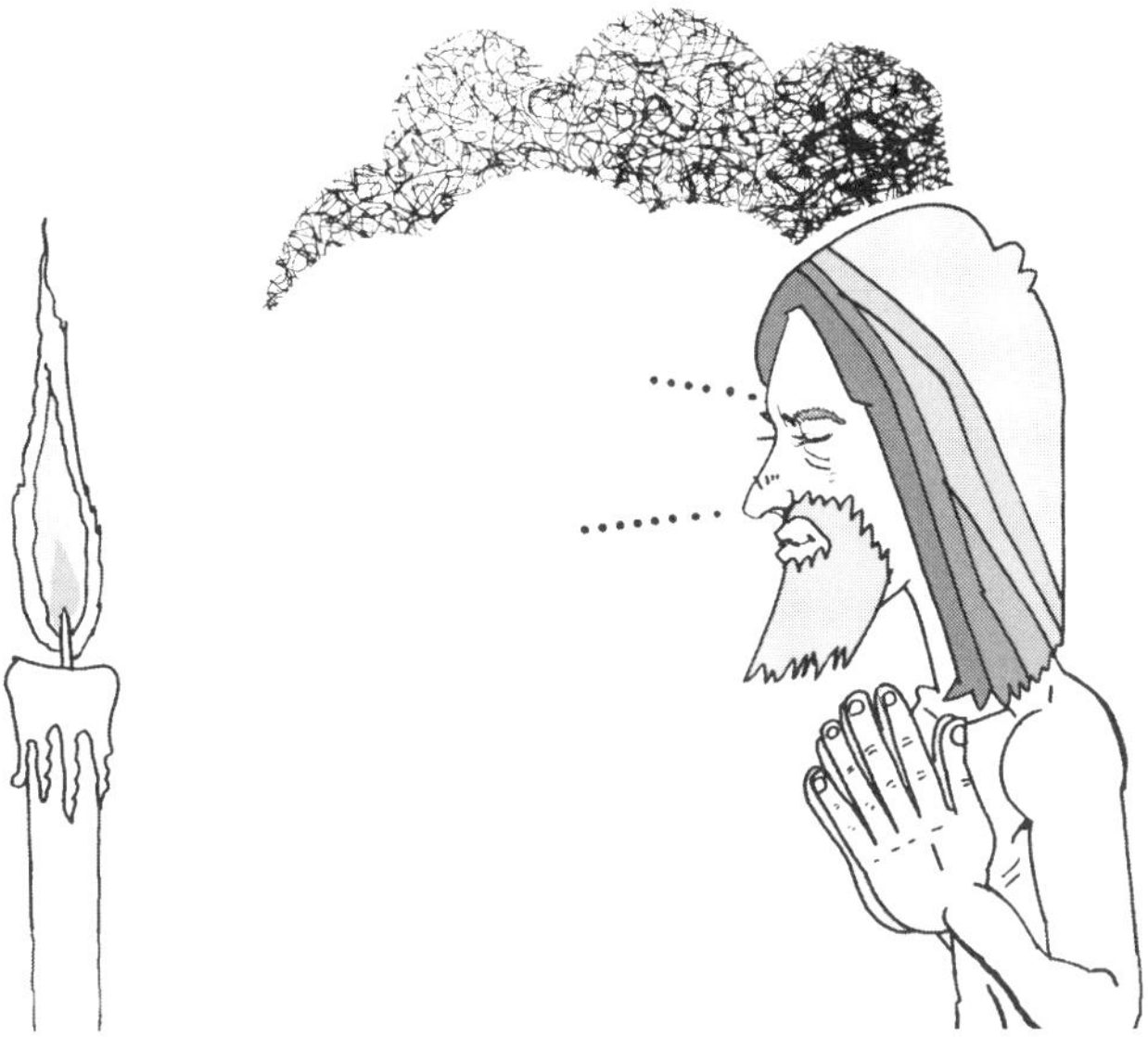

観念へココロをつなぎとめる工夫をするのがよいでしょう。
どちらにしても、ココロをある一つの単純な対象にとどめておくことは、初心者にとっては、非常に困難な仕事です。俗に「意馬心猿」といわれるように、ココロを一つの単純な対象にとどめておこうとすると、ココロは、勝手きままに動き回わって、ちょっとのまも落ちついてはくれないことに気づきます。
だからといって、この動き回るココロを強引に引き止めようとすると、かえって逆効果です。ですから、凝念の作業中に雑念が浮かんだら、その現われるままに、らくな気持ちでこれをやりすごし、再び元の中心点へもどってゆくのです。
この場合も無理は禁物です。これを毎日五

分から一〇分間練習すれば、しだいに雑念の妨害が減ってゆき、たいした努力なしにココロの凝集ができるようになります。

意志の努力があるうちは、静慮に必要な条件である心身のくつろぎは出てきません。

前記の方法で凝念の練習をかさねた結果、ココロの不動の集中が自由に、らくに行なえるようになると、犬のなき声や自動車のひびきや時計の時をきざむ音が注意をかき乱そうとしてもココロのドアを締め切りさえすれば、すべての音はうすれ、カラダで受ける感覚は消え、完全な安らぎからくる甘美な情感がココロを占領します。

そうなればもうしめたもので、凝念の作業は、完全に成功したのです。この方法は、凝念によって、逆に制感を引き起こしたことになります。

今述べた方法は、眼を閉じて行なうのですが眼をあけたままで行なう方法もあります。鼻の先やミケンを見つめるとか、くらやみのなかで、ろうそくの火を見つめるといった方法です。熟達者には、この方法がよい場合もありますが、ややもすると眼をいためる危険があるので、初心者には適当ではありません。

(4) 凝念と静慮のちがい

次に、もっと心理的な凝念法を紹介しましょう。制感の説明のところで少し触れたように、はげしい呼吸法の作業から始めます。

「ふいご式呼吸法」のような強烈な呼吸作業を何回も繰り返して行なうと、全身がくつろぎの感じで包まれ、一種の夢想状態、つまり、いろいろな想念（思い）の自動的な流れの現象が現われてきます。

　このとき、この想念の流れを止めたりしないで、その流れに乗って去来する種々雑多の想念をじっと、ココロで見つめて観察します。

　ココロが自分自身の動きの無関心な観察者になるわけです。初歩の頃は、想念の流れはむやみやたらと動いて、とりとめもない有様ですが、冷静な観察を続けてゆくうちに、その動きは少なくなり、動き回わる範囲も狭くなってきます。

　この段階に来たとき、こんどは、想念の流れを分割して、一つ一つの独立した想念を見分ける心理的作業をします。

　今までは連続的なもののように見えていた想念の流れを、ココロで分割して得た個々の想念のひとこまひとこまについて、その想念のばく然とした起点、その高まり、最高潮、衰え、そしていつともなく来る消滅など、一つの想念の始まりから終わりまで（仏教流にいうと生住異滅）とをよく観察します。

　このような心理操作によって、想念の流れのなかで、想念と想念のあいだは、切れ目なく連続しているのではないことがはっきりします。このことがつかめたならば、次の心理作業は、一つの想念とその次の想念とのあいだのすきまを見つけることです。

　この想念と想念とのあいだに空虚なすきまを見つけることができたら、非常に大きな利益があります。

　というのは、この心理的なすきまには、ココロの動きが、まったくないので、このすきまをしだいに拡大してゆくことによって、想念が休みなく起こるのを押さえることができるだけでなく、無軌道に進展してゆく想念の流れの背後にかくれている自我を気分的に味わうことができるからです。

以上の心理操作は、凝念と静慮の二つの段階にわたっているものです。

このように、凝念と静慮の区分は、実際上ではつけられないものです。そこで、両者を区別する規準を、それに使った時間の長さにおいている人もいます。それは凝念の一二倍の長さのものを静慮ということにするのです。この計算の時間単位になるのは、一回の呼吸に要する時間の長さです。

12呼吸（１４４秒～１２９６秒）＝１凝念

12凝念＝１静慮（＝１４４呼吸）

そうはいうものの、理論上では、凝念と静慮は、はっきりと区別することのできる、思念の二つの型なのです。静慮（ディヤーナ、禅那）は、ヨーガの経典のなかで「同一の場所を対象とする想念がひとすじにのびてゆくこと」と定義されています。

凝念と静慮とでは、ココロのはたらく方向がまったく逆だともいえるのです。凝念は、その思念の対象をできるだけ単純なものにしぼり、そこに注意の焦点を凝結させます。

しかし、静慮のほうは、ココロをのびのびと進展させるのです。凝念は集中的であるのに対して、静慮は拡大的なわけです。

凝念のねらいが、なるべく狭い範囲へ注意の焦点をきめて、その対象をできるかぎり明確に意識にのせる作業であるのに対して、静慮のねらいは、凝念の作業によって得られた明確な意識をあらゆる瞬間に持ち続けながら、選ばれた対象についての想念の流れを、だんだんとひろげてゆくことにあります。

　凝念によって制限された狭い視野のなかでとらえられた対象が高度な明せきさで意識されるようになったとき、それと同程度の明せきさでそれよりもひろい範囲のココロの視野を意識できるようにするのが静慮の練習なのです。

　視野がひろがったために、思念の力が弱まり対象のイメージ（心像）がぼやけてしまうようでは静慮とはいえないのです。

　たとえば、一本の花を対象に選ぶとすれば、その花を凝念することによって、その花の全体的なイメージが明りょうかつ明せきにココロに焼きつけられます。こんどは、その花に関する想念を、前と同じ高さの明りょう度をもって極限まで展開してゆくのです。花と色、形、におい、その生産地、贈り主など、想念は際限もなくのびてゆきます。

　それは、暗く沈んだここち（昏沈＝こんじん）でもなく、浮動したここち（棹挙＝じょうご）でもなく、平静にたんたんと続いてゆく澄みわたった意識です。この意識の流れのゆきつく先に三昧（定＝じょう）があるのです。

(5) 静慮の方法

　参考までに、静慮の実際的なやり方の一例をあげますと、「連想の組織的系列」または「思考の路」と呼ばれる方法があります。それは、ある一つの対象について、次のような質問を設けて、解答を考えてみることです。

(1)その対象と同じ種類、または同じクラスのものは何か？
(2)その対象の部分としては、どんなものがあるか？　それらの部分は、どんな役目をするか？　その対象は、ほかのある対象の一部分であるのかどうか？
(3)対象の性質には、どんなものがあるか？　その対象は、さらに、ほかのある対象の性質の一つではないのか？
(4)その対象とほかのある対象との関連について、これまでになんらかの経験をもったことがあるか？　それを見たり、聞いたり、考えたりしたことがあるか？　等々。
静慮の練習には、対象の種類を、段階的に具体的なものから抽象的なものへ、単純なものから複雑なものへとかえてゆきます。


その段階をもうすこしくわしく分けてみますと、(1)単純で具体的なもの、(2)複雑で具体的なもの、(3)単純で抽象的なもの、(4)複雑で抽象的なもの、の四段階に分けられます。

法（ダルマ）、愛、美、生命などというような抽象的で複雑な観念を対象とするのは、静慮の作業を、じゅうぶん修得してからでないと駄目なものです。

(6)　三昧の境地

静慮の心理操作に熟達しますと、ココロのなかから混乱や衝突がすべて追い払われ、ココロのはたらきがスムーズに進行するようになります。そのあいだに、もう一つのより高い能力が発現する準備がととのうのです。

静慮の展開の過程が完結したときに、おのずと三昧（さんまい）の境地が現われてきま

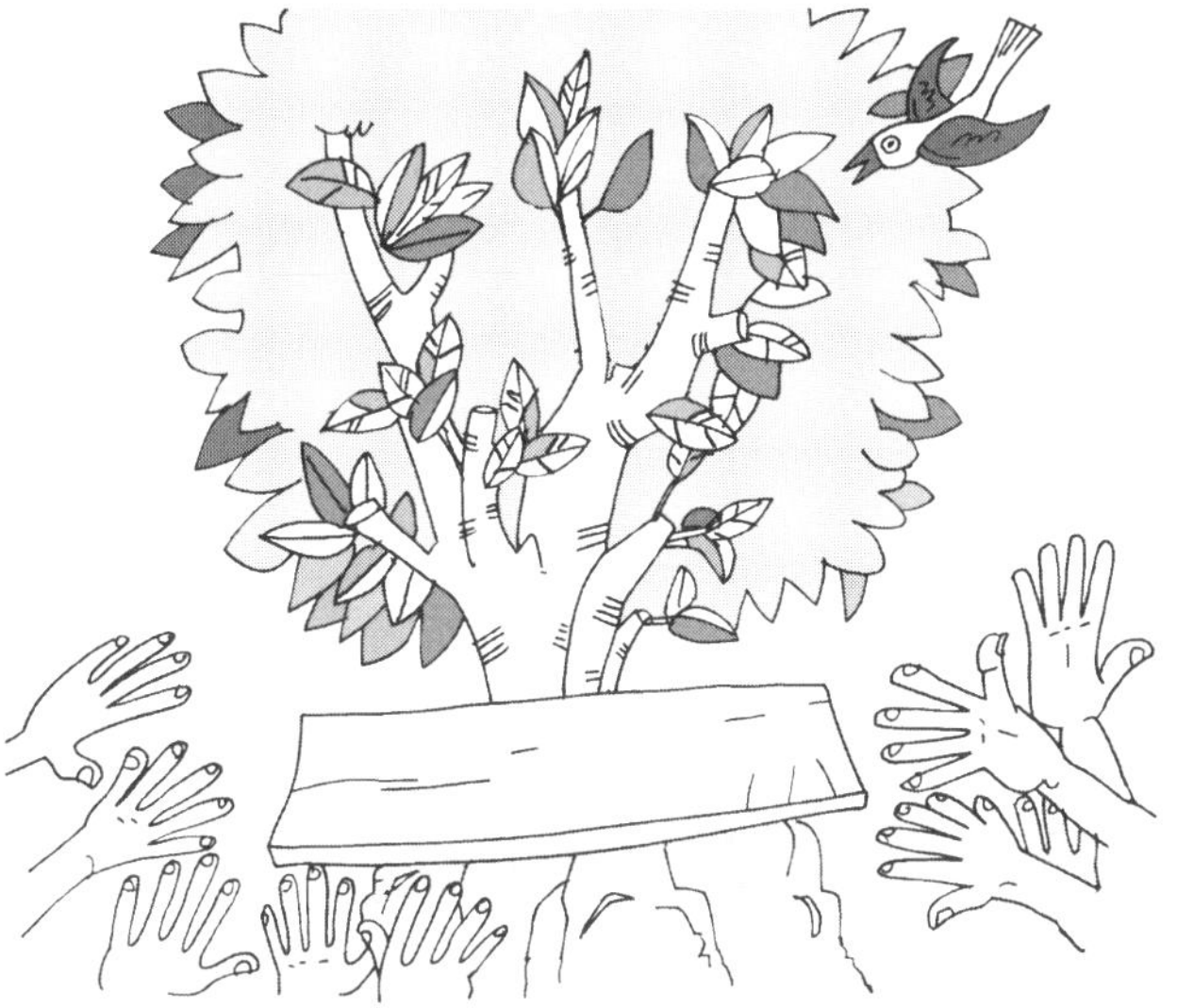

す。そのとき、ココロが思いがけなく、いやおうなく、三昧の境地へ落ちこんでゆくのです。

つまり、静慮の段階で、ある対象について自由に伸び進んだ思考の流れが、その材料となる観念のたくわえが尽きてしまって、おのずと終わりに来たときに、思いもかけず三昧の境地が出現するのです。三昧の境地は、望んで得られるものではないし、力ずくで手に入れられるものでもありません。

三昧は静慮の実修の結果として、それ自身のほうからやってきて、自分で勝手に展開するるのです。ですから、三昧すなわち「さとり」は啓示とされたり、覚せいになぞらえられたりするのです。

三昧の精神状態においては、主観と客観の

両面が完全に合一するので、思念の対象は、それ自身で存在し、自分勝手に動き、自力で展開しつつあるかのように思われます。

ヨーガ経のなかで三昧を定義して「思念の対象だけが現われていて、思念自体はなくなってしまったかのような状態」といっているのは、まさしく主客合一の心境を示しているのです。

(7) 直観と智恵

この場合のココロのはたらきを直観（仏教では観）といい、その経験内容を智恵（仏教では智とか般若）といいます。

直観と智恵とは、不可分な関係にあります。直観のないところに智恵は生まれないし、智恵は必ず直観に基づいています。直観と智恵についてくわしく説明するいとまはありませんが、この両者を思考と知識とから明確に区別しておくことは非常に大切なことです。

現代人は、この区分をよく知らないために、随分と多くのあやまちを犯し、また無用な苦労をしています。思考と知識、直観と智恵は、各々不可分離の関係にあります。

科学は思考作用の産物ですから、すべて知識であって智恵ではありません。科学は、それ自身では人間生活にとって有益でも有害でもありません。それが人間生活に関係するためには、技術を開発しなければなりませんが、科学理論から技術への転化は、直観と智恵を触媒として行なわれるのです。

思考と直観とを区別すると、思考は分析的、抽象的、理論的であるのに対して、直観は、総合的、具体的、実践的であるといえます。

知覚的経験は一種の直観ですが、このほかにもう一つの直観があるのです。それは知的直観と呼ばれるものです。哲学の根源となるものはこの知的直観です。

知的直観は、経験的直観ともちがい、概念的思考ともちがっています。知的直観の内容は、普遍的ですが抽象的ではなく、具体的ではありますが特殊的ではないのです。いわば具体的普遍とでもいうべき性格のものです。

三昧とか定（じょう）とかいわれる境地は、この知的直観にほかならないのです。この境地に達して初めて哲学から高い智恵が生じ、それが生きる力となるのです。哲学が説く真理はそのままでは生きる力とはなりませんが、知的直観を介して智恵となったときに初めて、「生きた真理」となって、われわれに信念と活力を与えてくれるのです。

⑻　ヨーガの究極の境地

しかし、宗教であるヨーガは、この程度ではおさまりません。

ヨーガでは知的直観、すなわち三昧の経験をいくつかの段階に分けています。

初めの段階では、その経験のなかに対象の観念と、それに対応する意識や、自我感や、深いよろこびなどがふくまれていますが、直観体験が深まるにつれて、ココロのはたらきが微妙になるとともに、対象の姿も微妙、稀薄になってきます。そして最後に対象といっしょに意識、感情、人格感も消え去ってしまうのです。

このように主客両面がすべて消え去った境地を無想三昧といいます。仏教で「空」というのは、この境地をいいあらわすことばなのです。

しかし、この境地は、単なる虚無でないどころか、きわめて充実した、そして明せきな内容をもっているものです。しかし、その中味は通常の意識内容とはあまりにもちがっているので通常のことばではいい表わしようがないのです。

そこで、象徴的なことばか符合でなんとかその心境のおもかげを伝えようとしたのが「空」ということばなのです。それにもかかわらず、そこには非常にはっきりした意識があって、熟睡や気絶とはまったくちがった心理状態が存在しているのです。

もちろん、この意識は、通例の意識とは根本的にちがったもので、ある人は、これを超意識（super consciousness）と呼んでいます。超意識の体験は、三昧以前の意識経験になかった新しい高次元の意識の誕生なのです。

ヨーガ経典は、この体験を説明して「真我（たましい）が、その周囲をとりまいている自然的存在と自分とを混同していた過失に気づいて、その束縛から脱出することである」といっています。このとき真我は、さん然としてまばゆい白光の幻覚として現われるのです。

このすばらしい体験は、ほんのしばらくしか続きませんが、しかし、それから元の心理状態にかえったあとも、そのときの体験で得た印象は人生についての深い智恵の形で残り、その体験の余香である一種のムードは、その人の人格を平静、明朗なものにかえてしまうのです。

ヨーガの究極目的は、真我、または自分の内部に本具する神性を実現することにありますが、それほどに高い目的を達成するには至らないまでも、ヨーガ的な方法でココロの修練を重ねてゆくならば、評価しきれないほどの大きな利益を得ることができます。

一生のうちに大きな仕事をした人びとは、生まれつきか修練かで、このヨーガに似たココロのコントロールができる人であったのです。

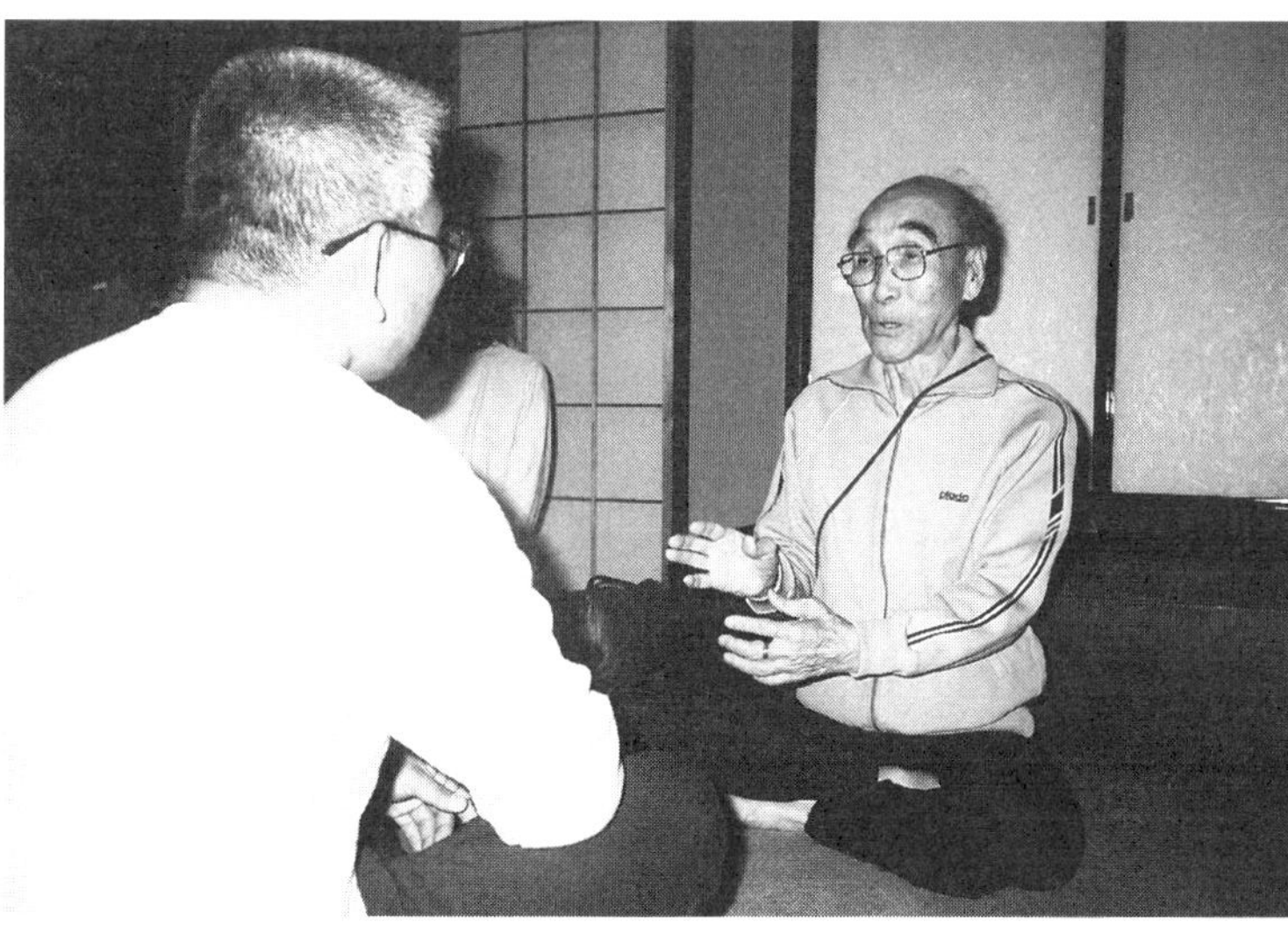

ヨーガと日常生活

中国の有名な智恵の書である『中庸』のなかに、「道というものは、片時も離れることのできないものである。離れることができるのは、道ではないのだ」ということばがあります。

道というものは、人間と自然の根源に基づくものですから、元来、少しのあいだも離れることのできないものです。道は日常生活のなかに、常に生かされていなければなりません。道に反し道からはずれた生活を送る人は、早晩、破滅をまぬがれることはできません。

ヨーガは、そういう意味での道であります。唯一の道とはいわないまでも、巨大な道であることは否定できません。ヨーガは、人間の本来的な在り方が身心一如であることに基づいて、人間に完全な幸福を得させるところの道、方法なのです。

ヨーガは、単に一時的に病気を治したり、姿を美しくしたりする方法ではないのです。ヨーガは、一生幸福であるための道です。

生きるにもヨーガ、死ぬにもヨーガというぐらいに、ヨーガに自分の生命を託してこそ、ほんとうに安定した、生命感に満ちた人生をまっとうすることができるのです。ですから、この書の初めに、ヨーガは宗教であることを強調しておいたのです。

日常生活のなかで、ヨーガは、どんなふう

に生かされるか、日常生活のなかへヨーガをしみこませるにはどうすればよいか？　これについて簡単に述べてみましょう。

A　ヨーガの戒律

戒律というとみなさん方は、にがい顔をするか、うす笑いを浮べることでしょう。それは無理もないことです。これまでの宗教の歴史のなかで、戒律は非人間的で、偽善的な性格を多分にもっていました。近代文化は、特にヨーロッパでは、宗教的戒律からの人間性の解放を出発点としました。

しかし、それは因襲化した戒律の場合なのであって、戒律や道徳は、元来は人間が幸福に生きるための手段であるはずです。もしも人間が、だれも自分の行動になんらかの制限を加えることをせず、自分の好きなように振舞おうとしたら、だれ一人として安定した生活ができないばかりか、人間の姿は、地上から消え去ってしまうでしょう。

かりに生き残る人間がいたとしたら、かれらは、動物に近い生活のなかで、やはり最小限度の道徳を守らざるを得ないでしょう。古来の歴史のなかで、高度の文明と強大な国家をつくった偉大な民族が道徳のたいはいによって、まぼろしのように亡び去ってしまっております。

ヨーガはわたしたちに二種類の戒律を守ることを勧めます。これらをよく吟味（ぎんみ）してみると、それらはすべて、わたしたちが幸福であるための根本条件なのです。

この二種類の戒律のそれぞれに五つの項目

があります。

(一) **禁戒**(きんかい) 自分以外のものとの関係の規定

(1) **非暴力** どんな場合にも、どんな生き物に対しても、どんな仕方でも、害を加えないこと。

(2) **正直** どんな場合にも、うそをつかないこと。

(3) **不盗**(ふとう) 他人の所有物を盗まないこと。

(4) **梵行**(ぼんぎょう) セックスのいとなみをしないこと。ただし、ヨーガでは、修行中の人に対する戒律であって、修行の完成者にとっては、不可欠の戒律ではありません。現代インドのヨーギーのなかには、結婚している人も少なくはありません。うわきなどをしないことも、この戒律にふくまれています。

(5) **不貪**(ふとん) 最少限度の必需品以外は何も所有しないこと。インドの行者は、一杖一鉢と一枚の衣服しかもたないならわしでした。しかし、この戒律の主眼は、所有欲を征服することにあるのです。たとえ、莫大な財産があっても、それを所有するという意識がなく、それを取得し、守り、失うまいとするわずらわしさにココロをみだすことがなければ、不貪の戒を破ったことにならないわけです。しかし、それは至難なことであり、所有物が多いほど幸福から遠ざかるのが実状です。

(二) **勧戒**(かんかい) 自分自身に対するいましめ

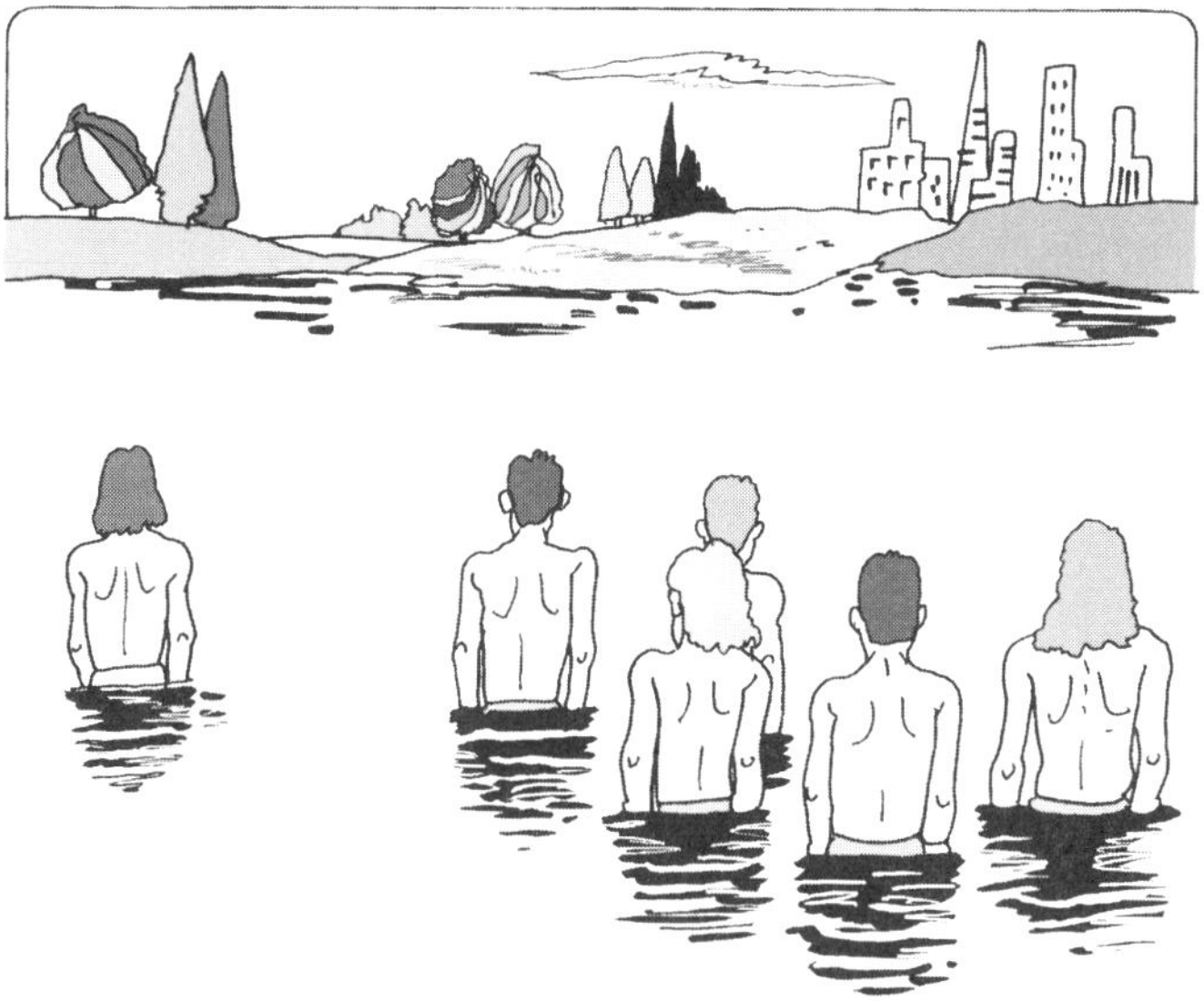

(1) **清浄** 肉体とココロの両方を、いつも清潔にしておくこと。インド人は、一般に清潔好きで、毎日、水でカラダを清めています。ココロを清めることは、いっそう重要であり、それには、慈、悲などの精神的な方法があります。

(2) **知足** 生命をつなぐに足るだけのものがあれば満足し、それ以上はあえて求めないということ。これは宗教上の心得として、すべての宗教で取りあげられています。一般社会人にとっては納得し難いことと思いますが、あくことのない野望は、結局、人を不幸に導くものです。

(3) **苦行** いろいろな方法でカラダを苦しめたり、断食したりすること。ヨーガでは、苦行の目的は煩悩(ぼんのう)、すなわち人間のもつ本能的欲望や衝動、無知、情動等の弱点を弱めることにあります。

日本で滝にうたれたりするのも苦行ですが、超能力を得ようという野望から行なうのは苦行の主旨ではありません。苦行はココロを清めて、平和で安定した心境を得るための方法です。

(4) **読誦**（どくじゅ）聖典を声を出して読むこと。神聖な音である「オーム」を繰り返して唱えることも、このなかにはいります。「アーメン」を唱えたり、念仏を唱えるのも、この一種と見てよいでしょう。

これはココロを静めるのに役立ちます。昔から尊ばれてきた聖典や哲学書を味わい読むのも、この心得のなかに含まれます。

(5) **最高神への祈念** ヨーガの修行に成功するようにと、最高神の冥助（めいじょ）を求めて祈念すること。世俗的な欲望や野心がかなえられることを祈るのではありません。

そのような願いは高位の神さまはお聞きとどけにはならないし、それがかなえられることはかえって不幸の元になるのです。

ヨーガ経典には、これらの戒律を守るなら、いろいろと結構なむくいがあることが説かれていますが、それらは、ともかくとして、こういう戒律の実行が幸福の保障になることは疑えません。

B ヨーガの日課

ヨーガは道でありますから、片時も離れら

れないはずのものであるといいましたが、それは非常に高い次元での発言であって、そこまでの境地に達するのは容易ではありません。

一言一行ヨーガ道を離れずというような境地は、われわれ凡人には理想ではあっても、現実ではないのです。しかしながら、ヨーガの実践は、毎日怠らずに続けないと駄目なのです。

できたら、毎日一定の時間に、かならずヨーガを実修するのが望ましいのです。さもないと、せっかくヨーガを始めても、さほどのききめを見ることができません。

こういいますと、たいていの人は「忙がしくて、そのひまが得られない」といいます。現代の社会は、たしかに忙がしいです。しかし、よく考えてみると、いくら忙がしいといっても、ヨーガに向ける時間がひねり出せないほど、一日の時間が仕事でつまっている人はいるはずがありません。

「忙がしい」と口ぐせにいっている人の一日の行動をみると、随分と多くの時間がつまらないことに費やされています。「忙がしい」という口ぐせは、自分に対するいいわけや、他人に対する虚栄としか思えないのです。

ですから、忙がしいという理由でヨーガの日課に踏みきれない人は、実はヨーガをやる気がないのです、やる気が起こらないのは、ヨーガが、どんなに貴いものであるかを知らないからです。

現代人の生活を見ると、自分から不幸のなかへ飛びこんでいっているように思われます。自分自身で一生けんめい自分を可愛がっているつもりで、実は、自分を虐待しているのです。そして日頃の愚行の結果、たちのわるい病気にとりつかれたりすると、医者よ薬よと大騒ぎをするのです。

あからさまに述べることはさしひかえますが、現代人が健康と幸福とを求めて、てんやわんやしているのを見ると、気の毒ともあわれともいいようのない気がします。自分では賢いと思っている文明人は、実は大馬鹿者ではなかろうかと思われます。

毎日少しばかりの時間を、ヨーガの実習に使いさえすれば、爽快な気分、あふれる活力、疲れを知らないスタミナ、若々しい容貌、温和な人がらなどが手にはいることを知れば、どんなに忙がしい人でも、時間をつくり出すにちがいありません。

ヨーガ体操を行なうには、食後の二時間と入浴の直前さえ避ければ、いつでもよいが、できれば、毎日一定した時間に行なうのがよいでしょう。いちばん適当なのは、朝起きた直後と夜寝る前の時間です。そのうちでも、朝のほうが好適です。

インドの修行者は四時に起きるのですが、そこまではしないまでも、九時過ぎでないと起きられないのは病体です。夜ふかし、朝寝が文明人の特長だなどというのは愚にもつかない迷信です。そんな生活で幸福にはなれっこないし、つかんだものはにせの幸福に過ぎません。

朝起きの喜びを知る人だけが、ほんとうの幸福を味わえるのです。ヨーガを修練しているうちに朝起きがつらくなくなります。

朝起きたら、すばやく歯をみがき、口をすすぎ、顔を洗う。眼球と鼻孔を清めたらなおよいでしょう。眼球を清めるには、冷水のなかに眼をつけて、眼球をぐるぐる回わすのです。鼻孔を清めるには、水または微温湯を静かに片方ずつの鼻に吸いこみ、ノドにはいったものを口から吐き出すことを数回繰り返します。

ヨーガの行法のなかには、体操にせよ、呼吸法にせよ、瞑想法にせよ、いつでも、どこでも、空いた時間に行なえるものがあります。それもよいが、毎日一定の時間にヨーガを日課として行なうことが必要です。

それには、きちんとしたプログラムを組んでおき、それに従って手順よく運び、予定の時間内にすませるようにすれば、習慣づいて、長続きするものです。

日課のプログラムを組むには、ヨーガの実習にふり向けられる時間の長さを考え、自分にできる体操、呼吸法、瞑想法を適当に配当すればよいのですが、その際に注意すべき事項を次にあげておきましょう。

(1) 各作法のあいだに適当な休息の合い間をとっておくこと。特に体操の場合は、一つの体操が終わって、次の体操に移るまでに、動悸（どうき）やイキのはずみが静まっていなければいけません。

(2) プログラムの順序は、体操——呼吸法——瞑想法とするのが普通です。

(3) 体操の配列には、(イ)上体を前に屈する体操と、後ろに反る体操、また右に曲げるものと、左に曲げるものとを交互に混ぜてゆくこと。(ロ)体操の手順をなめらかに進めていくこと、の二点を留意することです。

I　日課プログラムの実例

ここで前もってことわっておきたいことがあります。それは、この本で、ヨーガの体操を三種類にわたって数十も披露しましたが、これらの体操を全部一度に行なわなければならないということではありませんし、これらの体操をすべて憶えこんでいなければならないということでもないということです。

これらの体操のなかから、任意に選び出して、それらを練習し、毎日の練習時間の長さに応じて、そのさらに一部を選び出してもよいのです。

ただ、注意しておきたいことは、たった一つの同じ体操だけを毎日行なうのは勧められない、ということです。ヨーガ体操は少なくとも三つか、四つぐらいの体操を組み合わせて行なうことです。それに呼吸操作や瞑想を、ほんの数分でもよいから加えて欲しいのです。

ヨーガの日課表は次の三種類に分けることができます。

(1)　簡易体操だけのプログラム

どうしても時間の都合のつかない人は、朝と夜に寝床の上で簡易体操を行なってから、床を離れるなり、寝るなりすることです。このプログラムだと、一通り行なうのに、あらゆる作法に一分ずつ使っても一五分以内にはすみます。

もう少し早く行なえば、一〇分以内ですま

15分間のプログラム		10分間のプログラム
らくだの体位	1分	らくだの体位
ねじりの体位	2分	すきの体位 ◀休息15秒
すきの体位	3分	コブラの体位
コブラの体位	4分	背中を伸ばす体位
	5分	
背中を伸ばす体位	6分	クンバカ呼吸法
バッタの体位	7分	
肩で立つ体位	8分	完全弛緩の体位
	9分	
クンバカ呼吸法	10分	
ふいご式呼吸法	11分	
音のする呼吸法	12分	
	13分	
完全弛緩の体位	14分	
	15分	

せることができます。ただし、あまり早く行なっては、ヨーガの効果が出てこない恐れがあります。

(2) 基本体操だけのプログラム

もう少し時間のゆとりがある人は、このプログラムを選ぶのがよいでしょう。ヨーガを習い始めの人は、簡易体操の次に、この体操を習うのが順序でもあります。この体操はやさしいけれども、その効果はすばらしいものです。

虚弱な内臓は、この体操の実習によって、短い期間に改造されます。この体操は、ていねいに行なっても二〇分以内ですませられます。ただし、そそくさと急いで行なっては効果がありません。時間の余ゆうがあったら、体操のあとで、「完全弛緩の体位」（144頁）を行なってください。

(3) 体位体操だけのプログラム

簡易体操や基本体操でカラダが、ある程度できあがった人は、体位体操を習うべきです。体位体操のなかから、自分のもち時間と相談して、好きなものを選んで練習するわけですが、それには、

(1) 体位体操のなかからいくつかを選ぶ場合には、毎日体操の種類をさしかえて、数日かかって知っている体操を全部一巡する。

(2) 一日の実習分として選び出す体操は、背骨や骨盤の運動や体位が、左右前後のどれかに片寄らないように工夫して配置する。

(3) 自分のカラダの弱点に適応する体位体操

のなかで、重要な体操は毎日ていねいに行なう。

などの配慮が必要です。

体位体操のプログラムのモデルを参考までに示しておきましょう。

この表はどこまでも参考資料に過ぎません。各自が自分で工夫してつくるのがねらいです。時間に余裕がなければ、体操の種類をさしかえ、余裕があれば、その数を増やすか、各体操の時間を長くします。一時間もあるようなら、二十分ぐらいを瞑想に割り当てると理想的です。

(4) 各種類の体操を混合したプログラム

時間がたっぷりある人は、このプログラムを編成すると、面白いだけでなく、その効果はもっとすばらしいものであるといえます。

簡易体操から始めて、基本体操にはいり、体位体操をバンダも加えて行ない、呼吸法を適度にすませて、最後に瞑想でココロをととのえます。

C ヨーガと療養

ヨーガは、だいたい並みの健康体をもった人を対象としているのですが、ヨーガを療養法として用いようとするのがまちがっているとはいえません。ただ、何かの病気をもっている人が、ヨーガで健康をとりもどそうとするには、じゅうぶんな用心が必要です。

ヨーガの経験を積んだ先輩の指導のもとに行なうことが、ぜひとも必要です。ヨーガに理解のある医師の忠言を受けることができたら最上です。

だいたいの方針としては、「ヨーガ体操の必須条件」（44頁）を固く守り、初めのうちは、やさしい体操を無理のない程度に実習し、カラダの状態がよくなるにつれて、ごくわずかずつ体操を強化してゆくようにすれば、まず失敗はないと見てよいでしょう。

簡易体操や基本体操は、無理や強行をしない限り無害です。体位体操のなかで、特別な注意を要するものは、そのつど、「注意」の項でふれてありますから、見落さないでください。

ヨーガで病気から立ち直ろうとする人のなかには、「わたしの病気には、どの体操をやればよろしいか？」という質問をする人が多くおりますが、この質問は、治療というものの実体を見そこなっている現代人のあやまりをよく現わしています。病気は治せるものでない、治るようにすることができるだけなのです。

こういうと、いかにも奇をてらったことばのようですが、これこそ実は、今日の進歩した医学の結論なのです。病気を治すほんとうの医師は、病人自身にそなわっている生命力そのものなのです。この生命力は全身の組織の調和的なはたらきのことにほかなりません。

病気というものは、全身のゆがみ、不調和から現われるものですから、神経組織が活気と調和を取りもどしさえすれば、生命力は高まり、病気は自然に治るということになります。ヨーガ者は、病気の種類が何であるかなどと考える必要はないし、考えても意味のな

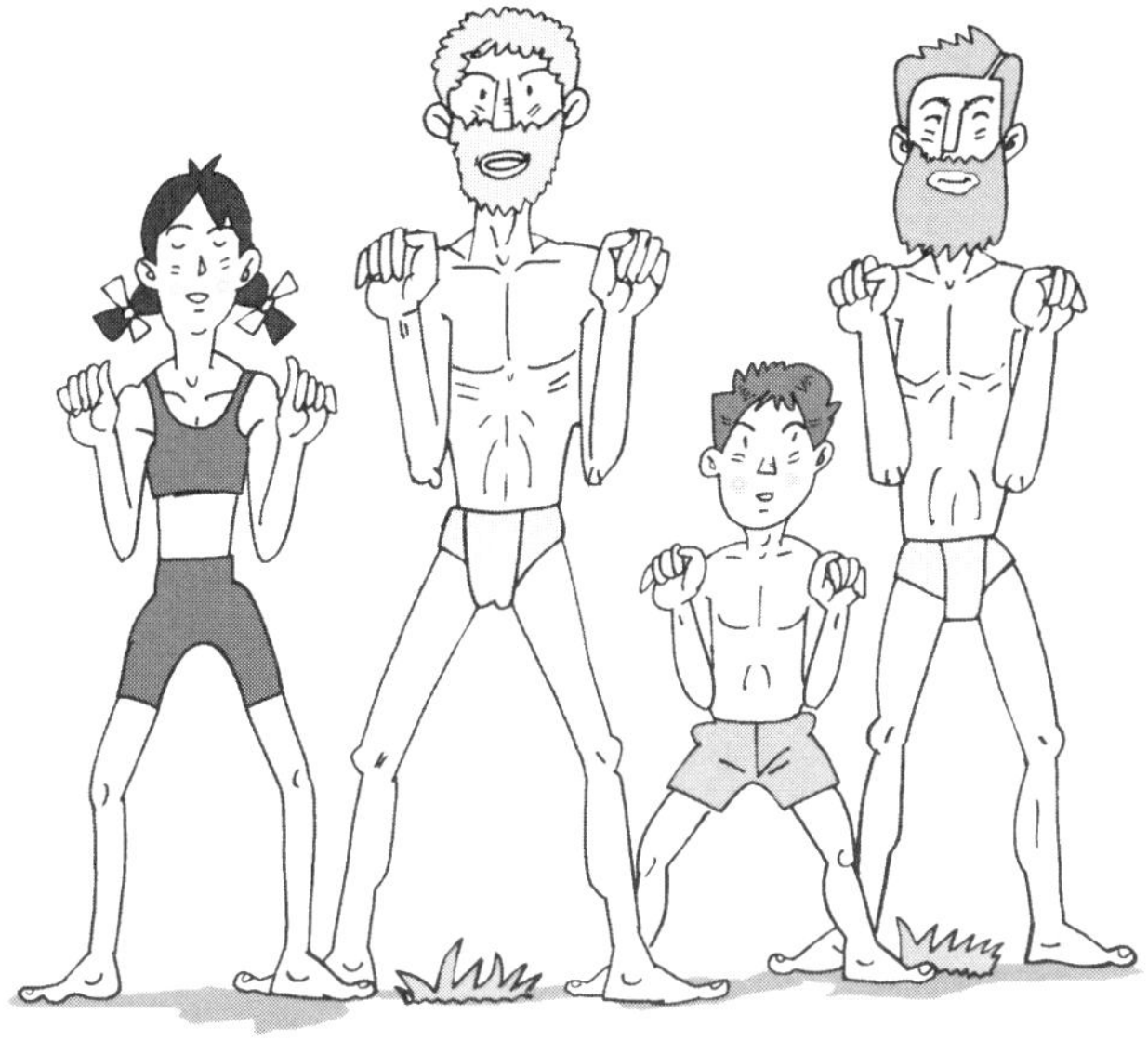

いことなのです。

健康を取りもどしたからといって、ヨーガをやめてしまっては、またまた病気に見舞われることになります。

ヨーガが毎日の習慣になったならば、ついには完全健康の道をきわめ、通常の人間には想像もつかない高度の幸福を味わうことになりましょう。健康と幸福は、いつも結びついていて、どちらもはかりつくせない内容をもっているのです。

D　ヨーガと食生活

人間が健康であるためには、ヨーガだけでは足りません。ヨーガが、どんなに立派な健康法だといっても、食生活がまちがっていては健康は得られません。ヨーガが物理的、心理的な方法だとしたら、正しい食生活は化学的な方法です。

　人間が物理的、心理的、化学的な要素から成り立っている以上、食生活を正すことはゆるがせにできません。ヨーガと正しい食生活は車の両輪のようだといってもよいし、父と母のようだといってもよいでしょう。ですから食事を正すだけでは、真の健康は得られないのです。

　わが国の一般の食生活は、あまりにもひどいものです。こんなことをしてよく生きていられるものだ、人体というものは強いものだ、とつくづく感心することがあります。病人や犯罪者が年ごとに増えてゆくのは、食生活のみだれがその第一の原因ではないかと思われます。


ある医学者が、インスタント食品ばかり食っていると、短気になって、すぐにカッとして殺人をやるようになるといっておられました。「食い改めよ」という叫びは戦前からあったのですが、戦後生活が豊かになってからの食事の乱脈は眼をおおいたくなるほどです。

　食生活を正すには、一日の食事の回数、分量、食物の種類等について考えなければなりません。

　一日の食事の回数は少ないほどよいのです。仏教の教えに、一日一食は天人の食事、一日二食は人間の食事、一日三食はけだものの食事などといいます。中国の賢人が「すでに飢えたあとに食し、まだ飽（あ）かずして、まず止（や）む」といっているように、カラダが、ほんとうに食物を要求するときに食うのがよく、胃腸にも休養を与える必要があるのです。

一般の人びとが日に三度ひもじさを感じるのは習慣からきているので、カラダのほんとうの要求ではありません。三食しなければ、栄養不良になりはしないかといった心配は、えせ科学思想にたぶらかされた迷信です。

一回にとる食事の量については、昔から「腹八分目」という名言があります。飢餓感が止む程度に食事をひかえておくのが理想的なので、満腹感は食べすぎの危険信号なのです。ヨーガのほうでは、食事直後の胃の内容は、食物が半分、水四分の一、すきま四分の一になっているべきだ、といいます。ヨーガを続けていると、自然と食事の量が減ってくるものです。それを食欲不振だと思ってとりこし苦労をするのは馬鹿げています。

次に、食物の種類についていうと、これはたいへんな問題で、農薬、化学肥料、加工食品などの問題とからみ合って、とても一朝一夕にかたりつくせるものではありません。

この問題については立派な研究もあり、幾多の著書も出版されており、自然食運動なども盛んになりつつありますから、それらについて知っていただきたい。これは実に現下のさしせまった問題なのです。これを怠っていると日本中が病人と障害者と犯罪者とで、いっぱいになるときがあまり遠からずやってくることでしょう。

とりあえずいっておきたいことは、カロリー栄養学や動物食尊重のような時代錯誤の主張にだまされないようにということです。一回の食事の献立は、穀類、植物性食品（昆布類を含む）、動物性食品の三者を適当に配合しなければなりません。

副食物は植物性食品と動物性食品の割り合いを三対一ぐらいにすべきです。穀類と植物性食品ばかりの食事もよろしいが、動物食過多の食生活は、かならず重い病気を引き起こすことになるでしょう。

ヨーガをやっていると、動物食はそんなに欲しくなくなります。

さらに毎日水をかなりの量飲むのもよろしい。ただし、一度に多量の水をがぶ飲みするのは、もちろんよくありません。少しずつ、たびたび、歯でかむようにして飲むのがよいのです。

●佐保田鶴治著書一覧

『印度古代史』——昭和18年2月　弘文堂
『ウパニシャッド(訳注)』——昭和20年3月　弘文堂
『古代印度の研究』——昭和20年6月　京都印書館
『ウパニシャッド文学と其の哲学思想』——昭和23年6月　白楊社
『インド正統派哲学思想の始源』——昭和38年2月　創文社
『解説ヨーガ・スートラ』——昭和41年6月　恒文社
『ヨーガのすすめ』——昭和42年11月　ベースボール・マガジン社
『ヨーガ根本教典』——昭和48年3月　平河出版社
『ヨーガ入門』——昭和50年9月　池田書店
『ヨーガの宗教理念』——昭和51年7月　平河出版社
『ウパニシャッドからヨーガへ』——昭和52年4月　平河出版社
『続ヨーガ根本教典』——昭和53年3月　平河出版社
『解説ヨーガ・スートラ(改訂版)』——昭和55年2月　平河出版社
『ヨーガ禅道話』——昭和57年6月　人文書院
『続ヨーガ禅道話』——昭和58年4月　人文書院
『般若心経の真実』——昭和57年6月　人文書院
『八十八歳を生きる』——昭和61年10月　人文書院

●参考資料

Swami Kvalayananda: Āsanas, Bombay.
do.: Prānāyāma, Bombay.
Swami Sivananda: Yoga Āsanas, Rishikesh, India.
do.: The Science of Prānāyāma, Rishikesh, India.
Ernest Wood: Yoga, Penguin Books.
Kovoor T.Behanan: Yoga, New York.
Richard L.Hittleman: Yoga, New York.
Jess Stearn: Yoga, Youth and Reincarnation New York.
Swami Vishnudevananda: The Complete Illustrated Book of Yoga, New York.
Shyam Sundar Goswami: Hatha–Yoga, London.
Kareen Zebroff: Yoga für Jeden, Wien.
Yogiraj Boris Sacharow: Das, ist Yoga, Berlin.
Andrés van Lysebeth: Yoga, für menschem Von heute, Berlin.（原典 J'apprends le yoga, Paris.）
J.–M. Déchanet: Christian Yoga, New York（原典 La Voie de Silence, Paris.）
Indra Devi: Ein neues Leben durch Yoga.
B.K.S. Iyengar: Light on Yoga, London.
Ernest Wood: Seven Schools of Yoga,
G.S. Arundale: Kundalini, The Theosophical Publishing House, India.

佐保田鶴治 さほた・つるじ

氏はインド哲学の学者で、京都帝国大学文学部を卒業後、立命館大学、大阪大学で30数年間教授生活を送った人だが、若いころから虚弱体質で、60歳を越えるまで、満足な健康感を味わったことがなかったと言う。そこで大学を退官してから、あるインド人にヨーガの手ほどきを受け、自らも研究し、日々ヨーガ実践の生活に入ったところ、今までの自分が信じられないほどの健康感を獲得することができたと言う。以来、請われるままに人々にもヨーガを教える身となったが、20数年間に及ぶヨーガ普及の功績は、亡くなってから15年を経た現在でも多くの教え子たちの手によって受け継がれている。

明治32年2月11日	福井県鯖江市に生まれる
大正8年9月	京都帝国大学文学部入学
大正11年3月	同卒業
大正13年4月	立命館大学予科教授
昭和18年7月	立命館大学法文学部文学科教授
昭和23年4月	立命館大学文学部教授
昭和25年7月	京都帝国大学において文学博士の学位(旧制)を受ける
昭和29年1月	大阪大学文学部教授(インド哲学講座)
昭和37年3月	大阪大学定年退官
昭和37年4月	大阪大学名誉教授
昭和38年4月	学校法人立命館理事
昭和46年4月	勲三等瑞宝章授章
昭和48年12月	日本ヨーガ・アシラム・ヨーガ禅道友会会長
昭和61年9月11日	死去

ヨーガ入門

2001年12月1日　第1版第1刷発行
2008年7月18日　第1版第9刷発行
2010年5月20日　第2版第1刷発行
2022年5月30日　第2版第10刷発行

著　　者　佐保田鶴治
発 行 人　池田哲雄
発 行 所　株式会社ベースボール・マガジン社
〒103-8482　東京都中央区日本橋浜町2-61-9TIE浜町ビル
電話　03-5643-3930(販売部)
03-5643-3885(出版部)
振替口座／00180-6-46620
https://www.bbm-japan.com/

印刷・製本　大日本印刷株式会社

Printed in Japan
ISBN978-4-583-03671-7 C2075
定価はカバーに表示してあります。落丁・乱丁本は、お取り替えいたします。